신경학적 평가 임상가를 위한 지침서

NEUROLOGICAL ASSESSMENT

A Clinician's Guide

신경학적 평가

임상가를 위한 지침서

NEUROLOGICAL ASSESSMENT

A Clinician's Guide

Karen J. Jones Msc SRP

Cardiff University, Heath Park, Cardiff, UK

CHURCHILL LIVINGSTONE

ELSEVIER

영 문 출 판 사

■ **옮긴이** (가나다 순)

권 미 지	광주보건대학교 물리치료과 교수	**엄 기 매**	여주대학교 물리치료과 교수
김 미 현	인제대학교 물리치료학과 교수	**우 영 근**	전주대학교 물리치료학과 교수
김 은 정	동신대학교 물리치료학과 교수	**정 형 국**	안산대학교 물리치료과 교수
박 형 기	마산대학교 물리치료과 교수	**황 수 진**	백석대학교 물리치료학과 교수

Neurological Assessment : A Clinician's Guide

ISBN 978-0-7020-4052-8 by Karen Jones

신경학적 평가 임상가를 위한 지침서

2015년 8월 19일 초판인쇄
2015년 8월 26일 초판발행

지은이 : Karen Jones
옮긴이 : 우 영 근 외
발행인 : 박 병 조
발행처 : 도서출판 영문출판사
등 록 : 1987년 12월 21일 제2-419호
주 소 : 서울시 강남구 삼성동 69-1
전 화 : (02) 514-5590, 776-5590
팩 스 : (02) 756-8943
홈페이지 : www.ymsbook.net
E-mail : yeongmunsa@empal.com
정 가 : 30,000원
ISBN 978-89-7224-371-7 93510

※ 파본은 교환해 드립니다.

목차
Contents

감사의 글
Acknowledgements

우선, 이 모든 과정에서 나의 업적을 검토해주고 항상 상담을 해준 Hilary Lipscombe 여사의 지지와 뜻 깊은 가르침에 감사 드린다. 또한, 지원금을 제공해주고, 이 프로젝트를 수행할 수 있게 해준 Cardiff 대학교 물리치료학과에게 감사드린다.

특히, 이 책에 필요한 많은 사진을 제작해주고 도와주신 Trevor Baker에게 감사드리며, 대상자로 참여해주신 Len Vanstone와 Tim Sharp에게 감사드린다.

마지막으로, 이번 기회는 인생이 도전이 될 때 나의 가족과 친구들이 아무 의심 없이 지지와 인내를 느끼게 해주었다.

서론
Introduction

이 책의 일부는 *물리치료사들의 도구상자* 시리즈에 포함되었으며, 따라서 학부생이나 졸업한지 얼마 안된 치료사들을 초점으로 구성하였다.

목적

이 책의 주 목적은 경험이 부족한 치료사들에게 신경학적 손상 환자를 어떻게 평가하는가를 제공하고자 하였으며, 이 같은 평가를 안전한 임상적 판단으로 만들어 졌다. 추후 숙련성과 지식이 임상적 경험과 결합이 되고 동료들의 지지와 졸업 후 추가적인 교육이 제공된다면 치료사의 전반적 전문가적 개발을 지지하게 되고 대부분의 환자의 임상적 추론 개발을 하는데 많은 도움이 될 것이다.

내용

이 책은 3단원으로 구분되어 있다.

1단원 병리학(핵심 요소)
2단원 기능적 신경해부학
3단원 임상 평가

병리학과 기능적 신경해부학 단원은 임상 실기와 가장 관련이 있고 필요한 기본적 지식을 제공하였으므로, 모든 내용을 포함하지 않았다. 임상 평가 단원은 세계보건기구에서 발간한 기능, *장애와 건강의 국제적 분류*(ICF)에 기초하여 평가의 서론을 시작하였다. 그리고 전반적인 평가 과정의 일반적인 지침을 소개하였으며, 문제 목록 확인, 목표 설정과 문서화를 소개하였다. 주관적 그리고 객관적 평가를 임상 평가 도구 중 중요한 범위의 것을 사용하여 각 단원별로 자세하게 논의하였다. 각각의 임상 평가도구는 평가 과정을 어떻게 해야 하는지를 소개하였으며, 평가가 왜 필요한지와 어떻게 실제 적용할지를 마지막에 단계적으로 설명하였다. 사진은 관련된 부분에 삽입하였으며, 경험과 시각적 힌트는 책을 이해하기 쉽도록 사용하였다. 평가 단원의 전반적인 부분에서 부가적으로 상자를 포함하였으며, 필요한 임상적 힌트와 주의사항등 치료사가 필요한 부분을 포함시켰다. 각 단원의 마지막에서는 어떻게 기록할 것인지에 대한 예를 제시하였으며, 간략하게 그 의미(해석)를 제시하였으며 평가도구로 추천할 판한 것을 목록화하여 제시하였다.

이 책의 구조

3단원은 각각의 하부 장으로 구성되었으며 연속적인 숫자를 사용하여 구성하였다.

1단원	병리학(핵심 요소)	1-5장
2단원	기능적 신경해부학	6-15장
3단원	평가	16-34장

각 단원의 시작은 빠르고 쉽게 관련 단원을 볼 수 있도록 간략한 카드를 추가하였다.
이 단원 카드는 각 단원에 포함된 장의 페이지를 알아볼 수 있도록 하였다.

이 책의 사용

3단원의 모든 장은 서로 연관되어있도록 구성하였으며, 이러한 목적은 학습과 부가적 이해를 쉽게 하기 위해 구성하였다. 이 책에서 사용한 교차적 참고 시스템은 단원 숫자 (1, 2, 또는 3)과 장의 숫자 (1-34)를 알아볼 수 있도록 하였다. 이 시스템의 약자는 (S••.••)으로 표기하였다. 이 코드는 각 장과 연관되었으며, 관련된 주제의 더 많은 정보를 제공할 수 있게 하였다.
이 책에서 예:

"...이 수용기 영역은 병리학적 결과에 따라 변화되며, 통증의 경험과 연관되기도 한다 (S3.29)..."

이 예에서, 독자는 3단원, 29장과 바로 연결할 수 있으며, 통증에 관한 더 많은 정보를 제공하게 된다.

가장 효율적으로 이와 관련된 장을 찾는 것은:

- 단원 카드로 가서 단원을 확인한다(예, 단원 3)
- 단원카드에서 장을 찾고(예. 29장), 장과 관련된 특정 페이지 숫자를 기록한다.

이책의 구조와 내용은 다양한 방법으로 사용 한다:

- 각각의 단원은 임상적으로 관련된 지식의 개발을 지지하는 참고문헌으로 사용할 수 있다.
- 세 개의 단원은 교차적-참고문헌 시스템을 이용하여 각각의 관련된 정보 사이에서 쉽게 이동하며 임상적 추론의 가이드라인으로 사용할 수 있다. 예를 들어, 병리학 단원(핵심 요소)은 5개의 일반적인 신경학적 질환을 소개하였다. 각 질환은 교차적-참고문헌 시스템으로 서로

연관된 기능적 신경해부학 부분, 그리고 최종적으로 관련된 징후와 증상을 평가 도구와 연결할 수 있도록 되어 있다.

- 임상 평가 단원은 임상 실기에서 단독적인 가이드 라인으로 사용할 수 있다.

Karen J. Jones
2011

역자서문

이제 막 물리치료사 된 임상가는 환자 치료를 할 때 많은 고민을 하게 된다. 학교에서 배운 지식을 어떻게 임상에서 적용하여 행위로 옮길 수 있을까? 특히, 많은 특성과 다양한 증상을 보여주는 신경학적 질환 환자를 위한 평가를 어떻게 할까? 평가를 하는 만큼 치료를 해줄 수 있는 내용의 수준이 더 좋게 발전하게 되는 것은 누구나 다 알고 있는 사실이다. 이 책은 이러한 고민을 해결해줄 수 있는 책이라 추천할 수 있겠다. 특히, 학교에서 신경학적 질환의 평가를 배우고, 직접 적용하는데 어려움을 가지는 많은 신입 치료사들에게 특히 추천하고 싶다. 최근의 의학기술의 발전과 응급의학의 발전으로 재활 영역은 많은 발전을 가지게 되었으며, 이에 따른 환자 평가 영역은 더욱 중요하게 강조되고 있다. 또한, 신입 치료사로서 필요한 기본적 질환의 지식과 신경해부학적 지식을 담고 있어, 임상에서 적응하는데 많은 도움이 될 수 있도록 구성되어 있으며, 쉽게 찾아볼 수 있도록 구성하였다. 이 책이 모든 치료사들에게 필요하다고 말할 수 없지만, 신경계 질환 환자의 평가를 처음 접하는 치료사들에게는 꼭 필요한 입문책이라 추천할 만하다.

이 책을 번역하면서 역자들은 가능한 원저자의 뜻을 충분히 이해하려고 노력하였으나 미비하게 번역한 곳도 있으리라 생각된다. 그럼에도 불구하고 이 책은 모든 신경계 질환의 환자를 접하는 치료사에게 평가를 위해 꼭 필요한 책이라고 강력하게 추천할 수 있다.

끝으로 이 책을 활용하는 독자들의 끊임없는 조언과 충고를 부탁드리며, 마지막까지 교정에 힘 쓰신 백석대학교 황수진교수님께 감사드리며, 책이 나오기까지 수고를 아끼지 않은 영문출판사 박병조 사장님을 비롯한 편집 직원분들에게도 심심한 감사의 뜻을 전한다.

역자대표 우 영 근

1

병리학(주요 사실들)
PATHOLOGY (KEY FACTS)

개요

5개 병리와 연관된 사실들은 다음과 같은 형식으로 되어 있다.

정의

상태에 대한 간략한 정의

역학

이는 인구의 건강과 질병에 영향을 미치는 요인에 대한 연구이다. 조건에 의해 영향받는 일반적인 사람들이 여기에 강조되어 질 것이다.

병인

이는 원인이 대한 연구이다. 현재 상태의 원인이 어디에 있는지 알려져 있거나 가정되는 경우 여기에 설명될 것이다.

병리학(주요 사실들)

이는 질병 과정의 연구와 진단이다. 상태를 이해하기 위한 병리적 과정이 이 부분에 설명될 것이다.

징후와 증상

징후 (sign)는 환자의 신체검사동안 치료사에 의해 감지될 수 있는 몇가지 의학적 사실이나 질을 객관적으로 표시한다.

증상 (symptom)은 정상적인 것에서 벗어나거나 환자에 의해 감지되어지는 느낌으로 질병의 존재나 비정상을 나타낸다. 증상은 따라서 주관적이다.

단원 1

병리학(주요 사실들)
PATHOLOGY (KEY FACTS)

1. 뇌졸중
2. 다발성 경화증
3. 파킨슨병
4. 운동신경원 질환
5. 길랑-바레 증후군

제 1 장

1

뇌졸중
Cerebrovascular accident

정의

뇌혈관 사고 (CVA)는 24 시간 이상 지속하거나 사망에 이르는 뇌 기능의 국소 또는 전반적 장애의 징후로 빠르게 발달하는 전형적인 혈관 기원의 임상 증후군이다 (WHO 1978). 병변의 증상이 24시간 미만으로 지속된다면, '일과성 허혈 발작' 또는 '미니 뇌졸중' 을 용어 사용한다.

역학

유병율

영국 국가예산회계청에서 매년 11만명의 사람들이 뇌졸중으로 고통받으며, 70억 정도의 경제 비용을 소비하고 있다고 한다.

나이

뇌졸중은 종종 노인의 질병으로 간주되지만, 매년 1000명중 30명 이하가 뇌졸중 환자이며, 4명 중 한 명이 65세 미만, 10명 중 한명은 55세 미만으로 나타난다.

성별

75 세 미만의 사람들 중에 남자가 여자보다 뇌졸중의 더 큰 위험이 있습니다.

병인

허혈 (뇌졸중 80%)

손상은 뇌에 공급되는 동맥이 막혀 발생한다 (S2.8). 가장 흔한 원인은 혈전 형성이나 색전 이다. *혈전 (thrombus)*은 혈관 내부에 혈액 응고가 형성되어, 혈액의 흐름을 방해한다. 이는 윌리스환을 형성하는 **속목동맥**, **척추**동맥과 같은 큰 혈관에서 발생할 수 있으며(S2.8), 또는 작은 심부 혈관에서 발생하면 열공뇌졸중이라 한다. *색전(embolus)*은 순환을 통해 신체의 한 부분으로부터 떨어져나간 **물체**(**색전**)가 뇌의 **혈관**을 막아서 발생하게 된다. 색전의 주요 원인은 혈전, 지방 방울 (골절 후) 또는 기포 (심장동맥 우회이식 수술 (CABG), 감압 질병, 또는 정맥 주사 요법) 등이다.

출혈 (뇌졸중 20%)

손상은 뇌의 순환 계통에서 출혈의 결과로 발생한다. 위치에 의해 분류된다.

머리 내 출혈

축 내 Intra-axial

이것은 뇌 속의 출혈을 포함하나 조직의 바깥이다. 예를 들어, *뇌실내 출혈*은 중등도에서 심한 외상성뇌손상이 발생한 것으로 보통 다른 광범위한 외상과 관련된다.

축 바깥 Extra-axial

이것은 머리뼈 안의 출혈을 포함하지만, 뇌의 바깥부분이다. 예를 들면 :

경질막바깥 혈종 : 보통 외상에 의해 발생하는 경질막과 머리뼈 사이의 출혈(일반적으로 가속 - 감속)로 자연적 출혈로 알려져 있다.

경막밑혈종 : 종종 머리 손상에 의해 발생되는 경막밑 공간 내 출혈은 머리뼈 내 빠른 속도 변화가 있을때 경막밑 공간을 따라 작은 연결정맥이 늘어나거나 찢어져 발생한다.

거미막하 출혈 : 거미막하 공간에 출혈은 대부분 일반적으로 주요 뇌 혈관의 연결 또는 분기점에서 두 개 내 동맥류(85 %)의 파열에 의해 발생한다. 원인은 비 동맥류 중뇌 출혈(10 %)과 혈관 이상 (동정맥 기형 및 혈관염) (5%)를 포함한다.

뇌출혈

이것은 뇌졸중의 가장 일반적인 두 번째 원인으로 뇌 조직 자체에서 발생하는 출혈이다. 또한 동정맥기형(AVM), 침습적 뇌종양, 외상이나 자발적인 결과이다.

일과성 대뇌 허혈성 발작

이는 혈전이나 색전에 의한 대뇌 혈액 공급이 잠시 중단된 결과로 발생하는 것으로 생각된다.

병리학

혈전 형성

혈전은 완전히 혈관 내에 형성되는 혈액 응고의 병적 결과이다 (그림 1.1). 다음과 같은 상태는 혈전 형성을 유도한다. 고혈압으로 인한 외상으로 혈관벽의 변화나 죽종형성은 혈관을 통한 혈류량의 변화를 유도한다. 동시에, 이러한 상태는 예를 들어, 응고항진성 장애, 흡연, 고지혈증(지단백질 수준 증가), 고콜레스테롤, 당뇨 등의 혈액 조성 변화를 유발하는 원인이 존재해야 한다. 이러한 인자들의 결합은 혈소판의 응집으로 혈소판 플러그 생성과 응고인자의 활성화로 혈전 형성을 촉진한다.

죽종 형성

죽종은 혈전형성의 주요 원인 인자와 죽종 플라크와 관련되어 동맥벽의 종창이나 축적이다. 죽종의 결과 질병 과정은 동맥경화증이라고 한다. 백혈구의 축적 결과로 동맥벽의 민무늬 근육과 내피 세포 사이에 죽종이 형성된다. 시간이 지나 여기에 이전 석회화된 부분에 중심부를 지방이 감싸며 쌓아 올린다. 이전에 언급한 바와 같이 죽종 플라크가 혈전의 형성을 유도하지만, 이는 동맥류 형성이나 플라크 파열로 인한 출혈과 관련된다.

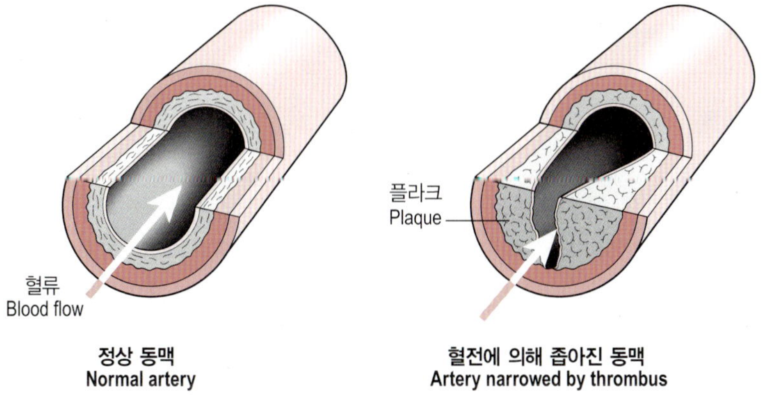

그림 1.1 인접한 혈관에 혈전 형성.

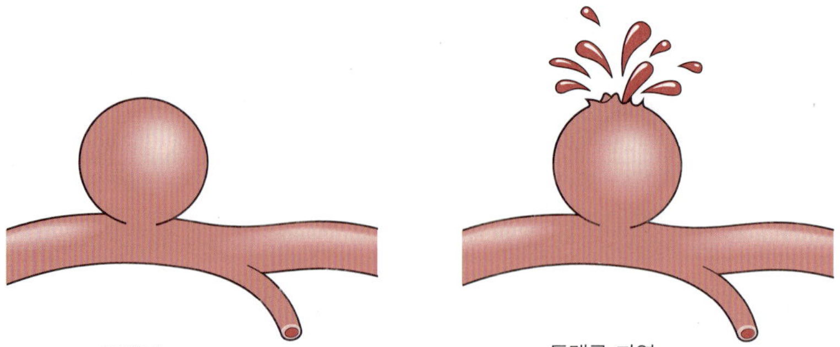

그림 1.2 동맥류 형성.

동맥류 형성

동맥류는 혈관벽의 약화나 질병에 의해 혈액이 충만하여 혈관벽이 확장된 곳이다 (그림 1.2). 동맥류는 가장 일반적으로 윌리스 두뇌의 기지 동맥 에서 발생하는 윌리스환의 뇌의 바닥 동맥에서 발생한다. 동맥류 형성은 아마도 동맥벽에 영향을 미치는 여러 요인의 결과이나 과정은 혈관 벽의 약화에 의해 시작하고 내부 표면이 스스로 파열에 의해 복합된다. 결과적으로 동맥류는 영속적이 된다. 동맥류에 대한 위험 요인은 당뇨병, 비만, 고혈압, 흡연, 알코올 중독, 구리 결핍(혈관 벽의 엘라스틴 구성 요소에 영향)을 포함한다.

동정맥 기형

대부분의 경우, 동정맥 기형(AVM)는 선천성 질환이다. 정상적인 순환계통에서 동맥이 분지되고 분지가 반복되어 모세혈관계통이 된다. 모세 혈관은 연속적으로 멀리 혈액을 운반하는 정맥 형성을 위해 혈관이 서로 융합된다. 동정맥 기형(AVM)은 높은 압력(동맥)과 낮은압력 계통(정맥) 사이에 단계적 압력 감소로 발생되지 않는다. 높은 혈류 압력의 결과는 중간혈관에서 매우 약하게 되고, 출혈 되기 쉽다.

결과와 예후

뇌는 산소와 영양소에 매우 의존적이며, 이는 작은 호흡 보존과 유산소 대사에 매우 의존한다. 뇌조직은 60-90초 이상 산소가 차단되는 경우 기능이 중단된다.

*허혈성 뇌졸중*은 산소와 영양분이 뇌경색 영역에서 아데노신삼인산 (ATP) 생산이 실패한다. 이것은 세포사멸('세포고사' 라고 명칭됨)과 2차적 손상의 결과 대뇌 부종과 뇌 내 압력을 증가시키는 것과 관련된 추가합병증으로 *허혈 연쇄*라 불리며, 상고 연관된 일련의 사건으로 관련된다. *출혈성 뇌졸중*에 따라, 출혈은 머리뼈의 제한된 용적 내에 공간점유 병변으로서 출혈이 작용된다. 그러므로 조직 손상의 주요 기전은 혈관의 압박과 압력의 결과 혈관에서 직접적인 혈류 소실, 영향받는 조직으로 혈액공급의 소실을 유도하고, 혈류 손실의 결과 허혈이 된다. 순환

계통에서 유리된 혈액은 또한 뇌조직과 혈관에 직접적인 독성 효과가 나타난다.

허혈성 뇌졸중 환자의 약 10%가 거의 모두 정상 기능을 회복하고 약 25%는 대부분 회복된다. 약 40 % 환자들은 특별한 치료를 요구하는 중등도에서 심각한 장애를 가지게 된다. 사망률은 약 20 %이다. 뇌졸중 환자에서 생존한 약 25 %의 경우, 5년 이내에 다른 뇌졸중이 발생된다.

일반적인 예후는 **머리뼈안** 또는 **뇌 내 출혈**의 사망률은 15%에서 50 %사이로 사망률이 다양하고, 좋지 않다. 2차 합병증은 수두증을 포함하여, 머리뼈 내 압력상승과 뇌 헤르니아가 있다.

징후와 증상

뇌졸중 증상은 전형적으로 갑자기 발생되며, 영향을 받는 뇌의 영역에 따라 의존적이다. 뇌의 서로 다른 영역의 기능을 이해 (S2.7, 9, 10, 11, 12)와 뇌에 공급되는 혈관 (S2.8)은 치료사들에게 잠재적인 임상 증상을 추정하도록 정보를 제공할 것이다.

이러한 징후와 증상은 복잡한 배열이 될 것이다:

- 신체적
- 인지와 지각
- 2차 합병증

신체적

언어 (S3.16)

- 언어장애: 표현형/수용성
- 행동곤란증
- 조음장애 (뇌신경 Ⅶ, Ⅸ, Ⅻ)

삼킴 (S3.16)

- 삼킴곤란 (뇌신경 Ⅸ, Ⅻ)

감각운동

- 변화된 근육 긴장 (S3.21)
- 변화된 감각 (S3.23, 24)
- 변화된 반사 (S3.22)
- 협조 불량 (S3.26)
- 통증 (S3.29)
- 시각 결손 (S3.27)
- 균형 불량 (S3.32)

인지와 지각 (S3.16, 17, 18, 33)

- 행동곤란증
- 무관심, 무시
- 색, 깊이, 전경 배경 (figure-ground), 형태항상성, 크기 항상성의 문제
- 공간관계의 문제들 (위/아래, 안/밖, 왼쪽/오른쪽, 2D/3D)
- 변화된 신체상, 예로 변화된 중심지각, 밀기 증후군
- 인식불능: 회상/인지 문제
- 기억 감소: 단기 또는 장기 기억
- 고위 실행 기능의 문제, 예를 들어, 계획, 조직화, 문제해결, 자기-주도, 감시와 억제

2차 합병증

- 정신사회 (S3.16): 우울, 불안, 자신감 결여, 역할 변화, 경제적인
- 자세 정렬의 변화 (S3, 20)
- 중심 안정성 부족 (S3. 25)
- 변화된 자세 (S3. 19)
- 근력 감소 (S3. 30)
- 가동범위 감소 (S3. 28)
- 기능저하 (S3. 18)
- 넘어짐 (S3. 34)

참고문헌

Coull A, Lovett J, Rothwell P: Population based study of early risk of stroke after transient ischaemic attack or minor stroke: implications for public education and organization of services, *British Medical Journal* 328:326–328, 2004.

Department of Health: *Improving stroke services: a guide for commissioners*, 2006. Available from: www.dh.gov.uk/publications.

Furie B, Furie BC: Mechanisms of thrombus formation, *New England Journal of Medicine* 359:938–949, 2008.

Intercollegiate Stroke Working Party: *Royal College of Physicians, National Clinical Guidelines for Stroke*, ed 2, London, 2004, RCP. www.rcplondon.ac.uk.

Stroke Association: www.stroke.org.uk.

WHO: *Cerebrovascular disorders: a clinical and research classification*, Geneva, 1978, World Health Organization.

2

다발성 경화증
Multiple sclerosis

정의
- *양성다발성경화증*
- *재발경감 다발성경화증*
- *이차진행성 다발성 경화증*
- *원발성 진행형 다발성 경화증*

역학
- *유병율*
- *나이*
- *성별*
- *지리*

병인
- *환경적 요인*
  - *바이러스 감염*
  - *비타민 D 결핍*
  - *다른 요인:*
    - *환경적*
- *유전적 요인*
  - *가족*
  - *특이 유전자*

병리학
- *말이집탈락 과정*
- *축삭 소실*

결과와 예후

징후와 증상
- *신체적*
  - *언어*
  - *삼킴*
  - *감각운동*
- *인지와 지각*
- *2차 합병증*

정의

다발성 경화증(MS)은 만성, 염증성, 말이집 탈락의 자가면역성 질환으로 정의된다. 다발성 경화증은 플라크로 알려진 신경계통에 생기는 흉터(경화증)를 말한다. 다발성경화증에는 4가지 형태가 존재하는데 과정과/진행에 따라 질병을 분류한다.

양성 다발성 경화증

이 하위분류는 과거에 진단되었다. 이것은 개인별로 질병 진행이 아주 적거나 나타나지 않는다.

재발경감 다발성경화증

이것은 가장 흔한 다발성경화증으로 약 80%를 차지한다. 증상은 일정 기간 동안 (재발, 악화) 나타나며, 부분 또는 완전 개선(완화) 된다.

이차진행성 다발성 경화증

이 형태는 재발성경감 다발성경화증이 진행된 것이며, 최소 6개월 이상 악화가 지속될 때 나타난다. 평균적으로 15년 동안 약 2/3의 재발성경감 다발성 경화증 환자가 이차진행성 다발성 경화증으로 발전하게 된다.

원발성 진행형 다발성 경화증

이 형태는 다발성경화증의 약 10%의 사람들이 진단 받는다. 미묘한 문제들과 함께 질병의 시작 과정은 시간이 지남에 따라 악화된다. 이는 재발경감 양상은 없으며, 다발성 경화증은 양성으로부터 진행된다.

역학

유병율

정부의 가이드라인에 따르면, 다발성 경화증은 영국과 웨일즈에서 매년 100,000명 당 3.5~6.6명이 진단되었다.

나이

다발성 경화증은 평균적으로 20~50세 사이에서 진단되어진다.

성별

대략적인 여성과 남성의 비율은 2:1이다.

지리

MS은 적도로부터 멀리 떨어진 지역에서 더 자주 발생된다.

병인

확실한 원인은 알 수 없다. 하지만 유전적인 요인과 환경적 요인이 복합되어 유발될 수 있다는 것을 알 수 있다.

환경요인

바이러스 감염

연구자들의 증거에 의하면 드문 병원균보다 넓게 퍼진 미생물에 의해 생성되는 바이러스 감염이 질병의 원인이라고 한다. 예를 들면 인간 헤르페스 바이러스, 수두 및 전염단핵구증이 있다.

비타민 D 결핍

비타민 D의 결핍은 다발성 경화증의 고위험성과 연관된다. 이것은 아마도 비타민의 불충분한 섭취 결과로 발생되며, 못하는 것으로 초래하게 되며, 햇빛을 쬐지않을 경우 비타민 D의 합성에 방해를 받아서 MS가 유발되어진다. 이는 적도에서 떨어진 국가들의 다발성경화증의 지리적 분포를 설명할 수 있다.

다른 요인: 환경적

비록 증거 지지가 약하지만, 심각한 스트레스, 흡연, 직업적으로 독소 노출이 위험한 인자이다.

유전적 요인

다발성경화증은 유전적 질환으로 고려되지 않는다. 하지만 유전적 요인도 다발성 경화증에 영향을 미친다.

가족

가족 중에 다발성 경화증이 있으면 다발성 경화증에 걸린 위험도가 상대적으로 더 높다.

특이 유전자

조직적합성항원(HLA) 계통의 차이는 다발성경화증의 확률을 증가한다. 이러한 면역 계통 기능인 6번 염색체 잔기인 유전자 그룹니다. 2개의 다른 유전자는 다발성경화증과 관련되는 것으로 보여진다. 그것은 IL2RA와 IL7RA이다. 이러한 수용체 유전자의 변이는 다른 자가면역 상태와 관련되는 것으로 알려져 있다.

병리학

초기 발병에 대해 잘 알려져 있지 않으나, 다발성경화증의 원인은 자가 면역시스템의 문제이면 신경계통에 손상을 입히는 것이다. 말이집탈락 과정이 중추신경계통의 백색질을 포함하며, 말초신경계통도 약간 연관이 있다.

탈수초 과정

탈수초의 과정은 림프구 (백혈구)에 의한 중추신경계통의 희돌기아교세포의 파괴나 손상을 시작으로 이들 과정이 복합적으로 나타난다. 이러한 염증반응의 결과로 인해 다른 면역세포가 자극받게 되고, 부종과 대식세포의 활성, 다른 단백질 파괴와 뇌혈관장벽의 변화와 같은 다른 손상의 영향이 나타나게 된다. 말초 신경계통의 회복기능과 달리 중추신경계통에서는 세포외 환경과 아교세포가 제한되어 있어 광범위한 재생이 되지 않는다. 그럼에도 불구하고, 질병의 초기단계에서는 재수초화가 약간 나타나는 것으로 나타났다. 그러나, 반복된 공격으로 성공적인 재수초화가 적어지며, 흉흉터 같은 플라크 (경화증)까지 손상된 축삭 주위에 만들어진다.

축삭 소실

염증과 말이집탈락이 다발성경화증의 병리학에 연관되며 최근의 연구에 따르면, 중추신경계통의 광범위한 축삭의 손실이 나타난다고 하였다. 염증과 축삭 소실 사이에 관련은 완전히 이해되지 않았지만, 축삭 소실은 다발성 경화증의 진행에 주요인자이다.

결과와 예후

말이집탈락의 과정으로 인해 말이집이 얇아지거나 완전히 소실되어지며(그림 2.1), 질병으로 발전되어 신경축삭이 파괴된다. 신경계통은 결정적으로 절연과 빠른 신경전도(S2.6)와 지지를 위해 위한 말이집 수초에 의존하나 말이집을 잃었을때 신경은 더 이상 전기적 신호를 효율적으로 전달하지 못하게 된다. 축삭 파괴는 신경에 신호전도를 불가능 하게 한다. 이러한 과정의 결과로 다른 중추신경계통의 다른 부분들 사이에 소통이 느려지고 발생되지 않거나 기능적이지 못하게 된다.

다발성 경화증 환자들의 수명이 정상인들보다 많거나 적다. 그러나 노인 및 다발성 경화증에 오래 지속된 환자들이 약간 더 사망률이 높다.

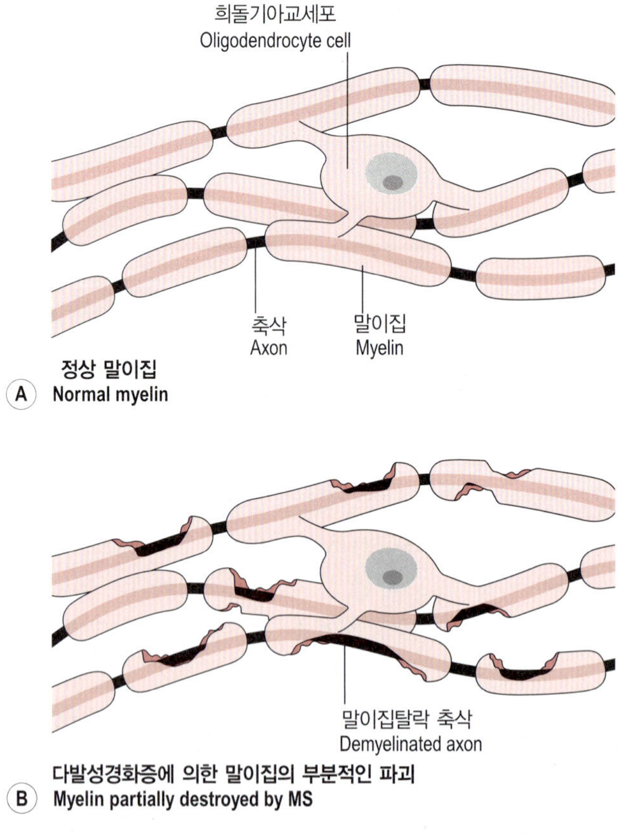

그림 2.1 (A) 정상 말이집 수초. (B) 다발성 경화증의 말이집탈락.

징후와 증상

다발성 경화증은 다양한 변수가 있다. 신호와 증상은 중추신경계통의 다발성병변이 누적된 결과로 나타난다. 말이집탈락 부위는 대뇌 겉질, 뇌줄기, 척수로, 바닥핵, 소뇌와 뇌신경을 포함한다. 뇌의 다른 부위(S2.7, 9, 10, 11, 12, 13, 14, 15)의 기능 이해는 치료사들에게 잠재적인 임상 증상의 이유에 대한 플랫폼을 제시할 것이다.

신호와 증상은 복합적이며 다음과 같다;

- 신체적
- 인지와 지각
- 2차 합병증

신체적

언어(S3.16)

- 언어장애: 표현형/수용성
- 행동곤란증
- 조음장애 (뇌신경 Ⅶ, Ⅸ, Ⅻ)

삼킴(S3.16)

- 삼킴곤란 (뇌신경 Ⅸ, Ⅻ)

감각운동

- 변화된 근육 긴장 (S3.21)
- 변화된 감각 (S3.23)
- 변화된 반사 (S3.22)
- 협조 불량 (S3.26)
- 통증 (S3.29)
- 시각 결손 (S3.27)
- 균형 불량 (S3.32)

인지와 지각 (S3.16, 17, 18, 33)

- 행동곤란증
- 무관심, 무시
- 색, 깊이, 전경 배경 (figure-ground), 형태항상성, 크기 항상성의 문제
- 공간관계의 문제들 위/아래, 안/밖, 왼쪽/오른쪽, 2D/3D
- 변화된 신체상, 예로 변화된 중심지각, 밀기 증후군
- 인식불능: 회상/인지 문제

- 기억 감소: 단기 또는 장기 기억
- 고위 실행 기능의 문제, 예를 들어, 계획, 조직화, 문제해결, 자기-주도, 감시와 억제

2차 합병증

- 정신사회 (S3.16): 우울, 불안, 자신감 결여, 역할 변화, 경제적인
- 자세 정렬의 변화 (S3, 20)
- 중심 안정성 부족 (S3. 25)
- 변화된 자세 (S3. 19)
- 근력 감소 (S3. 30)
- 가동범위 감소 (S3. 28)
- 기능저하 (S3. 18)
- 넘어짐 (S3. 34)

참고문헌

Alonso A, Jick SS, Olek MJ, et al: Incidence of multiple sclerosis in the United Kingdom: findings from a population-based cohort, *Journal of Neurology* 254:1736–1741, 2007.

Ascherio A, Munger KL: Environmental risk factors for multiple sclerosis. Part I: the role of infection, *Annals of Neurology* 61:288–299, 2007a.

Ascherio A, Munger KL: Environmental risk factors for multiple sclerosis. Part II: noninfectious factors, *Annals of Neurology* 61:504–513, 2007b.

Aulchenko YS, Hoppenbrouwers IA, Ramagopalan SV, et al: Genetic variation in the KIF1B locus influences susceptibility to multiple sclerosis, *Nature Genetics* 40:1402–1403, 2008.

Chari DM: Remyelination in multiple sclerosis, *International Review of Neurobiology* 79:589–620, 2007.

Christensen T: Human herpes viruses in MS, *International MS Journal* 14:41–47, 2007.

Compston A, Coles A: Multiple sclerosis, *Lancet* 359:1221–1231, 2002.

Filippi M, Bozzali M, Rovaris M, et al: Evidence for widespread axonal damage at the earliest clinical stage of multiple sclerosis, *Brain* 126:433–437, 2003.

Islam T, Gauderman J, Cozen W, et al: Differential twin concordance for multiple sclerosis by latitude of birthplace, *Annals of Neurology* 60:56–64, 2006.

Lünemann JD, Kamradt T, Martin R, et al: Epstein Barr virus: environmental trigger of multiple sclerosis, *Journal of Virology* 81:6777–6784, 2007.

Marrie RA: Environmental risk factors in multiple sclerosis aetiology, *Lancet: Neurology* 3:709–718, 2004.

MS Society: www.mssociety.org.

Munger KL, Levin LI, Hollis BW, et al: Serum 25-hydroxyvitamin D levels and risk of multiple sclerosis, *Journal of the American Medical*

Association 296:2832–2838, 2006.

Pascual AM, Martínez-Bisbal MC, Boscá I, et al: Axonal loss is progressive and partly dissociated from lesion load in early multiple sclerosis, *Neurology* 69:63–67, 2007.

Ragonese P, Aridon P, Salemi G: Mortality in multiple sclerosis: a review, *European Journal of Neurology* 15:123–127, 2008.

Ramsaransing GS, De Keyser J: Benign course in multiple sclerosis: a review, *Acta Orthopaedica Scandinavica* 113:359–369, 2006.

Royal College of Physicians: *Multiple sclerosis: national clinical guideline for diagnosis and management in primary and secondary care*, 2004. www.rcplondon.ac.uk.

Svejgaard A: The immunogenetics of multiple sclerosis, *Immunogenetics* 60:275–286, 2008.

Waubant E: Biomarkers indicative of blood-brain barrier disruption in multiple sclerosis, *Disease Markers* 22:235–244, 2006.

Weber F, Fontaine B, Cournu-Rebeix I, et al: IL2RA and IL7RA genes confer susceptibility for multiple sclerosis in two independent European populations, *Genes and Immunity* 9:259–263, 2008.

World Health Organization: *Neurological disorders: a public health challenge*, 2006. www.who.int/mental_health/neurology/neurological_disorders_report_web.pdf.

제 3 장

3 파킨슨병
Parkinson's disease

정의

역학
- *유병율*
- *인종적 배경*
- *나이*
- *성별*

병인
- *환경적 요인*
  - *독소*
  - *환각제 남용*
  - *머리 외상*
- *유전적*

병리학

결과와 예후

징후와 증상
- *운동*
- *감각*
- *인지*
- *다른 것*
- *2차 합병증*

정의

파킨슨병은 바닥핵의 한부분인 흑색질에 위치한 도파민 생성 신경원의 퇴행결과로 발생하는 진행성 신경학적 상태이다.

역학

유병률

전세계적으로 4백만명이 발병했으며 영국에서는 500명 중에 한명씩 발병한다.

인종적 배경

모든 인종에서 발병한다.

나이
발병은 55세부터 65세에 시작되며, 평균적으로 65세에 최고조를 이룬다.

성별
여성보다 남성이 파킨슨병에 1.8배 더 위험하다.

병인

파킨슨병의 대부분의 환자는 특발성 파킨슨병이다 (특별히 알려진 원인이 없다). 파킨슨병의 확실한 병인은 확실하지 않으나 유전적으로 손상받기 쉬운 특정한 환경요인에 따른 결과라 생각된다.

환경적 요인

독소
파킨슨병의 증상은 농약, 금속 등 특정 독소, 화학물질에 오랫동안 노출되었을 때 연관있다. (예, 망간 또는 철)

환각제 남용
아편향 약물은 파킨슨병 형태의 증상을 만들어 낸다고 알려져 있다.

머리 외상
머리 손상이 선혀 없던 사람과 여러차례 머리손상을 경험한 사람을 비교 시 머리손상을 경험한 사람이 파킨슨병으로 발전될 위험성이 증가한다. 하지만 머리손상이 파킨슨병의 발병에 기여하거나 예후인지는 아직 불확실하다.

유전
유전적인 영향은 파킨슨병의 발전에 공헌을 한다고 생각하지만, 그것은 일부 작은 요소이다.

병리학

파킨스씨병의 증상은 흑색질(SN)의 치밀부 영역에 있는 도파민 분비(도파민작용성) 세포의 손실의 결과이다. 초기에 세포의 손상은 철의 과도한 축척에 따라 일어나게 되며, 이는 신경세포에게는 독성을 일으킨다. 산화적 스트레스의 결과로 단백질, 지질, 세포의 DNA에 심각한 손상을 준다. 세포 내에 있는 수송 단백질의 결핍은 마침내 비정상적인 단백질(Alpha-synuclein)을 축적하고 이것을 루이소체(Lewy body)라 한다.

결과와 예후

흑색질의 도파민 신경세포는 줄무늬체에 투사를 하고, 일반적으로 각기 상반된 효과를 가지고 있는 바닥핵(S2.11) 내의 직 · 간접적 경로를 모두 활성화하여 조절한다. 직접적 경로는 과제를 수행하기 위해 정확한 수의적 움직임 프로그램의 선택과 시작을 가능하게 하며, 간접적 경로는 어떤 원하지 않는 이동프로그램을 방지하는 것을 돕는다. 파킨슨병에서 흑색질에 있는 도파민 분비 세포의 손상은 이동프로그램의 선택 조절이 상실한다는 것을 의미하며 그러한 부적절한 경쟁은 정확한 그리고 부정확한 프로그램 선택이 겉질로 보내지게 되는 것이다. 따라서 운동 감소 장애가 나타나며, 간단히 말해 움직임의 결핍이 나타난다. 도파민은 조절 역할 (움직임의 증가와 감소)이 있기 때문에 배경이 교대가 나타나며, 관찰된다 (휴식 시 진전). 또한 긴 지연반사의 시작에서 시간의 증가가 있으며, 그것은 파킨슨병에서 수의적 움직임의 시작에서 반사의 문제이다. 세 개의 다른 비운동 경로의 도파민 생성 세포와 결손은 파킨슨병과 연관된 신경정신학적 병리로 잘 설명된다고 생각한다. 파킨슨병은 만성, 진행성 질병이며 비록 치명적이지는 않지만 평균 수명이 건강한 사람들보다는 낮다.

징후와 증상

파킨슨병의 임상적 증상은 도파민생성 뉴런의 80%가 상실되었을 때 확실해졌고, 약물의 결과(투여)로 인해 하루 중에도 변동되었다. 증상이 잘 조절 될 때는 '켬' 이라고 말하고 확실히 조절되지 않을 때는 '끔 (off)' 이라고 한다 (그림 3. 1).

징후와 증상은 아래요소들이 복합적으로 나타난다.

- 운동
- 감각
- 인지
- 그 외 것들
- 이차 합병증

운동

이 질병의 주요 특징은 'TRAP' 라는 연상기호로 종종 대표된다.

- 떨림(Tremor)(S3.18): 휴식 시 환자의 대부분의 환자에서 떨림이 나타나며, 수의적 움직임을 할 때는 감소된다. 이는 종종 그 작용 때문에 알약 돌리는운동 (pill-rolling)으로 나타난다.
- 경직(Rigidity)(S3.19, 21): 수의적 움직임에 영향을 주는 한 부분으로 근육경직은 또한 개인의 얼굴표현과 말하기에 제한을 준다. 얼굴 표현의 결핍(마스크형 얼굴) 그리고 말하기(발성부전)의 어려움은 종종 환자의 정신 상태에 대한 잘못된 표현을 주게 된다. 그래서 환자들에게 충분한 시간과 정보를 주어야 된다.

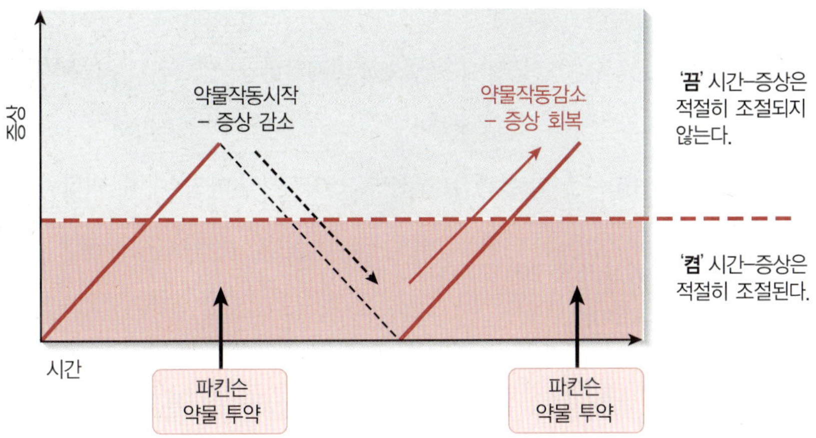

그림 3.1 파킨슨병 (PD) 증후군의 약물 조절과 관련된 '켬' 과 끔 '의 도식적 표현.

- 운동못함증 (Akinesia)/운동느림증 (Bradykinesia) (S3.18): 환자는 모든 운동에서 느리게 되며, 점차적으로 수의적 움직임도 진폭의 감소를 보이며, 운동불능이 존재한다. 보행 중 굳음은 운동불능의 징후이며, 출입구를 지나거나 혼잡한 공간은 종종 상태를 악화시킨다.
- 자세 불안정(Postural instability)(S3.32): 자세반사의 실패는 균형의 손상을 야기하며, 낙상으로 이어진다.

감각

- 통증 (S3. 29): 통증은 일반적이며 파킨스씨병 환자의 50%에서 일어난다. 환자들은 감각이상, 타는듯한 이상감각, 한기, 저림, 신경 내 심부 가려움 (신경병증성 통증)을 포함한 감각형의 통증을 호소한다. 이는 또한 근육뼈계통 골격 통증의 결과이며, 이차적으로 경직과 운동저하도 있다.
- 고유수용성 감각 손상 (S3.23)

인지

- 우울 (Depression)(S3.16): 우울은 파킨스병 환자의 45%에서 일어난다. 그리고 이것은 둘레계통과 앞 이마 영역의 도파민 신경원의 퇴행과 관련되어 있다.

다른 것들

- 수면장애(S3.16): 수면장애의 원인은 다양하지만, 뇌줄기의 수면조절 중추의 퇴행과 시상 겉질 경로와 관련된다.
- 자율신경장애(Autonomic disturbance)(S3.16): 자율신경계 기능장애는 자율신경계의 카테콜라민 신경세포에 영향을 미치는 기본적 병리생리학 때문에 파킨슨병 환자에게는 일반적이다. 증상으로는 소변장애(40%); 변비(50%); 기립성 저혈압 (수축기 혈압이 설때 200㎜ Hg 이상 떨어질때) (48%); 체중감소 (50%), 삼킴 장애 등.

- 긴장이상 (Dystonia): 파킨슨병 환자의 20%가 비정상적, 지속적이며, 뒤틀리는 근육수축 통증을 경험한다.
- 피로 (Fatigue): 피로는 50%의 환자에서 발생한다.

2차 합병증

- 정신사회(S3.16): 불안, 무관심, 정신병 그리고 시각 환영, 치매. 역할의 변화 그리고 경제적 어려움
- 자세 정렬의 변화 (S3, 20)
- 근력 감소 (S3. 30)
- 중심 안정성 부족 (S3. 25)
- 변화된 보행: 발을 끌면서 걷는 걸음 (shuffling gait) – 짧은 걸음으로 특징되는, 땅으로부터 겨우 발을 떼는 보행(발을 지면에서 떼지 못하고 끄는 보행) 가속보행(festination gait) – 구부정한 자세를 보여주며 균형과 발을 떼지 못해 걸음은 점점 빨라지고 결국에는 위험해짐.
- 협응력 부족 (S3.26)
- 약화된 균형 (S3.26)
- 가동범위 감소 (S3. 28)
- 약화된 기능 (S3. 18)
- 낙상 : 영국에서는 파킨슨병 환자의 2-3명이 최소한 1년에 한번은 낙상하며, 그들 중에 많은 수가 낙상 재발의 위험이 있다.

참고문헌

Ascherio A, Chen H, Weisskopf M, et al: Pesticide exposure and risk for Parkinson's disease, *Annals of Neurology* 60:197–203, 2006.

Barbeau A: Manganese and extrapyramidal disorders (a critical review and tribute to Dr George C. Cotzias), *Neurotoxicology* 5:13–35, 1984.

Bower JH, Maraganore DM, Peterson BJ, et al: Head trauma preceding PD: a case–control study, *Neurology* 60:1610–1615, 2003.

Chiueh CC, Andoh T, Lai AR, et al: Neuroprotective strategies in Parkinson's disease: protection against progressive nigral damage induced by free radicals, *Neurotoxicity Research* 2:293–310, 2000.

Di Monte DA, Lavasani M, Manning-Bog AB: Environmental factors in Parkinson's disease, *Neurotoxicology* 23:487–502, 2002.

Elbaz A, Moisan F: Update in the epidemiology of Parkinson's disease, *Current Opinion in Neurology* 24:454–460, 2008.

Goldman SM, Tanner CM, Oakes D, et al: Head injury and Parkinson's disease risk in twins, *Annals of Neurology* 60:65–72, 2006.

Hoehn M, Yahr M: Parkinsonism: onset, progression and mortality, *Neurology* 17:427–442, 1967.

Jenner P: Oxidative mechanisms in nigral cell death in Parkinson's disease, *Movement Disorders* 13:24–34, 1998.

Lepoutre A, Devos D, Blanchard-Dauphin A, et al: A specific clinical pattern of camptocormia in Parkinson's disease, *Journal of Neurology, Neurosurgery and Psychiatry* 77:1229–1234, 2006.

Lieberman A: Depression in Parkinson's disease: a review, *Acta Orthopaedica Scandinavica* 113:1–8, 2006.

Lindquist SL, Bonini NM: Parkinson's disease mechanism discovered, 2006. www.sciencemag.org.

Nambu A: A new dynamic model of the cortico-basal ganglia loop, *Progress in Brain Research* 43:461–466, 2004.

National Institute for Health and Clinical Excellence: *Parkinson's disease: diagnosis and management in primary and secondary care (Clinical guideline 35)*, 2006. www.nice.org.uk/CG035.

National Institute for Health and Clinical Excellence: *The assessment and prevention of falls in older people (Clinical guideline 21)*, 2004. www.nice.org.uk/CG021.

National Service Framework for Long-term (Neurological) Conditions. www.dh.gov.uk/longtermconditions.

The Parkinson's Disease Society: *The professional's guide to Parkinson's disease*, 2007. www.parkinsons.org.uk/PDF/PubProfessionalGuide-Nov07.pdf.

Willems A: *Rescue Consortium Katholieke Universiteit Leuven*, Belgium, 2005. Available from: www.rescueproject.org.

Xia R, Sun S, Threlkeld J: Analysis of interactive effect of stretch reflex and shortening reaction on rigidity in Parkinson's disease, *Clinical Neurophysiology* 120:1400–1407, 2009.

제 4 장

4 운동 신경원 질환
Motor neuron disease

정의
- *근육위축가쪽경화증 ALS)*
- *진행성 근육위축 (PMA)*
- *원발가쪽경화증 (PLS)*
- *진행숨뇌마비 (PBP)*

역학
- *유병율*
- *나이*
- *성별*

병인
- *가족성 MND*
  - *SOD1 (Superoxide dismutase 1)*
  - *다른 유전자들*
- *산발성 MND*

병리학
- *세포성 기전*
  - *응집 (응괴)*
  - *산화적 스트레스*
  - *글루탐산염 독성*
  - *사립체 기능상실*
  - *수송체 파괴*
  - *비정상 아교 세포*

결과와 예후

징후와 증상
- *운동*
  - *근육위축가쪽경화증 (ALS)*
  - *진행성 근육위축 (PMA)*
  - *원발가쪽경화증 (PLS)*
  - *진행숨뇌마비 (PBP)*
- *2차 합병증*

정의

운동신경원질환 (MND)은 상위운동신경원과 하위운동신경원을 침범하는 진행성 신경퇴행 질환군이다 (S2.13). MND를 네 가지 다른 형태로 기술하기는 하지만, MND를 포괄하는 중요한 특성이 있다.

근육위축가쪽경화증 (ALS)

근육위축성가쪽경화증은 상위운동신경원과 하위운동신경원에 영향을 주는 흔한 MND의 일종이다.

진행성 근육위축 (PMA)

진행성 근위축증은 드물게 보이며, 하위운동신경원만 침범한다.

원발가쪽경화증 (PLS)

원발가쪽경화증은 상위운동신경원만을 침범하는 드문 MND의 일종이며 대개 발병시기가 늦다 (>50세).

진행숨뇌마비 (PBP)

진행성연수마비는 운동신경원질환 진단을 받은 사람들의 약 4분의 1을 차지하며
운동뇌신경(IX, X, XII) (S2.10)과 관련 있는 상위 운동신경원 및 하위운동신경원을 침범하고 대개 늦은 나이에 발병한다 (50–70세).

역학

유병률

1년에 대략 10만명 당 2명꼴로 MND가 발병한다.

나이

MND는 어느 연령의 성인에서도 걸리지만 50세와 70세 사이에 가장 많이 발병한다.

성별

남성이 여성에 비해 대략 2배 정도 더 발병한다.

병인

MND 환자의 5–10% 경우에 강한 가족력이 있는 "가족성 MND"라고 한다. 그러나, 환자의 90–95%는 원인이 불분명하며, 이를 '산발성 MND' 라고 한다. 보다 정확하게는, "산발성 MND" 는 가족력이 없는 MND 환자에게 붙여진 용어이다.

가족성 MND

가족성 MND는 부모가 자녀에게 물려주는 유전자 돌연변이에 의해 생긴다. 불행히도, 연구자들은 원인이 되는 단일 유전자를 밝혀내지 못하고 있으나 여러 개의 유전자들이 연관되었다는 걸 보여주고 있다.

SOD1 (초과산화물불균등화효소1) (모든 가족력 환자의 20%)

SOD1은 몸에서 유리기(free radicals)/독소를 제거하는 해독효소이다. 정상 운동신경원은 SOD1의 농도가 매우 높다. MND의 경우, SOD1을 생성하는 유전자의 돌연변이는 비정상적 구조를 가진 효소의 원인이 된다. 이는 비정상적 SOD1 효소가 더 많은 독소를 생성한다는 걸 제시한다. 비정상적 SOD1은 SOD1을 위해 다른 단백질 및 효소와 들러붙어 세포 안에 응괴

또는 응집을 형성하게 하는 불안정한 구조이기도 하다. 이 응괴들은 모든 MMD 형태의 특징이다.

다른 유전자들

ALS2 또는 alsin 유전자

ALS4 또는 Senataxin 유전자

ALS8 또는 VAPB 유전자

TDP-43 (TAR DNA 결합단백질) : TDP-43 단백질을 생성하는 유전자가 변이되지 않았더라도 TDP-43 단백질이 대다수 MND 환자와 연관이 있다는 걸 보여주는 증거가 있다. TDP-43은 조절 단백질로 알려져 있으며, 변이가 일어나면 세포가 제 기능을 못하게 하는 비정상 단백질들이 생성된다. 몇 가지 이유로, 그 세포는 파괴로 표시된다.

산발성 MND

산발성 MND는 수많은 작은 기여위험인자들의 혼합에 의해 일어나는 것으로 보인다. 이 위험인자들은 아래에 기술되었으나 지지하는 근거들이 종종 환경에 따르고 대립하기 때문에 주의가 요구된다.

기계적 외상 : 심각한 두부 손상이나 한 번 이상의 두부 손상을 경험하는 사람들이 ALS의 위험이 경미하게 높다.

식이요법 : 고도불포화물질 지방과 비타민 E가 부족한 식이요법은 MND가 발병한 환자들과 연관이 있다. 연구자들에 따르면, 두 가지 요소는 MND가 발생하지 않도록 운동신경원들을 보호하는데 혼합효과를 갖는다.

전기적 외상 : 직업상 극히 적은 자기장에 노출되는 게 MND와 관련이 있다는 몇 가지 근거가 있다.

독소 : 농약/중금속 그리고 흡연이 MND와 연관이 있다는 몇 가지 근거가 있다.

고강도 운동 : 최근 연구는 MND와 전문 축구선수들과의 연관성을 발견했다. 하지만, 기계적 외상과 축구장에서 사용하는 독성 화학물질에 대한 노출 그리고 경기력을 향상시키기 위해 사용하는 혼합물 그리고 손상과 관련된 약물과 같은 다른 인자들도 기여 인자일 것이다.

병리

병태생리는 아직 정확하지 않으나 운동신경원 퇴행의 초기 유발은 운동신경원 자체에서 비롯한다는데 의견이 일치한다. 하지만, 질환의 진행은 운동신경원들을 둘러싸고 지탱하는 아교세포에 의해 조절된다.

세포 기전

운동신경원 내부에는 이 퇴행을 초래할 것으로 보이는 수많은 기전들이 있다. 이 기전에는 다음과 같은 것들이 있다.

응집 (응괴)

비정형 SOD1 분자들과 TDP-43 단백질은 정상기능을 방해하는 운동신경원 내부에서 비정상적 단백질 응괴를 발생시킨다.

산화스트레스

정상적으로는 유리기(독소 화학물질들)를 제거하는 항산화 방어 경로가 MND의 경우에는 억제될 것이다.

글루탐산염 독성

MND에서는 고농도의 글루타메이트가 존재하며 세포 흥분 독성과 세포사멸을 초래할 수 있다.

사립체 기능상실

운동신경원들의 미토콘드리아가 MND에서는 비정상으로 보인다. 사립체는 이것들이 산화적 스트레스와 글루탐산염 독소에 의해 손상되었다고 한다.

수송체 파괴

MND 연구에서, 운동신경원의 수송 체계가 질병 진행의 매우 초기에 파괴되며, 세포 작동을 불충분하게 유도한다.

비정상 아교 세포

최근 들어, 과학자들은 MND에는 운동신경원외에도 다른 것과 연관이 있다는 것을 인지하기 시작했다. 신경원들을 지지하는 아교세포는 지지하는 특성을 상실하고 독성을 띨 수도 있다. 몇몇 연구에 따르면, 이 독성 문제는 다른 세포의 기능부전(응괴, 신경미세섬유의 변경, 미토콘드리아의 기능상실, 세포 수송의 막힘)을 촉진하며, 이는 SOD1의 돌연변이의 결과일 것이다.

결과와 예후

병태생리는 불분명하더라도, 이 과정의 최종 결과는 신경운동의 퇴행이며, 이는 근약화로 나타난다. 환자의 임상증상 (clinical presentation)과 기능 상실은 어느 신경원(하위운동신경원, 상위운동신경원 혹은 뇌신경(그 중에 운동신경만)이 침범되었느냐에 따라 다르다.

근육위축가쪽경화증 (ALS) : 평균 예상 수명은 증상이 시작한 때부터 2-5년이다.
진행성 근육위축 (PMA) : 대부분 환자들은 5-10년을 산다.
원발가쪽경화증 (PLS) : 수명은 대개 정상적이다.
진행숨뇌마비 (PBP) : 진행성 연수마비는 증상이 나타난 후 예상수명이 6개월에서 3년으로 공격적이고 잔인한 형태이다.

징후와 증상

나타나는 징후와 증상들은 다음의 혼합 일 것이다:

- 운동
- 이차합병증

운동

근육위축가쪽경화증 (ALS)

환자의 75% 정도는 팔과 다리에 초기 증상을 경험하지만 일부 환자들의 경우는 한쪽 다리에만 침범될 것이다. 환자들 중 약 25%는 숨뇌에서 발생되는 ALS이며 증상은 PBP처럼 나타날 것이다.

- 근약화 (S3.30)과 근위축
- 경직 (S3.21)
- 빠른 반사와 바빈스키 징후 양성 (S3. 22)

진행성 근육위축 (PMA)

- 근약화나 손의 둔함
- 빠른 반사나 경직은 없음

원발가쪽경화증 (PLS)

- 다리의 근육 약화
- 다리 경직

진행숨뇌마비 (PBP)

- 구음장애 (뇌신경 VII, IX 그리고 XII) (S3.16) : 말이 불분명하다. 말할 때 콧소리가 나고 소리가 나지 않는 게 주요 첫 번째 증상이다.
- 삼킴장애 (뇌신경 IX와 XII) (S3.16) : 삼키기 어려움. 연하장애는 먹거나 마실 때 기도를 보호하지 못하며 허파 안으로 흡인될 위험을 초래할 것이다.

이차합병증

- 인지 : MND 가족력이 있는 환자에게 인지 장애가 나타난다고 간주되는 것은 아니지만, 최근 연구들에 따르면 ALS로 진단받은 환자 중 20%는 높은 수행기능 결핍 (S3.33)과 인격장애를 갖는다.
- 호흡기능상실: 숨뇌 기능부전이 있는 환자의 공통점은 후기단계에서 근호흡근 약화
- 사회심리 (S3.16): 우울증, 불안, 자신감 결여, 역할 변화, 경제적인
- 자세 정렬 변화 (S3.20)
- 안정화 결핍 (S3.25)

- 보행 변화 (S3.19)
- 협응운동 장애 (S3.26)
- 균형 불량 (S3.32)
- 가동범위 감소 (S3.28)
- 기능 감소 (S3.18)
- 넘어짐 (S3.34)

참고문헌

Campbell WW: *The cranial nerves. DeJong's The neurologic examination*, London, 2005, Lippincott Williams and Wilkins.

Gotkine M, Argov Z: Clinical differentiation between primary lateral sclerosis and upper motor neuron predominant amyotrophic lateral sclerosis, *Archives of Neurology* 64:1545, 2007.

Hughes TA, Wiles CM: Neurogenic dysphagia: the role of the neurologist, *Journal of Neurology, Neurosurgery and Psychiatry* 64:569–572, 1998.

Kadekawa J: Clinicopathological study of a patient with familial amyotrophic lateral sclerosis associated with a two base pair deletion in the copper/zinc superoxide dismutase (SOD1) gene, *Acta Neuropathologica* 94:617–622, 1997.

Lapiedra RC, Moreno Lopez LA, Esparza Gomez GC: Progressive bulbar palsy: a case report diagnosed by lingual symptoms, *Journal of Oral Pathology and Medicine* 31:277–279, 2002.

Nixon H: Non neuronal cells. *17th International Symposium on ALS/MND*, 2006, Motor Neuron Disease Association. www.mndassociation.org/research.

Strong M: New clues on how TDP43 causes motor neurons to die. *19th International Symposium on ALS/MND*, 2008, Motor Neuron Disease Association. www.mndassociation.org/research.

Swash M, Desai J: Motor neuron disease: classification and nomenclature, *ALS and Other Motor Neuron Disorders* 1:105–112, 2000.

Tartaglia MC, Rowe A, Findlater K, et al: Differentiation between primary lateral sclerosis and amyotrophic lateral sclerosis: examination of symptoms and signs at disease onset and during follow-up, *Archives of Neurology* 64:232–236, 2007.

5 길랑-바레 증후군
Guillain-barré syndrome

정의
- *급성특발여러신경뿌리병증 (AIDP)*
- *급성운동축삭신경병증 (AMAN)*
- *만성특발여러신경뿌리병증 (CIDP)*

역학
- *유병율*
- *나이*
- *성별*

병인

병리학
- *탈말이집*
- *축삭소실*

결과와 예후

징후와 증상
- *운동*
- *감각*
- *자율신경기능곤란*
- *2차 합병증*

정의

길랑-바레 증후군 (Guillain-barré syndrome)은 말초여러신경뿌리병증의 넓은 그룹에 포함되고, 빠른 말이집탈락과 말이집이회복이 특징으로 말초 신경계에 영향을 미치는 자가면역질환이다. 길랑-바레 증후군의 여러 종류 GBS가 있다.

급성특발여러신경뿌리병증 (AIDP)

이 가장 일반적인 형태이다.

급성운동축삭신경병증 (AMAN)

급성 운동과 감각 축삭 신경 병증 (AMSAN)으로 불린다.

만성특발여러신경뿌리병증 (CIDP)

이름에서 알 수 있듯이, 이 길랑-바레 증후군의 다른 형태로 만성 증상을 포함한다.
일반적으로, CIDP 환자는 만성 진행성 또는 재발 완화형 질병은 최소 2개월 동안 발전하지만 잠재적으로 몇 년 동안 계속된다.

역학

유병률

길랑 – 바레 증후군은 영국에서 매년 40000당 한사람이 발생한다.

나이

그것은 유아기부터 모든 연령에서 발생할 수 있지만, 노인 약간 더 일반적으로 발생한다.

성별

그것은 여성보다 남성에서 더 일반적이다.

병인

길랑 – 바레 증후군의 확실한 원인은 불확실하지만, 많은 경우에 있어 이전에 감염이 나타납니다, 예를 들어, 전염단핵구증 또는 캄필로박터증. 최근 수술은 또한 최근의 수술은 또한 병을 가속화 할 수 있다.

병리학

길랑–바레 증후군은 탈말이집(AIDP, CIDP)과 축삭 형성(AMAN, AMSAN)의 두 하위 구릅으로 구성된다. 병리학적 과정은 신경 조직을 향해 자가 면역 반응에 관한 것이다.

탈수초화

말초신경의 자가면역 공격과 같은 결과는 수초의 염증이다. 말초신경계통에서 세포는 수초를 생성하며 이는 슈반세포 (Schwann cell)로 알려져 있다. 염증 세포들은 대식세포를 공격하고, 수초를 소화하게 사이토카인을 유리하며, 신경조직에 침입한다.

축삭 소실

최근의 연구는 환자의 약 80 %가 말이집탈락으로 설명하지만, 축삭의 손실이 20%가 존재했다. 축삭 변성은 말이어결질의 나드륨 통로의 광범위한 파괴 때문에 발생한다.

결과와 예후

말초 신경의 넓은 말이집탈락과 함께 신호전도 (S2.6)이 느려지거나 정지하기 때문에 계통 사이의 통신은 비효과적이 된다. 질병의 일반적인 과정은 상행성이며, 다리에서 시작하고 종종 먼쪽에서 몸쪽 분절로 이동한다. 환자의 59% 이상이 2주 이내, 80%는 3주이내, 90%는 4주이내에 nadir (최대 증상) 도달한다. 고원기는 최종 4–6주이지만, 1년까지 지속되는 경우도 있다. 대부분의 환자는 입원이 필요하고, 약 30%는 인공 호흡기의 도움을 필요로 한다.

그러나 PNS 특별히 재생하는 기능을 가지고 있으며, 따라서 실질적인 기능 회복이 가능하다. 처음에 슈반 세포가 수초 손상을 복구하지만, 축삭 재생에 따라 복구가 매우 느려지며, 이는 종종 잔류 손상의 정도가 크게 존재한다. 이 손상은 일부 환자는 영구적인 약화로 남아있는 이유가 될 것으로 생각된다. 이러한 회복의 대부분은 질병의 발병에서 4 주 후에 시작한다. 환자의 약 80%는 영구적인 약간의 손상은 있으나 1년에 몇 개월 내에 완전 회복이 가능합니다. 그들은 CIDP를 가진 것으로 분류 된 경우 환자의 약 5-10 %는 하나 이상의 늦은 재발이 있다. 약 5~10 %는 심각한 장애를 남기게 될것이며, 심한 몸쪽 운동과 감각 축삭의 손상을 포함하는 경우 대부분 심각한 장애로 남아있을 것입니다. 사망률은 환자의 2~3 %가 발생한다.

징후와 증상

나타나는 징후와 증상들은 다음의 혼합 일 것이다:

- 운동
- 감각
- 자율신경
- 이차합병증

운동

- 근약화: 잠재적으로 모든 근육이 영향을 받을 수 있다 (S3.30)
- 반사: 환자는 아마도 저-반사 또는 무반사가 될 것이다 (S3. 22)
- 뇌신경 포함 (S2.10): 자주, 아래 뇌신경에 영향을 주게 되어 안구를 약화하게 한다
- 삼킴장애: 삼키기 어려움 (뇌신경 IX와 XII) (S3.16)
- 얼굴약화 : (뇌신경 XII)
- 비정상적 눈운동: (뇌신경 Ⅲ, Ⅳ, Ⅵ)
- 피로: GBS 환자의 일반 및 비활성화 증상입니다. 피로와 관련된 다른 메커니즘이 있다. 에너지가 부족한 아침에 가장 잘 일어나며, 정신적 피로와 근지구력 감소가 나타나며, 급성 단계에서 가장 극적이다.

감각

- 저림과 따끔거림: 팔다리의 초기 증상 (S3.16, 23)
- 고유수용감각의 소실 (관절 자게 감각) (S.23)
- 통증: 약화된 근육의 깊은 곳에서 통증이 흔함 (S3.29)

자율신경기능곤란

- 방광장애는 아마도 심각한 경우에 발생하며, 일시적이다.
- GBS의 심한 경우에 혈압, 자세 저긴장, 심장 부정맥이 불안정하다.

이차합병증

- 호흡 부전 : 호흡 부전은 환자의 적어도 17-30%에서 발생한다. 안구 장애, 호흡 근육 약화, 2차적 불충분, 무기폐 또는 폐렴에 발달을 암시
- 심리 : 신뢰, 역할의 변화, 금융의 우울증, 불안, 부족
- 사회심리 (S3.16): 우울증, 불안, 자신감 결여, 역할 변화, 경제적인
- 자세 정렬 변화 (S3.20)
- 안정화 결핍 (S3.25)
- 보행 변화 (S3.19)
- 협응운동 장애 (S3.26)
- 균형 불량 (S3.32)
- 가동범위 감소 (S3.28)
- 기능 감소 (S3.18)
- 넘어짐 (S3.34)

참고문헌

Barohn RJ, Lewis RA: *The alphabet soup of acute and chronic immune-mediated demyelinating polyneuropathies: similarities and differences*, 2005, Autumn newsletter of the GBS/CIDP Foundation International.

Food Standards Agency: 2008. www.food.gov.uk/science/sciencetopics/microbiology.

GBS/CIDP Foundation International: www.gbs-cidp.org.

Miller RG Katz JS: *Fatigue in Guillain–Barré syndrome*, 2005, Summer newsletter of the GBS/CIDP Foundation International.

National Institute for Neurological Disorders and Stroke (NINDS): www.ninds.nih.gov/disorders/gbs/gbs.htm.

Susuki K, Rusband MN: *Autoantibody-mediated disruption of sodium channel clusters in peripheral motor nerve fibers in axonal Guillain–Barré syndrome*, 2006. Summer newsletter of the GBS/CIDP Foundation International.

Yiu G, Zhigang H: Glial inhibition of CNS axon regeneration, *Nature Reviews Neuroscience* 7:617–627: 2006.

단원 2
기능적 신경해부학
FUNCTIONAL NEUROANATOMY

2

기능적 신경해부학
FUNCTIONAL NEUROANATOMY

개요

정확하고 효율적인 임상의사 결정을 위해 무엇을 평가하고, 발견할 것인지를 명확하게 하는 것을 의미한다. 임상학적 이유에 따라 그러므로 기능적 신경해부학의 이해는 일부이다. 이 부분은 신경계통의 조사를 시작하기에 충분한 정보를 독자에게 제공하지만, 더 깊은 이해를 위해서는 추가가 필요할 것이다.

이는 신경계통 구조의 광범위한 영역이 10개의 장으로 되어 있으며, 병리 및 평가 부분을 뒷받침 할 것이다. 각 장은 기본적인 구조에 대한 기초 해부학이 소개 되며, 이 기능이 제시된다.

국소 기능적 신경해부학 부분은 아마도 기초 자료로 사용되거나, 관련 자료 체계를 통해 제공될 것이다. 예를 들어, 뇌혈관사고에 대해 읽을 때 이는 뇌의 혈액공급(S2.8)과 대뇌겉질의 기능(S2.7)에 대한 기억을 상기하는데 유용할 것이다.

보내게 될 것이다. 약한 신호의 가중은 이를 전달하기 위한 결정 전에 신호의 유효성을 준다. 이러한 용어를 의사결정은 전기화학적 수준을 근거로 한다.

신경원을 따라 전도

세포막을 따라 신호를 전달하는 능력은 전압변화에 반응하는 나트륨과 칼륨 이온 통로가 열리는 결과이다. 효과적으로 탈분극 전류는 막을 따라 움직이며, 결과적으로 이온 통로를 성공적으로 열리게 한다. 신호 전도는 두 가지 방법으로 발생한다:

지속적 전도 : 이는 민말이집 축삭에서 발생하고, 각 이온 통로들은 지속적으로 전도 방향에 의해 열려야 한다. 이러한 결과 신호 전도가 느리다.

도약전도 : 이는 말이집 축삭에서 발생한다. 이러한 경우 란비어마디 내에 나트륨과 칼륨 통로가 밀집되어 있고 (그림 6.1), 이 신호는 점프를 할 수 있어, 다음 란비어마디로 전도를 더 빠르게 만든다. 란비어 마디 사이에 전류 전도는 세포내(말이집에 의해 절현됨)와 세포 바깥(세포외액) 모두 전달한다.

연접 전달

두 개의 신경원 사이의 연접을 '시냅스 (synapse)' 라고 하고, 두 개 신경원 사이에 간극이 존재한다. 연접앞신경세포에서 연접뒤신경세포로 신호전달을 위해 전기적 신호(활동전위)는 화학적 신호(신경전달물질)을 통해 전달하며, 이는 연접틈새유리하여, 틈새를 따라 확산된다. 신경전달물질은 연접뒤세포의 특정 이온 수용체에 부착되고, 그 결과 리간드/화학적 관문 이온통로가 열리게 된다. 각 연접은 하나의 특정 이온 움직임에 의해 발생하며 이러한 과정은 이온 통로에서 매우 특이하다. 이온 움직임의 방향은 화학적 경사도의 존재 하에 결정된다. 예를 들어, 세포 내로 나트륨이 이동하고, 세포 밖으로 칼륨이 이동한다.

결국에 연접뒤신경세포막에 생성되는 것은 단계전위이다. 이온통로의 존재에 의존하여 단귀전위는 다음과 같은 결과를 유도할 것이다:

탈분극 : 이는 '흥분성 연접뒤 전위' 또는 EPSP라 하며, 세포 내로 나트륨이 유입된 결과이다. 막전위는 그러므로 덜 음전위가 되며 역치전위에 점점 더 가까워져 활동전위 초기에 이른다. 이는 종종 '흥분성 연접' 과 관련된다.

과분극 : 이는 '억제성연접뒤 전위' 또는 IPSP라 하며, 염소이온이 세포내로 들어가거나 칼륨이온이 세포밖으로 나갔을 때 발생한다. 이러한 경우에 막전위는 더 음전위를 띠게 되고, 역치전위로부터 멀어진다. 그러므로 활동전위가 더 발생하기 어렵다. 이는 종종 '억제성 연접' 이라 한다.

참고문헌

Sherwood L: *Human physiology: from cells to systems*, ed 6, Australia, 2007, Thomson Brooks/Coles.

Tortora GJ, Derrickson B: *Essentials of anatomy and physiology*, ed 8, Hoboken, 2010, John Wiley and Sons.

제 7 장

대뇌 겉질
The cerebral cortex

7

기초 해부학

대뇌 겉질 또는 대뇌는 뇌 나의 구조로서 우리가 하고, 생각하고, 느끼는 모든 것에 대한 주요 역할을 하게 한다.

대뇌반구

뇌는 두 개로 나뉘거나, 반구로 나뉘어 있으며, 이는 4개의 엽 (이마, 마루, 관자, 뒤통수엽)으로 나뉘어 있다 (그림 7.1). 왼쪽과 오른쪽 반구는 뇌들보에 의해 연결되어 있으며 (그림 7.2), 뇌의 두 영역 사이에 대한 소통을 촉진한다. 둘레계통은 가끔 5번째 엽과 관련 있으며, 겉질의 안쪽 가장자리를 형성하고 여러개의 다른 주요 4개 엽으로 흩어져 있다.

회색질/백색질

대뇌 겉질의 가장 바깥쪽 층으로 '회색질' 이라 불리며 (그림 7.2) 신경세포의 세포체로 주로 구성되어 있다 (S2.6). 회색질은 넓은 판으로, 대략 2-4 ㎜ (0.08-0.16 inches) 두께이며, 복잡하게 고랑을 형성하며, 이를 '고랑' 이라 하고 놀라온 부위를 '이랑' 이라 한다 (그림 7.2). 회색질의 치밀한 부위는 신경세포 사이가 더 가까이 접촉되어 있고 결과적으로 빠른 소통을 한다.

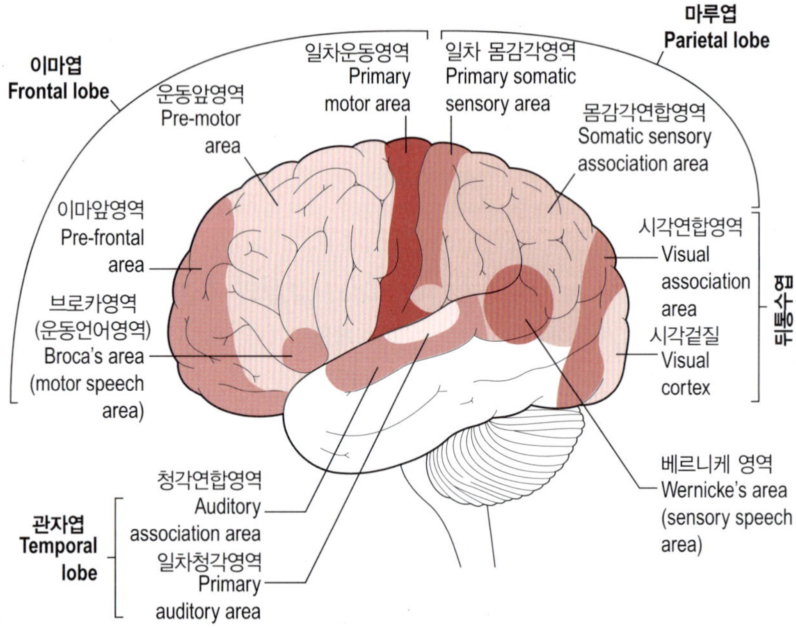

그림 7.1 대뇌겉질의 해부학적 지도-가쪽면.

백샐질(그림 7.2)은 아래쪽으로 신경세포의 말이집 축삭에 의해 형성되어 있다. 대뇌반구는 시상 (그림 7.2), 바닥핵과 같은 다양한 겉질 밑 구조와 매우 많이 연결되어 있으나 대부분의 주요 연결(99%)는 겉질의 다른 곳에서부터 이다.

속섬유막

속섬유막은 시상 (S2.9)에 놓여 있으며, 시상에서 대뇌겉질을 지나는 신경세포이며, 반대편을 지난다. 겉질과 속섬유막 사이에 오름과 내림 신경신경세포로 대뇌부챗살을 형성한다. 모든 들신경과 내림신경의 정보는 속섬유막을 경유하고 대부분 감각정보가 시상을 통해 대뇌 겉질로 들어간다.

연결

대뇌 겉질의 왼쪽과 오른쪽 반구는 각각의 대뇌반구 내 뇌들보에 의해 연결되어 dLT으며, 이러한 주요 연결들은 인체의 반대편에 연결된다. 그러므로 왼쪽 대뇌반구는 인체 오른쪽으로부터 정보를 받고, 신체 오른쪽 부분의 운동조절을 한다. 이는 오름경로와 내림경로 (S2.14, 15) 가로질러 교차된 결과이다. 그러나 거기에 신경세포의 소수는 같은쪽에 남아 있다. 예를 들어, 겉질척수로 (S2.14). 신경길 내의 일부 신경세포들은 인체의 같은쪽에 남아있다. 이러한 현상은 뇌졸중과 같은 특정 신경학적 손상환자의 재활 동안에 중요한 결과를 가지고 온다.

대뇌반구는 시상 (그림 7.2), 바닥핵과 같은 다양한 겉질 밑 구조와 매우 많이 연결되어 있으나 대부분의 주요 연결(99%)는 겉질의 다른 곳에서부터 이다.

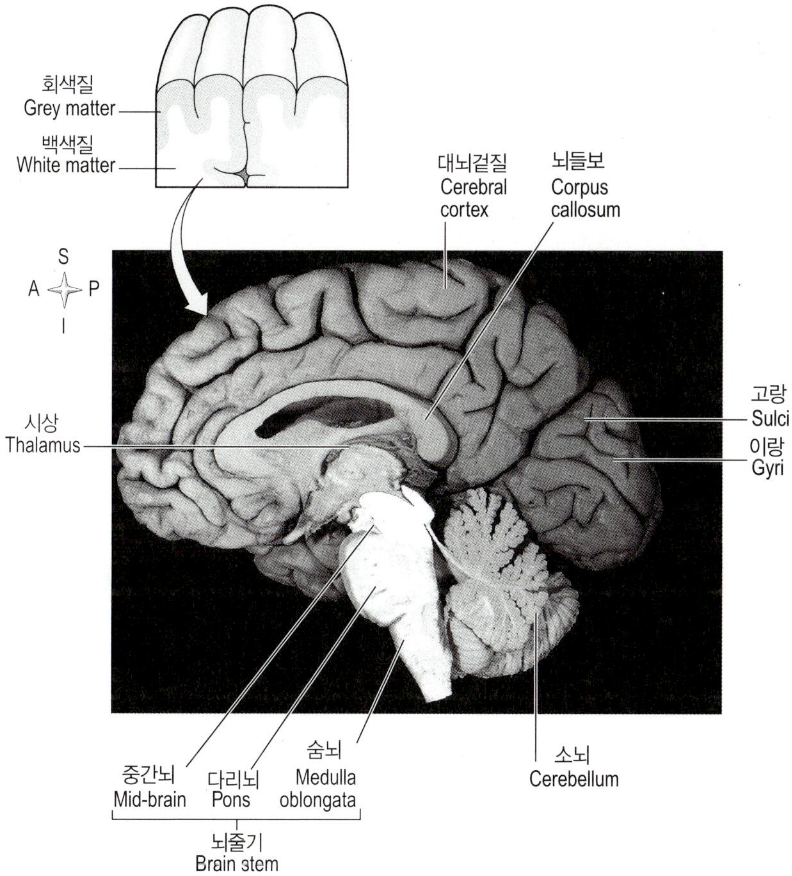

그림 7.2 대뇌겉질의 해부학적 지도-안쪽면.

대뇌겉질의 세포

신경세포

대뇌 겉질은 두 개의 주요 신경세포로 구성되어 있다-이는 흥분성 연접뒤 전위(EPSP)와 다른 억제성연접뒤전위(IPSP)의 결과이다 (S2.6). 흥분성 신경세포는 여러 층에 있는 넓은 범위의 정보를 수집할 것이다. 이것들은 고밀도의 가지돌기를 가지고 있으며, 연접뒤 부위를 덮고, '가시(spine)' 라 부르며, 역할을 더 강화한다. 그러나 억제성 신경세포는 소수 (20%)이며, 이들 특징은 더 다양하다. 이것들은 종종 회색질 내 남아있으며, 짧은 범위의 국소 연결을 만든다. 이들의 역할은 변조를 담당한다. 변조는 다른 신경원의 ' 켬(on)' 과 '끔(off)' 의 스위치의 경우 필수적이지 않으나, 빛 조절 스위치를 사용하는것과 같은 방식으로 등급 또는 미세 조정을 하게 된다.

아교세포

아교세포는 일반적으로 '신경아교' 또는 '아교' 라고 불리며, 비-신경성 세포이며, 10-1의 신경

표 7.1. 아교세포의 형태와 기능

아교세포의 분류	아교세포	기능 요약
미세아교	특수한 대식세포	중추신경계 신경세포를 포식작용을 통해 보호한다.
큰아교세포	부채 아교	발달 시 지지세포와 전구세포로서의 기능. 소뇌 (연접가소성을 조절)와 망막 (신경세포의 연결)의 성숙한 중추신경계에서 발견
	뇌실막세포	CNS의 공간에서 뇌척수액을 생산, 분비, 순환함 (예, 뇌실)
	희돌기아교세포	중추신경계의 신경세포에 말이집을 생성
	별아교세포	신경세포의 혈액공급을 조절하고 고정. 과도한 이온을 제거하고, 연접전도 동안 유리되어진 신경전달물질을 재활용하게 한다. 혈액-뇌장벽의 형성. 칼슘을 사용한 각기 다른 신호전달을 이용한다.

세포수보다 많다. 아교세포의 4가지 주요 기능은 신경세포의 구조적 지지를 제공하고, 신경세포에 산소와 영양분을 제공하고, 하나의 신경세포에서 다른 신경세포로의 절연체 역할과, 병원체 파괴, 죽은 신경원을 제거한다. (표 7.1)

아교세포는 신경전도에 있어 수동적인 구경꾼으로 고려된다. 그러나, 최근 연구에 의하면, 아교세포는 특별한 처리를 한다. 신경세포와 달리, 유사분열이 불가능하다고 알려져 있으나 아교세포는 성인이 될 때까지 지속적으로 분열한다.

대뇌 겉질의 기능

개요

이 영역은 감각 정보의 부호화를 위한 반응을 하며, 대뇌 겉질의 약 1/5을 차지한다.

이러한 지역은 통합정보의 기능과 의미있는 경험을 형성하기 위해 '연합영역'이라 한다.

감각 정보의 통합은 오른쪽 대뇌반구의 마루엽, 관자엽, 뒤통수엽에 위치한다. 이마엽 또는 이마앞연합영역은 계획된 활동과 움직임을 담당한다. 우리의 언어적인 능력은 왼쪽 대뇌반구의 마루-관자-뒤통수엽의 연합역역에 위치한다.

감각

감각영역은 양쪽 대뇌반구의 마루엽, 관자엽, 뒤통수엽의 겉질에 위치하며, 감각수용기로부터 온 정보를 받는다. 겉질 부분은 시상으로부터 감각 입력을 받으며, 이를 일차감각영역이라 부른다. 시각, 청각, 촉각은 일차시각겉질(뒤통수엽), 일차청각겉질(관자엽), 일차 몸감각겉질(마루엽)에 정보를 제공한다. 인체 반대편에 대한 정보를 받는다.

거기에 감각 영역 내 특별한 기능을 하는 부위가 있다. 간단하게 이는 신경세포가 유사한 역할을 수행하는 것을 의미하며 이는 효율적인 소통이 필요할 때 서로 발견되는 경향이 있다. 이러한 조직화는 감각영역의 겉질 지도를 제공하며 '지형도 (topographic map);로 알려져 있다. 몸감각 지형도는 인체의 모양을 나타내며 이를 ' 난장이 '라 한다 (그림 7.3). 난장이에서 인체 부위의 다른 크기는 이들의 신경분포의 밀도의 상대적 중요성을 반영한다. 예를 들어, 손가락 끝, 입술과 같이 감각 수용체가 많은 영역은 감각 겉질에 들어가는 감각 신경세포수가 더 많이 때문에 더 크게 표현된다.

운동

운동영역은 양쪽 대뇌반구의 이마엽에 위치하며, 인체의 반대편을 조절한다; 이것들의 지형적 배열은 운동난장이를 형성한다 (그림 7.3). 겉질의 3개 주요 영역은 수의적 움직임에 중요성을 발견하게 된다.

뒤가쪽 이마앞 겉질은 고위중추 명령, 규칙, 자기 사고에 의한 수의적 움직임을 *결정*한다.

보조운동영영과 운동앞 영역은 학습되어 저장된 기억이나 운동프로그램으로부터 수의적 움직임을 *선택*한다.

일차운동겉질은 일차몸감각겉질과 완전하게 연계되어 수의적 움직임을 *실행*하게 한다.

해부학적 영역과 기능과 관련된 평가

과거와 현재 연구 근거는 표 7.2–7.6에 4개 주요 엽과 둘레엽의 기본 기능의 요약이 나타나 있다. 각각의 표는 또한 관련 기능 부전 및 적절한 평가 도구에 연결하는 절/장 코드를 설명하는데 사용되는 용어를 포함한다. 대외 겉질 엽 내의 이러한 영역의 해부학적 위치를 보여주는 그림 7.1과 함께 이러한 표를 연결하여 읽는데 유용할 것이다.

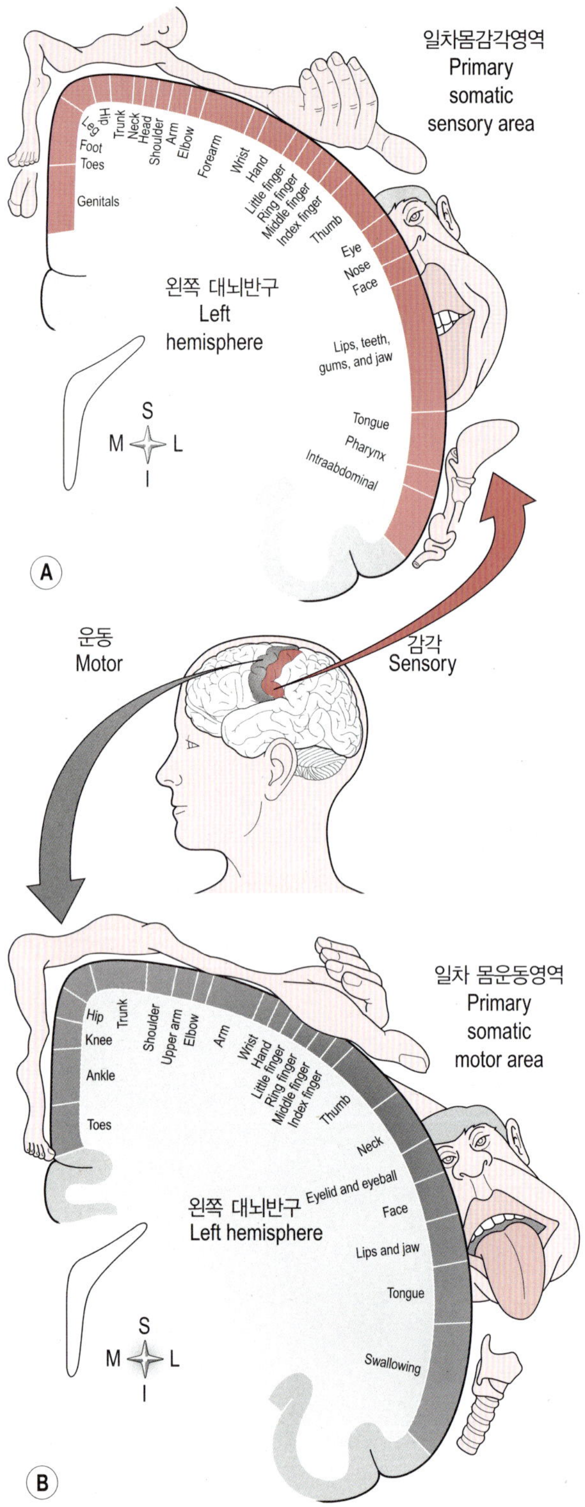

그림 7.3 감각과 운동난장이.

표 7.2. 대뇌겉질의 기능적 위치: 이마엽

부위	기능	기능장애	평가 장
일차운동겉질	움직임의 수의적 조절	수의적 운동 동안 운동 조절 부족, 근육긴장 변화	S3.16, 18, 21
운동앞영역 (PMA) (가쪽 운동앞영역)	PMA는 외부적 요인에 근거로 움직임 선택을 포함한다. (예, 시작자극)	행동곤란 (증)	S3.16, 33
보조운동영역(SMA) (안쪽 운동앞영역)	SMA는 내부 결정에 의해 특별히 저장 계획에서 운동의 선택과 관련된다 (예. 기억으로부터 자가시작 또는 자발적 움직임		
	운동 활동의 계획과 모두 관련된다.		
앞보조운동영역	앞보조운동영역은 새로운 순서를 요구하는 것을 포함한다. 대조적으로 SMA는 이미 학습된 순서를 수행할 때 관련된다. 일부 저자들은 이 영역이 완전한 기능을 하는 것으로 믿지만, 아직 확실하지 않다.		
브로카 영역	언어 표현을 하는 왼쪽 대뇌 반구. 비언어 소통을 위한 오른쪽 대뇌반구	표현형 언어장애	S3.16
이마앞겉질	인격과 행동 ('자아'의 감각)	성격의 변화, 부적절한 행동	
	고도 수행 기능-문제 해결, 시작, 행동의 조절과 종료. 또한 인지 기능을 조절하는 바닥핵에서 형성되는 경로와 관련된다.	집행기능장애 (Dysexecutive syndrome)	S3.16, 33

표 7.3. 대뇌겉질의 기능적 위치: 마루엽

부위	기능	기능장애	평가 장
일차 몸감각 겉질	몸 전체에서의 감각정보를 받는다. 난장이로 표현	변경된 감각	S3.16, 23
감각연합영역	감각 영역으로부터 정보를 통합; 다양한 감각입력을 근거로 사고		
아래 마루엽	주의력을 위한 주요 부위. 오른쪽 대뇌반구는 신체 왼쪽과 오른쪽의 주의와 관련있다. 왼쪽 대뇌반구는 오직 신체 오른쪽. 그러므로 오른쪽 대뇌반구 손상 시 무시하며, 왼쪽 대뇌반구 손상 시 인접한 오른쪽 대뇌반구로 보상할수 있다.	한쪽무시; 영향받은 쪽의 물체, 공간 또는 신체, 시각, 몸감각, 운동능력을 수행할 수 없다.	S3.16, 33
시각연합영역	환경 내 공간관계와 움직임 인식을 위한 시각정보의 처리. 'Where와 how'의 경로	시공간 인식문제 (예, 3D/2D, 공간배경)	S3.16, 33

표 7.4. 대뇌겉질의 기능적 위치: 관자엽

부위	기능	기능장애	평가 장
일차청각겉질	국소해부학적 배열. 음량, 음조, 소리 근원의 위치	귀먹음	S3.16
관자연합영역	자극 감별과 인식을 위한 정보처리	인식불능. 자극의 존재를 알지만, 그게 무엇인지 기록할 수 없다.	S3.16, 33
오른쪽 아래관자엽	얼굴과 사물의 인식	얼굴인식불능증: 얼굴인식을 할수 없음.	
청각연합영역 (위관자엽)	국소해부적 배열은 덜하지만, 복잡한 소리 (예, 말하기) 처리를 위해 특별화되었다.		
베르니케 영역 (왼쪽 아래 관자엽)	말한 단어의 인식과 말의 의미를 통합	수용성 언어상실증	S3.16
시각 연합영역	사물의 존재와 형태 인식과 관련된 시각 정보의 처리, 'what' 경로. 장기 기억의 저장	시각인지 인식 문제 (예, 항상성 형성)	S3.16, 33
조롱박 겉질	후각처리를 위한 주된 중추		
섬 겉질	미각 처리(앞)		

표 7.5 대뇌겉질의 기능적 위치: 뒤통수엽

부위	기능	기능장애	평가 장
일차 시각겉질	지형적으로 배치되었다. 시각의 기본 성질을 결정한다: 빛, 모양, 색, 크기, 방향. 양안의 기능, 예로, 왼쪽과 오른쪽 논으로부터 신호가 결합되어 깊이 감각을 만든다. 여러 부위에서 처리가 발생한다: 관자엽–인식; 마루엽–공간 관계	겹보임 (diplopia) 실명	S3.16, 27
시각연합영역	일반적으로 수용영역 내 시작 자극에 반응하지만, 주의와 작동기억에 의해 조절된다. 처리가 겉질 부위에서 발생한다.		

표 7.6. 대뇌겉질의 기능적 위치: 둘레엽

부위	기능	기능장애	평가 장
시상하부 (관자엽)	정서적 행동을 위한 자율신경(내장)과 운동 (표현) 요소의 협조 중추	이 경로는 정서의 겉질 조절을 제공한다. 손상시 변화된 정서적 행동이 나타난다. 새로운 기억을 할수 없다 (해마)	S3.16
유두체 (뒤관자엽)	시상하부와 이랑 겉질의 연결, 인지 기억의 처리		
이랑 (이마와 마루엽)	해마의 투사. 바닥핵과 연계를 통해 인지와 정서 처리의 조절과 운동계획을 포함한다.	오른쪽 대뇌반구가 다른 (예, 얼굴) 것과 자기 감정표현 (예, 언어/얼굴) 정서적 인지를 위해 중요하다. 손상시 실율증 (목소리 단일톤)	
해마 (안쪽 관자엽)	천장을 통해 시상하부의 뒤로 투사된다. 새로운 서술기억의 확립에 중요하다.		
해마주위	특별한 공간기억(예, 방, 풍경), 기억부호화, 회복에 중요한 역할	오른쪽 대뇌반구가 긍정적 기분에 관련있다. 손상 시 우울한 기분	
편도체 (앞안쪽 관자엽)	감각 경험에 대한 정서적 특징을 주는 주된 역할, 앞이마겉질과 겉질 밑구조와 많은 연결을 통해 이룬다 (예, 시상, 바닥핵, 그물체형성과 뇌신경) (S2.10)	왼쪽 대뇌반구는 부정적인 감정과 관련된다. 손상 시 '지나치게 기분좋음'이 나타난다.	
눈확 이마엽	편도체와 연관. 시각, 몸감각, 후각, 미각으로부터 온 정보의 결합을 통합한다. 식용에 대한 동기부여를 포함한다.		

참고문헌

Burns GA, Young MP: Analysis of the connectional organization of neural systems associated with the hippocampus in rats. Philosophical Transactions of the Royal Society, Series B, *Biological Sciences* 355:55–70, 2000.

Cunnington R, Windischberger C, Deecke L, et al: The preparation and execution of self-initiated and externally-triggered movement: a study of event related fMRI, *Neuroimage* 15:373–385, 2002.

Cunnington R, Windischberger C, Moser E: Premovement activity of the presupplementary motor area and the readiness for action: studies of time-resolved event-related functional MRI, *Human Movement Science* 24:644–656, 2005.

Herrup K, Yang Y: Cell cycle regulation in the postmitotic neuron: oxymoron or new biology? *Nature Reviews Neuroscience* 8:368–378, 2007.

Nachev P, Kennard C, Husain M: Functional role of the supplementary and pre-supplementary motor areas, *Nature Reviews Neuroscience* 9:856–869, 2008.

Passingham RE, Stephan KE, Kotter R: The anatomical basis of functional localization, *Nature Reviews and Neuroscience* 38:606–616, 2002.

Purves D, Augustine GJ, Fitzpatrick D, et al: *Neuroscience*, Sunderland, 2000, Sinauer Associates.

Shima K, Tanji J: Both supplementary and presupplementary motor areas are crucial for the temporal organization of multiple movements, *Journal of Neurophysiology* 80:3247–3260, 1998.

Shipp S: Structure and function of the cerebral cortex, *Current Biology 17* 12:R443–R449, 2007.

Weilke F, Spiegel S, Boecker H, et al: Time-resolved fMRI of activation patterns in M1 and SMA during complex voluntary movement, *Journal of Neurophysiology* 85:1858–1863, 2001.

Welker W: Why does the cerebral cortex fissure and fold? A review of determinants of gyri and sulci. In Jones EG, Peters A, editors: *Cerebral Cortex, Vol 8b: Comparative structure and evolution of cerebral cortex, Part 2*, New York, 1991, Plenum Press.

Wolosker H, Dumin E, Balan L, et al: Amino acids in the brain: d-serine in neurotransmission and neurodegeneration, *The FEBS Journal* 275(14):3514–3526, 2008.

Young MP, Hilgetag CC, Scannell JW: On imputing function to structure from the behavioural effects of brain lesions. Philosophical Transactions of the Royal Society, Series B, *Biological Sciences* 355:147–161, 2000.

제 8 장

수막, 뇌실계와 혈액공급 Meninges, ventricular system and blood supply

8

수막

기초해부학

뇌와 척수는 '수막' 이라고 하는 세 개의 막으로 둘러싸여 있으며, 수막은 주로 뇌와 뇌줄기 그리고 척수를 보호하며, 완충작용을 한다.

경막

바깥층은 전형적으로 두 개의 층으로 설명되지만, 이들은 특정한 선을 따라 나뉘며, 2개의 층은 '경질막정맥동' (그림 8.1)이라고 불리는 커다란 정맥 통로를 감싸고 지지하는 부위이다.
두 개의 층은 구성된다.

뼈속막 층 : 머리뼈의 안쪽 면을 덮는 뼈 막을 나타낸다.
뇌막층 : 엄밀한 의미에서는 경질막이다. 뇌막층은 뇌를 덮는 두껍고 치밀하며, 강한 섬유성 얇은 막으로 뇌를 덮고 있으며, 이는 뇌줄기와 척수로 연결된다.

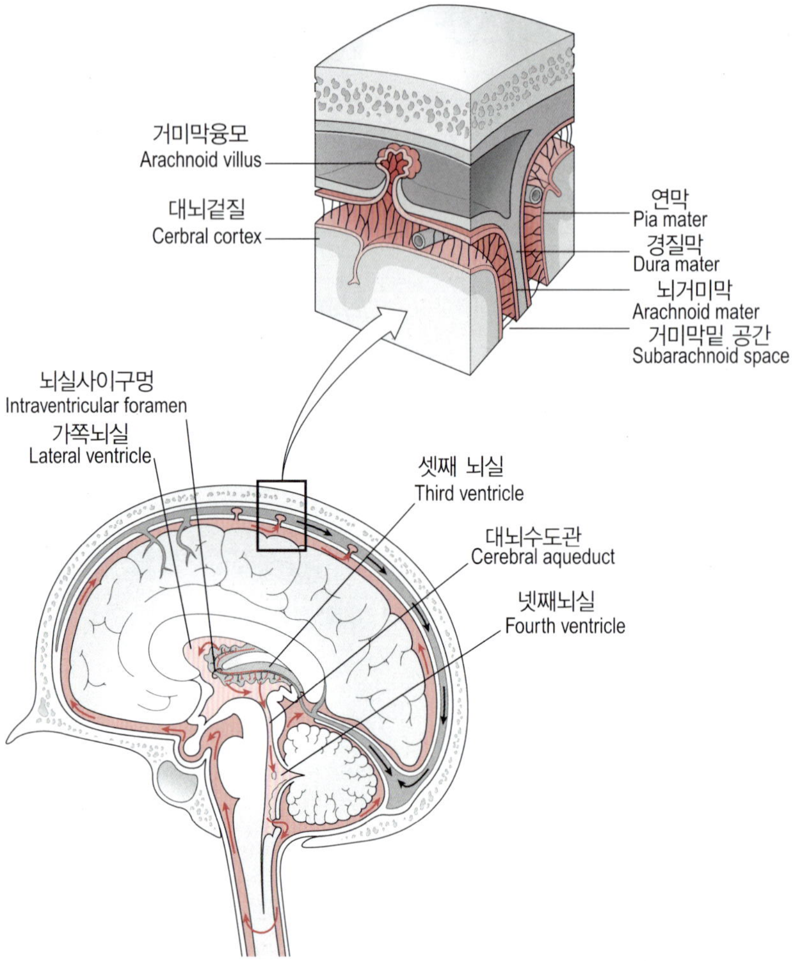

그림 8.1 뇌실계통의 경질막정맥굴을 보여준다.

뇌거미막

중간층은 경막과 연막 (pia mater) 사이에 있는 연약한 거미줄 모양의 구조물이다. 외부의 경막과 지주막 사이의 공간을 '경질막밑 공간 (subdural space)' 이라고 한다. 뇌의 주요 동맥들은 경질막밑 공간을 지나며 뇌척수액으로 가득 채워지기도 한다. 이 공간은 제 2번 엉치뼈 수준의 척수까지 이어진다.

특정 부위에서, 거미막은 뇌척수액이 정맥혈관계통 (venous blood system)으로 흡수되는 곳을 지나 거미막융모 혹은 과립을 형성하는 경질막정맥동까지 이어진다. (그림 8.1)

연막

이 속층은 뇌 표면을 매우 밀착하여 덮고 있으며, 매우 약한 비투과성의 혈관막이다.(그림 8.1)

수막의 기능

가장 바깥 층에서 덮는 경질막은 중추신경계의 신경조직을 보호하며, 머리가 움직일 때 뇌의 움직임을 제한하는 역할을 한다.

지주막과 뇌척수액을 둘러싼 공간이 하는 주된 역할을 중추신경계에 완충역할을 하게 하는 것이다. 연막은 대뇌반구의 조직에 들어가는 모세혈관을 지지한다.

뇌실계통

기초 해부학

뇌실계는 대뇌반구에 있는 공간의 계통으로서, 중추신경계 주위의 뇌척수액을 생성하고 순환시킨다.

뇌실

뇌실계통은 뇌의 중심에서 관련된 공간들을 포함한다. 가장 큰 공간들은 양쪽에 있는 가쪽뇌실이고, 맥락얼기(choroid plexus) 부위에 있으며 뇌척수액을 생성한다. 셋째 뇌실은 뇌실사이구멍(interventricular foramina)에 의해 가쪽 뇌실과 연결되며 넷째뇌실은 대뇌수도관 (cerebral aqueduct)에 의해 가쪽 뇌실과 연결된다. 제 3뇌실과 제4뇌실은 중심선에 위치한다.(그림 8.1)

뇌척수액

뇌척수액(CSF)은 가쪽 뇌실 안에 위치한 맥락얼기에서 생성되는 투명한 액체이다. 뇌척수액은 뇌실계통을 순환하여 궁극적으로는 대뇌겉질과 소뇌, 뇌줄기, 척수, 아래로는 제 2번 엉치뼈를 둘러싸는 지주막밑 공간으로 들어간다. 뇌척수액은 지주막융모를 통해 경질막정맥굴에서 흡수되어 정맥순환으로 되돌아간다.(그림 8.1)

뇌실계통의 기능

뇌척수액의 주된 역할은 신경원의 활동이 끝난 후에 신경계통의 불필요한 생성물을 제거하고, 기초 기계적 보호와 면역학적 보호를 제공한다. 수막을 따라 뇌척수액은 연약한 중추신경계가 머리뼈와 척추 뼈에 대항하여 마찰되지 않도록 완충작용도 해준다. 중추신경계 내부에 있는 뇌척수액의 양은 정확한 머리뼈 내 압력(ICP)을 유지하여 뇌혈류를 촉진하기 위해 조절될 수도 있다. 뇌척수액의 흐름이 방해받거나 막히면 뇌부종과 혈류 감소 그리고 뇌손상이 일어날 것이다.

뇌의 순환계통

동맥 공급

기초 해부학

뇌의 조절중추가 정상적으로 작용하기 위해서는 빽빽한 뇌혈관망을 통한 산소와 영양분의 적절한 공급이 중요한다. 뇌는 대략 체중의 2%를 차지하지만, 안정 시 심박출량의 20%를 공급받는다. 두 개의 안쪽 목동맥과 두 개의 척추동맥에서 혈액을 공급받으며 뇌바닥 동맥을 형성하는 뇌의 바닥면에서 만난다.

앞쪽 순환 목동맥과 목동맥에서 나오는 가지들은 '앞쪽 순환' 과 관련있다. 왼쪽 온목동맥은 대동맥활에서 올라온다 (그림 8.2). 오른 온목동맥은 무명동맥(innominate artery)에서 시작한다. 각 온목동맥으로부터 두 개로 나뉜다.

*바깥목동맥*은 얼굴과 목 그리고 수막에 공급한다.
*속목동맥*은 뇌에 공급한다.

왼쪽 속목동맥과 오른쪽 속목동맥은 뇌의 바닥부에서 경막을 뚫으며 각각 앞대뇌동맥과 중간대뇌동맥을 형성하며 두 갈래로 나뉜다 (그림 8.2).

뒤쪽순환 척추 뇌바닥 계통은 '뒤쪽 순환' 과 관련 있다 (그림 8.2).

척추동맥은 빗장밑동맥에서 시작해서 큰후두구멍을 통해 머리뼈로 들어가는 목뼈의 가로구멍으로 올라간다. 척추동맥은 척수와 소뇌 그리고 연수 (medulla)로 가지를 낸다.

두 척추동맥은 뇌바닥동맥을 형성하는 다리뇌와 숨뇌 (medulla oblongata)의 연접부위에서 만나며, 두 개의 뒤대뇌동맥을 형성하는 뇌와 중간뇌의 연접부위에서 나뉜다.

윌리스 순환 윌리스 순환 (그림 8.2)은 뇌반구 아래에 위치한 다각형 형태의 혈관그물이다. 두 개의 앞대뇌동맥은 앞교통동맥(anterior communicating artery)에 의해 연결되며, 뒤대뇌동맥은 뒤교통동맥에 의해 같은쪽 속목동맥과 연결된다. 여섯 개의 대뇌동맥은 양측으로 앞, 뒤 그리고 중간을 끝동맥이라고 한다.

동맥 공급의 기능

혈액공급은 신경세포와 비-신경세포를 포함하여 뇌세포의 생리학적 요구에 하게 하는데 목적이 있다. 이들 조직들은 매우 우선적으로 산소, 포도당, 영양분을 전달하며, 높은 대사율과 산소 부족에 매우 민감하다. 산소 공급이 단지 몇소간 차단시 신경학적 증상과 수분이 지나면, 영구적인 손상이 유도된다.

윌리스 순환의 해부학적 배열은 뇌에 안전망을 제공하는 주요 혈관을 제공하는 작용을 한다. 윌리스 순환이 생긴 형태는 만약 주요 혈관 중 하나가 손상당하더라도 원 위의 작은 동맥들이 윌리스 순환 내의 다른 동맥들에서 혈액을 지속적으로 공급 받을 수 있도록 (곁순환) 하게 하는 것이다. 하지만, 손상이 끝 동맥에 발생하는 경우에는 곁동맥이 없어서, 뇌손상을 피할 수 없게 된다.

임상가는 그 부위의 주요 동맥 공급과 기능을 이해해야만 평가에 앞서 잠재적으로 나타날 수 있는 임상 양상에 대한 예상을 시작할 수 있다.

척추동맥 척추동맥은 앞척추동맥과 뒤척추동맥을 형성하기 위해 만나는 숨뇌동맥들을 거쳐 척수에 공급한다. 앞쪽 내림경로와 뒤쪽 오름경로가 보이는 전반적인 배열에 기초해보면, 혈관의 손상은 각각 운동상실이나, 감각 상실을 초래할 것이다.

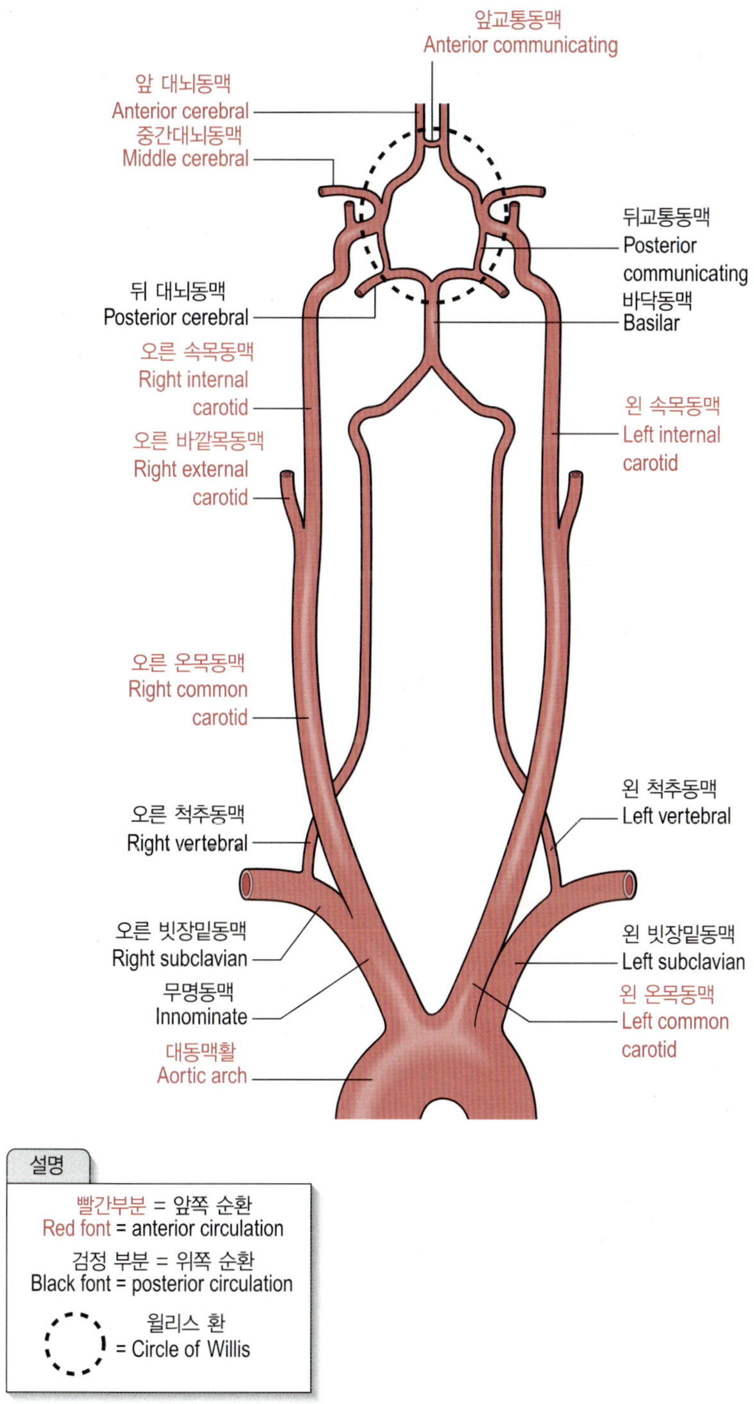

그림 8.2 윌리스 환과 뇌의 동맥 공급.

뇌바닥동맥 뇌바닥 동맥은 두 개의 척추동맥들에 의해 형성된다. 이 뒤쪽 순환으로부터의 가지는 뇌줄기와 소뇌를 공급한다.

앞대뇌동맥 양측으로, 앞대뇌동맥들은 앞엽의 아래, 이마엽과 마루엽의 안쪽면 그리고 뇌들보(corpus callosum)의 앞부분에 공급한다. 앞대뇌동맥에서 나온 가지들은 둘레계통과 바닥핵 그리고 속섬유막앞다리에 공급한다.

중간대뇌동맥 양측으로 이는 이마엽, 관자엽, 뒤통수엽, 마루엽의 넓은 부분에 공급한다. 중간대뇌동맥으로부터 가지는 바닥핵과 속섬유막의 뒤 다리에 공급한다.

뒤 대뇌동맥 양측으로, 이는 관자엽 아래와 뒤통수엽, 뇌들보 뒷부분과 시상에 공급한다.

혈액뇌장벽

뇌에 있어 안정적인 생리적 환경은 정상 기능을 위해 중요하다. 신경은 이러한 미세 환경의 변화로부터 보호가 필요하다. 이는 혈액-뇌 장벽에 의해 이뤄지며, 모세혈관 벽과 신경조직 주변에 특별한 접촉면이며, 다양한 화학물질과 혈액과 신경조직 사이의 박테리아와 같은 미세물질의 통과를 제한한다.

인체 다른 곳으로 이온과 분자의 자유로운 이동과 에 의 자유로운 이동과 조직의 경계를 따라 앞뒤로 이동이 허용된다. 그러나 뇌에 있어 모세혈관 벽에 내피 세포는 겹쳐져 있고, 별아교세포에서 종족 (end feet)이 신경세포 주변을 둘러싸고, 치밀이음부를 형성한다. 그러므로 여기에는 신경조직의 내환경으로 가는 혈액으로부터 자유 이동이 거의 없다. 그러나 여기에는 특이적 수용체가 장벽을 따라 있으면서 포도당과 특정 아미노산과 같은 필요한 이온과 분자를 이동시킨다.

정맥환류

기초해부학

뇌의 정맥환류는 두 개의 하위 분류로 나뉜다:

표면 표면계통은 두 개의 정맥동으로 구성되며(그림 8.1), 대뇌의 표면에 위치한다. 정맥동은 경질막의 두층 사이에 위치하고, 내피세포가 배열된다. 이들 벽은 다른 혈관과 다르며, 근육과 다른 정맥에서 보이는 판막이 부족하게 된다. 이러한 기능은 거미막융모를 통해 거미막밑 공간으로부터 뇌척수액과 깊은 곳과 표재의 대뇌 정맥으로부터 혈액을 받기 위함이며, 다른 기관으로 재활용을 위해 환류되기 위해 속목동맥으로 비워지게 된다.

심부 심부정맥 배액 (deep venous drainage)은 주로 뇌의 심부 구조물들 내부에 있는 전통적인 정맥들로 구성된다. 하지만, 대뇌정맥은 혈관벽이 얇으며 판막이 없다.

동 (sinuses)들의 융합지점에서, 표피 정맥의 배액과 심층 정맥의 배액은 만나서 두 가지 내경정맥을 형성한다. 경부에서, 내경정맥은 경동맥의 상부방향과 평행하게 이동해서 결국 혈액을 상대정맥으로 흡수시킨다.

정맥 배액의 기능

정맥은 산소가 제거된 혈액을 심장으로 되돌려 보내며, 이산화탄소와, 젖산 그리고 다른 대사 생성물들을 제거한다.

참고문헌

Sherwood L: *Human physiology: from cells to systems*, ed 6, Australia, 2007, Thomson Brooks/Coles.

Tortora GJ, Derrickson B: *Essentials of anatomy and physiology*, ed 8, Hoboken, 2010, John Wiley and Sons.

제 9 장

9 시상과 둘레계통
Thalamus and Limbic System

시상의 기본 해부학

시상은 대뇌겉질의 다양한 부위로 선택적으로 감각정보를 전달하고 처리한다고 믿는다. 양쪽 시상은 길이가 약 5.7 cm인 돌출된 공모양의 덩어리로, 제3뇌실의 양쪽면에 위치하고 사이뇌의 주요 부위를 형성한다. 시상은 특별한 핵이 형성하는 신경세포체의 특징적인 집단에 의하여 분리된 말이집 신경세포의 복잡한 계통을 구성한다. 그림 9.1은 시상의 해부학적 배열을 보여주는데, 섬유판속핵에 의하여 앞쪽, 안쪽, 및 가쪽 등의 3개 주요 부위로 분류되는 핵 집단이다. 가쪽 부위는 뒤줄과 앞줄로 구분된다.

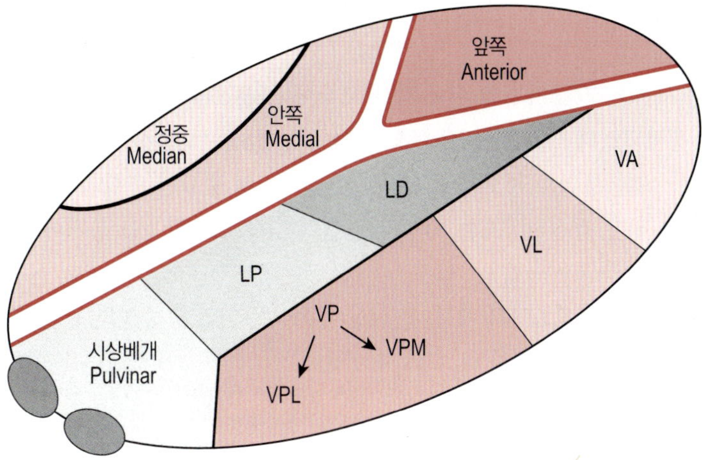

기호

앞쪽 핵
Anterior nucleui
안쪽 핵
Medial nucleui

가쪽 핵
Lateral nucleui:

뒷줄
Dorsal tier – 시상베개
Pulvinar

앞줄
Ventral tier –
LD – 가쪽 등쪽 핵
– lateral dorsal nucleus
LP – 가쪽 뒤쪽 핵
– lateral posterior nucleus
VA – 배쪽 앞쪽 핵
– ventral anterior nucleus
VL – 배쪽 가쪽 핵
– ventral lateral nucleus

VP – 배쪽 뒤쪽 핵(배쪽 뒤–안쪽과 배쪽 뒤–가쪽으로 분류)
– ventral posterior nucleus (divided into ventral posteromedial (VPM) and ventral posterolateral (VPL))

섬유판속핵
Intralaminar nucleus

무릎핵
Geniculate nucleus

그림 9.1 시상핵의 해부학적 관계.

시상의 기능

일반적으로, 시상은 감각기전과 운동기전 모두에 도움을 주는 중추신경계 안에 전달역으로 활동한다고 생각되었다. 그러나 말초신경과 뇌를 연결하는 오름신경과 내림신경과 시상핵사이의 사이결합을 위한 부위는 정보를 조절하고 수정하는데 중요한 역할을 한다는 것을 암시한다. 더 정확히 말하자면, 겉질시상계는 시상과 겉질 신경세포의 활동을 동시에 발생시키는 것으로 나타난다.

시상은 폭넓은 신경연결로이기 때문에, 시상의 손상은 다양한 증상의 원인이 된다.

시상핵의 기능

앞쪽 부위

이 부위는 둘레계통 (띠이랑핵과 시상하부)와 강하게 연결되어 있고 우리의 감정상태와 관련하여 근육긴장에 영향을 미친다.

안쪽 부위

특비 *뒤-안쪽핵*은 이마엽의 앞이마겉질, 시상하부, 다른 모든 시상핵과 상호결합을 가지고 있다. 이 부위의 역할은 우리의 감정상태에 관여하는 시상으로 들어가는 모든 감각, 운동 및 내장정보를 통합하는 것이다.

또한 안쪽-앞쪽 부위는 척수시상로(통증과 온도)로부터 정보를 받는데 '안쪽통증계' 와 연관이 있고 앞쪽 띠이랑겉질로 투사한다. 이 부위는 유해자극에 의하여 지속적으로 활성화되고 통증의 감정적 측면과 연관이 있다.

가쪽 부위/뒤줄

이 핵들은 다른 시상핵과 대뇌겉질의 엽들(이마엽은 제외)과 연결되어 있지만, 그들의 기능은 잘 알려지지 않았다.

가쪽 부위/앞줄

앞-가쪽핵과 앞-앞쪽핵은 그물체, 바닥핵 및 앞운동겉질과 연결되어 겉질로부터 운동출력에 영향을 준다.

앞-뒤쪽핵(뒤가쪽과 뒤안쪽)은 맛, 통증, 온동, 가벼운 촉각과 관련된 정보를 받고 주로 몸감각겉질에 속섬유막의 뒤뿔(posterior limb)을 통하여 일차몸감각겉질로 전달된다. '가쪽통증계' 는 여기에 포함되는데 통증의 크기구별감각과 관련 있는 일차몸감각겉질, 통증강도와 관련된 이차몸감각겉질, 그리고 통증정보처리를 위한 대뇌섬으로 투사된다.

섬유판속핵

이 핵들은 그물체로부터 연결되어 있고 의식수준과 각성을 조절하는데 관여한다.
또한 신경세포들은 겉질의 광범위한 부위와 바닥핵으로 투사된다.

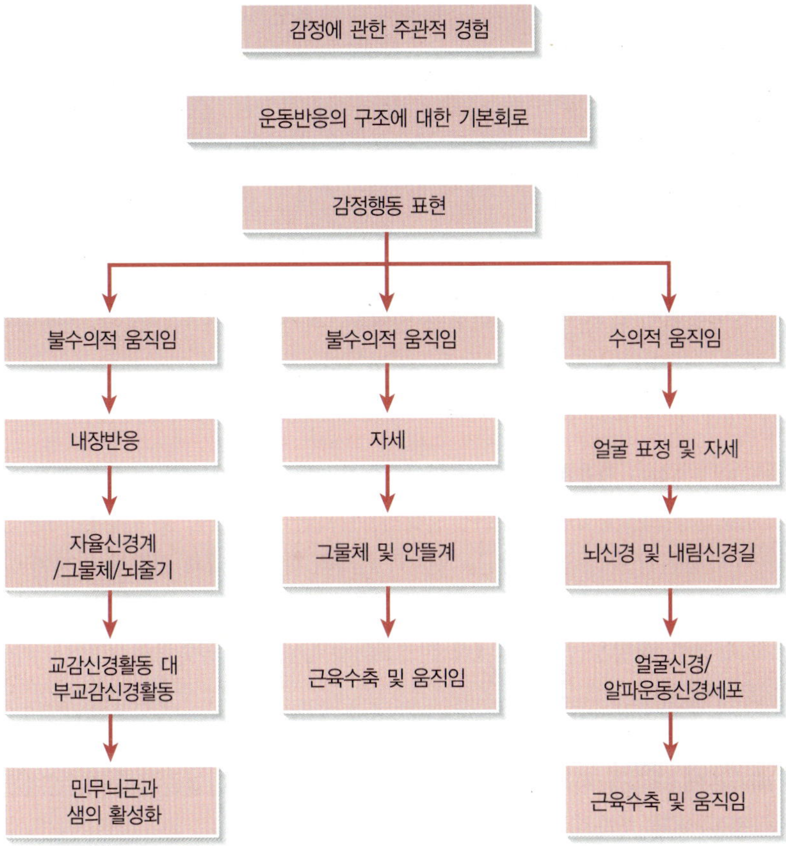

그림 9.2 감정 운동반응의 요약.

정중결핵

또한 이 핵들은 그물체로부터 입력을 받는데 그들의 정확한 역할은 알려지지 않았다.

무릎핵

안쪽 무릎핵은 청각신경길의 일부를 형성하고 가쪽 무릎핵은 시각신경길의 일부를 형성한다.

둘레계통

둘레계통은 일반적으로 우리의 감정적 행동과 연관이 있지만, 둘레계통의 가쪽 부위도 이 기능에 영향을 미치며, 주로 편도핵과 이마엽의 안쪽면과 눈확면이 포함된다. 둘레계통의 일부 영역은 다양한 다른 기능을 가지고 있지만, 이 부위는 감정 행동에서 둘레계통의 역할에만 집중할 것이다.

우리의 감정 행동은 행동의 조절과 그 행동의 실제 표현으로 고려된다.

감정행동 표현에 관한 기본 해부학 및 기능

우리의 감정상태는 다양하지만 내장 및 몸운동반응과 강한 주관적인 감정에 관한 일반적인 특성을 모두 보유하고 있다. 그림 9.2는 이 감정운동반응의 조절과 초기 반응 수준을 요약한 것이다.

다른 감정상태에서 자율신경계(불수의적 움직임)와 수의적 움직임으로부터 운동반응의 패턴이 감정-특이성이 있다는 것은 흥미로운 일이다. 최근 연구는 감정상태, 운동감각(특히 얼굴표현)과 주관적인 경험사이의 강한 관계를 지적한다.

불수의적 움직임

내장운동감각 이것은 자율신경계의 변화로 나타나는데 중추신경계와 말초신경계를 통하여 관여한다. 자율신경계는 심박수, 호흡수, 혈류량, 털세움, 땀샘활동 및 위장관 가동성을 변경시킬 수 있다. 이 반응은 민무늬근, 심장근, 그리고 신체의 다양한 샘의 변화를 통하여 발생한다.

자율신경계는 2개로 세분(교감신경계와 부교감신경계)되는데, 몸에 반대 영향을 야기한다. 이 대항적 활동은 항상성(안전한 내적 환경)을 유지하는데 필수적이며 반대되는 감정상태를 통합적으로 연결한다.

교감신경계 이것은 일부 도전/위협에 대한 준비에서 심장과 허파, 혈관의 민무늬근, 털주머니, 땀샘과 배기관에 변화를 시작한다. 내림 출력은 척수의 교감신경줄기에 척수옆신경절에서부터 다양한 신경절/핵과 효과기 샘/기관으로 전달된다.

부교감신경(창자분지를 포함함) 이것은 교감신경분지로 유사한 기관의 활동을 수정하지만, 그 활동은 에너지를 보존하고 저장하는데 직접적으로 관여한다. 내림 출력은 뇌줄기(뇌신경 3, 7, 9, 10)과 척수 회백질($S_{2/3/4}$수준)에서 그들이 지배하는 기관에 근접한 다양한 신경절과 효과기 샘/기관으로 전달된다.

자세 감정행동과 연관된 자세 변화는 안뜰계(S2.10)과 그물체(S2.10)도 일부 관여한다.

수의적 움직임

얼굴 표정과 관련된 움직임 및 다양한 감정과 연관된 자세는 대부분의 사람들이 명확하게 인식하고 우리의 감정상태에 대하여 비-구두 의사소통으로 기능한다.

얼굴 표정 이것은 운동 특이성 얼굴신경(7번 뇌신경)으로부터 크게 협응된 출력으로 성립되고, 얼굴표정에 관여하는 20개의 근육 모두(즉, 뒤통수이마근, 입둘레근, 볼근, 눈둘레근, 넓은목근)을 지배한다.

자세 및 먼쪽 움직임 자세의 수의적 변화와 먼쪽 움직임의 섬세한 조절은 척수의 모든 수준에서 알파운동신경세포로 가는 내림신경길(S2.14)의 수의적 조절에 의하여 발생한다.

감정행동 조절에 관한 기본 해부학 및 기능

감정행동의 조절은 복잡하고 많은 다른 구조가 포함된다. 2개의 대뇌반구는 감정조절에 다른 기여를 한다. 첫째, 오른쪽 대뇌반구는 우리가 화를 표현하기 위하여 목소리의 음성이나 크기를 변경할 때와 같이 언어유형의 변경을 통하여 감정을 표현하는 것에 더 중요하다. 오른쪽 대뇌반구가 손상되면 목소리가 단조로운 어조와 빈약한 감정 표현들이 나타난다. 둘째, 왼쪽 대뇌반구는 긍정적인 감정에 더 관여하고 오른쪽 대뇌반구는 부정적인 감정에 더 관여한다. 이것은 한쪽 대뇌손상의 결과로 나타나는데 부적절한 우울수준(왼쪽 대뇌반구 손상) 혹은 우쭐대는(오른쪽 대뇌반구 손상) 등의 결과가 나타난다.

감정행동의 조절을 포함한 구조는 다음과 같다:

시상하부

관자엽 안에서 발견되는 시상하부는 감정행동의 수의적 및 불수의적 요소를 협응하는 중추이다. 시상하부의 주요 표적은 그물체 안에 있는데 뇌줄기와 척수의 운동 및 자율신경 효과기로 출력을 한다.

띠이랑

띠이랑은 이마엽과 마루엽 안에 존재하며 바닥핵과 결합하는 인지 및 감정 처리를 조절하고 운동계획에 관여한다. 행동의 선택과 시작은 특히 보상을 받고 벌칙을 피하는데 관여한다.

편도

편도는 관자엽 앞-안쪽에서 발견되고 시상하부와 뇌줄기의 효과기와 함께 감각정보를 처리하는 겉질 부위와 연결되어 있다. 비록 둘레계통의 일부는 아니지만, 감각 경험에 대한 감성적 중요성을 제공하는데 주요한 역할을 하는데 특히 시각 자극에 그러하다. 예를 들어, 한 사람이 근처에 야생 곰이 있다는 것을 알았다면 두려움이 생길 것이다. 물론 감각 경험의 중요성은 상당히 주관적이므로 각 개인에 따라 다르다. 또한 편도는 몸계통과 내장계통 모두를 통하여 감정을 표현하는데 영향을 미칠 수 있다.

안쪽 및 눈쪽 앞이마엽

이 영역은 편도와 연결되어 있고 시각, 몸감각, 후각 및 미각으로부터 정보를 결합하고 통합한다.

꼭지몸통

관자엽 뒤쪽에서 발견되는 꼭지몸통은 시상하부 및 띠다발겉질과 연결되어 있다.

비록 다음 구조들은 둘레계통의 일부로 고려되지만 감정 행동에 매우 미약한 기여를 한다.

해마

안쪽 관자엽에 위치하는 해마는 천장을 통하여 시상하부와 뒤쪽을 연결하고 있다.
해마는 새로운 서술적 기억을 성립하는데 중요하다.

해마곁

해마곁 구조는 해마를 둘러싸고 있으며 기억 등록 및 검색 특히 공간 기억(즉 방 및 풍경)에 중요한 역할을 한다.

참고문헌

Klit H, Finnerup NB, Jensen TS: Central post-stroke pain: clinical characteristics pathophysiology and management, *The Lancet* 89:857–868, 2009.

Purves D, Augustine GJ, Fitzpatrick D, et al: *Neuroscience*, ed 4, Sunderland, 2008, Sinauer Associates.

Snell RS: *Clinical neuroanatomy*, ed 6, Philadelphia, 2006, Lippincott Williams and Wilkins.

제 10 장

10

뇌줄기, 뇌혈관, 시각계통, 안뜰계통, 그물계통
Brain stem, cranial nerves, visual system, vestibular system, reticular system

뇌줄기

- *기본 해부학*
  - *중간뇌*
  - *다리뇌*
  - *숨뇌*
- *뇌줄기 기능*

뇌신경

- *기본 해부학*
  - *운동신경핵*
  - *감각신경핵*
  - *혼합신경핵*
  - *뇌신경의 평가*

시각계통

- *기본 해부학*
  - *시신경길*
- *시각계통의 기능*
  - *두눈보기*
  - *중심시 혹은 중심오목시*
  - *말초시*
  - *시력*
  - *시야*
  - *시지각*
  - *시각 및 움직임*

안뜰계통

- *기본 해부학*
  - *안뜰계통으로 입력*
  - *안뜰계통에서 출력*
- *안뜰계통의 기능*
  - *안뜰*
  - *반고리관*
  - *안뜰계통의 평가*

그물계통

- *기본 해부학*
  - *오름결합*
  - *내림결합*
- *그물체의 기능*
  - *심혈관 및 호흡계 조절*
  - *근육긴장 조절*
  - *통증 조절*
  - *수면/각성 주기의 조절*

뇌줄기

뇌줄기는 많은 중요한 구조들과 결합하지만 신경학적으로 손상된 환자를 위한 치료사에게 가장 중요하게 지각되는 구조들만 이 단원에서 토론한다.

기본 해부학

해부학적으로, 뇌줄기는 중간뇌, 다리뇌, 숨뇌 등의 3개 부위로 구분된다. 비록 3부위가 모두 일반적인 특징을 가지고 있지만, 우리가 3부위를 구별하도록 다른 특징도 가지고 있다.

중간뇌

중간뇌는 길이 약1.5 cm이며 다리뇌에서 꼭지몸통으로 뻗어 있다. 배 표면은 2개의 위쪽 소뇌다리(S2.12)에 연결된다. 중간뇌의 지붕은 4개의 둔덕으로 구성되어 있는데, 시각계와 연결된 위둔덕과 청각계와 관련된 아래둔덕이다. 또한 적핵은 중간뇌 안에 포함된다. 수도관주위회색질은 중간뇌 안에 회색질 영역으로 통증(S3.29)에 관한 내림조절에 중요하다.

다음 뇌신경은 중간뇌에서 분지한다:

- 시신경(II)
- 눈돌림신경(III)
- 활차신경(IV)

다리뇌

다리뇌는 길이가 약 2.5 cm이며, 그 영역 표면을 가로질러 능선을 형성하는 가로섬유로 구성된다. 중간소뇌다리가 다리뇌에 연결되어 있다.

다음 뇌신경은 다리뇌에서 분지한다:

- 삼차신경(V)
- 갓돌림신경(VI)
- 얼굴신경(VII)
- 속귀신경(VIII)

숨뇌

숨뇌는 길이가 약 3cm이며, 뇌줄기의 바닥을 형성하며 척수와 큰구멍 높이에서 인접한다. 숨뇌를 지나가는 내림운동신경길는 앞정중틈새사이에 숨뇌의 배 표면위에 2개의 추체를 형성한다. 이 틈새는 '추체 교차' 라고 하는 정중선을 가로지르는 신경길를 분리한다. 아래소뇌다리는 숨뇌와 연결되고 뒤쪽을 '올리브' 라고 한다. 올리브는 아래 올리브핵(S2.12)의 위치를 표시하는 두드러진 타원 종창 중 하나이다.

다음 뇌신경이 숨뇌에서 분지한다:

- 혀인두신경(IX)

- 미주신경(X)
- 더부신경(XI)
- 혀밑신경(XII)

뇌줄기 기능

뇌줄기의 2개 부위는 다양한 활력 기능(S2.10)을 조절하는 뇌신경의 핵을 포함한다. 오름신경길(S2.15)와 내림신경길(S2.14)은 척수와 대뇌겉질 사이에 뇌줄기를 통하여 지나간다. 그물체(S2.10)와 소뇌(S2.12)는 3 부위 모두와 완전히 연결되어 있고, 움직임과 관련된 전문가의 역할을 가지고 있다.

뇌신경

기본 해부학

뇌신경의 명칭, 수, 그리고 기능은 표 10.1에서 설명하고 있다.

운동신경핵

뇌신경 중에서 순수 운동신경은 5개 이다. 운동신경핵으로 들어가는 오름신경 입력은 겉질-숨뇌신경길(S2.14)를 통하여 대뇌겉질에서 분지한다. 뇌신경핵으로부터 효과기 근육으로 출력은 아래운동신경을 통하여 이루어진다.

감각신경핵

뇌신경 중에서 순수 감각신경은 3개이다. 감각입력은 관련된 감각기관, 즉, 시신경에 대한 망막의 막대와 원뿔에서 온다. 그 감각입력은 뇌줄기의 관련된 뇌신경핵과 연접하고 마지막으로 교차하여서 시상과 궁극적으로 대뇌겉질을 포함하는 다른 영역으로 올라간다.

혼합신경핵

남아 있는 4개의 뇌신경은 감각신경과 운동신경이 혼합되어 있다.

뇌신경의 평가

일반적으로, 뇌신경평가는 초기 접촉 의료팀에 의해서 수행되어서 본 교재의 내용이 아니다. 그러나 치료사를 위하여 그 자료를 이해하고 발생할 수 있는 변화를 확인하는 것은 중요하다. 뇌신경 결함과 관련된 증상은 주관적 평가(S3.16)동안 환자 자신에 의하여 확인되거나 치료사가 일반적 관찰(S3.17)에 의하여 주목할 수 있다. 어느 경우든지, 어떤 의심이든지 경험 있는 임상인 혹은 의료팀에게 의뢰를 하여야 할 것이다.

표 10.1. 뇌신경의 명명 및 기능

뇌신경	운동신경/감각신경/혼합신경	뇌신경 기능
후신경(I)	감각신경	냄새
시신경(II)	감각신경	시각-시력 및 시야
눈돌림신경(III)	운동신경	위눈꺼풀을 들어올림. 눈동자를 위, 아래, 안쪽으로 돌림 부교감신경 출력 – 홍채 수축
활차신경(IV)	운동신경	눈동자를 아래 및 가쪽으로 돌림 보조
삼차신경(V)	혼합신경	
눈가지	감각신경	각막, 이마 피부, 두피, 눈꺼풀 및 코
위턱가지	감각신경	위턱 피부, 위턱 치아 및 입천장
아래턱가지	운동신경	저작근 및 삼킴근. 고막 긴장근(소리의 크기를 감소시키는 기능)
	감각신경	볼, 아래턱 및 머리의 가쪽 피부. 아래턱과 관자아래턱관절. 혀의 앞쪽
갓돌림신경(VI)	운동신경	눈동자 가쪽 돌림
얼굴신경(VII)	혼합신경	
	운동신경	얼굴근육과 삼킴근육
	감각신경	혀의 앞쪽 $^2/_3$ 맛
	분비촉진신경	타액샘과 눈물샘(눈물관)의 부교감신경 조절
속귀신경(VIII)	감각신경	
안뜰신경	감각신경	머리의 위치와 움직임에 관련된 안뜰장치
달팽이신경	감각신경	듣는 기관
혀인두신경(IX)	혼합신경	
	운동신경	삼키기
	감각신경	혀의 뒤 $^1/_3$의 맛
	분비촉진신경	타액샘의 부교감신경 조절
미주신경(X)	혼합신경	
	운동신경	심장과 큰 혈관의 부교감신경 신경지배
	감각신경	허파, 후두, 기관 및 기관지, 위장관, 대장, 간과 신장에서 오는 일반 감각

뇌신경	운동신경/감각신경/혼합신경	뇌신경 기능
더부신경(XI)	운동신경	
뇌뿌리	운동신경	물렁입천장의 근육, 후두와 인두의 일부 근육
척수뿌리	운동신경	목빗근 및 삼각근 신경지배
혀밑신경(XII)	운동신경	모양 및 움직임에 관련된 혀의 근육

시각계통

기본 해부학

시신경길

시각계의 감각수용기는 망막의 감광성 막대와 원뿔 단백질이다. 막대단백질과 원뿔단백질은 중심오목(fovea)이라고 불리는 망막의 중심부위에 거의 밀집되어 있다. 환경에 관한 상은 렌즈의 두께가 변경되어 망막에 집중된다. 망막은 한 신경 신호로 빛유형을 전환하여 시신경길을 따라서 처리에 관하여하는 뇌의 다양한 부위로 전달한다(그림 10.1).

시각계통의 기능

두눈보기(양안시)

이것은 양쪽 눈을 사용하는 시각을 말한다. 비록 왼눈과 오른눈의 시야 사이에 겹치는 부위가 매우 크지만, 양쪽 눈은 환경을 약간 다르게 관찰한다. 뇌는 거리를 추정하기 위하여 약간 불일치를 사용하여 우리가 3차원 물체와 공간 깊이를 지각하도록 한다. 만약 양쪽의 시야가 성공적으로 통합되지 않으면, 인간은 복시(겹보임)가 발생할 것이다.

중심시 혹은 중심오목시

중심오목은 시야의 세부정보가 일차적으로 중요한 활동을 위하여 필수적인 예리한 중심시야를 책임진다. 예를 들어, 텔레비전을 읽으면서 본다. 따라서 투명한 시야가 요구되면, 주시는 이 영역에 중점되어야 한다.

말초시

말초시야는 주시의 중심 바깥에서 발생하며, 중심오목부위 바깥쪽에 막대세포와 원뿔세포의 밀도가 매우 낮기 때문에 약하다. 그러나 우리의 말초시는 말단의 시각 자극에 대한 빠른 반응과 중력에 대한 신체 자세를 모니터링 하는데 필수적이다. 또한 말초시야는 집중적으로 초점을 둘 필요가 없는 잘 알려진 구조와 형태를 인식하는데 사용된다.

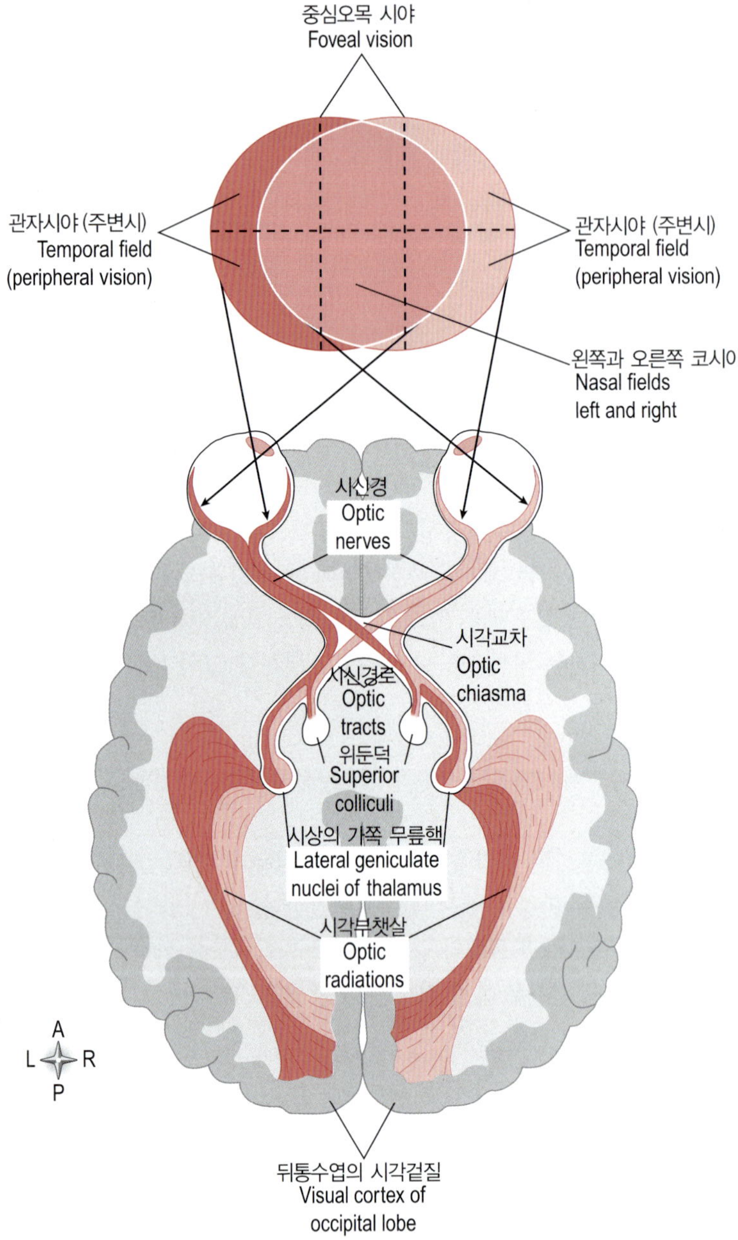
중심오목 시야
Foveal vision
관자시야 (주변시)
Temporal field
(peripheral vision)
관자시야 (주변시)
Temporal field
(peripheral vision)
왼쪽과 오른쪽 코시야
Nasal fields
left and right
시신경
Optic
nerves
시각교차
Optic
chiasma
시신경로
Optic
tracts
위둔덕
Superior
colliculi
시상의 가쪽 무릎핵
Lateral geniculate
nuclei of thalamus
시각부챗살
Optic
radiations
A
L
R
P
뒤통수엽의 시각겉질
Visual cortex of
occipital lobe

그림 10.1 시신경길.

시력

시력은 시야의 명확성을 말하며 중심오목에 상을 초점을 두는 안구 안에 위치하는 작은 국소근육에 의하여 렌즈두께와 동공의 크기를 변경하여 시력은 얻는다. 그러나 시력은 중심오목에 시각자극을 확보하기 위하여 머리와 신체 움직임 사이의 협응력에도 의존한다. 이것은 고정과 주사의 능력을 포함한다.

고정(S3.27) 인체를 움직이는 동안, 즉 기차나 자동차 안에서 여행을 할 때 물체 위에 주시를 고정하는 능력. 이 기전은 다음으로 설명될 수 있다. 당신의 머리를 오른쪽으로 돌리면 눈은 왼쪽으로 느린 반사움직임이 있는데 이것은 같은 상태를 유지하기 위함이다. 이것은 안뜰눈반사로 가능하며 이름에서 제한한 것처럼 안뜰계(S2.10)의 방향아래 있다. 효과 근육은 뇌신경핵(III과 VI)에 의해 신경지배 받는다.

주사(S3.27) 시야 안에 흥미로운 물체 혹은 시각자극을 유지하는 협응된 방법으로 눈과 머리로 주사하는 능력, 예를 들면 책읽기. 적절한 머리/목 움직임은 덮개척수로와 덮개숨뇌로(S2.15), 그리고 뇌신경핵(III와 VI)에 의하여 눈 움직임이 달성된다.

시야(S3.27)

양쪽 눈의 관자쪽 시야와 코쪽 시야로부터 얻은 정보는 동시에 시신경길를 통하여 뒤통수겉질에 도달한다(그림 10.1).

시지각

시각은 인체의 자세와 환경에 관련된 정보를 중추신경계에 전달하지만, 우리가 지각하는 방법과 이 초기정보를 이해하는 방법은 매우 주관석이다. 주변에 관한 해석은 기억과 경험에 완전히 연결되어 있으므로 본질적으로 개인적이다.

시각 및 움직임

시각계통은 인간에게 다음을 제공하므로 움직임과 균형에 중요한 한 부분이다:

- 수직(시각 고유수용성감각) 및 공간 인식을 위한 기준점
- 움직이는 동안 인체부위와 정중선에 대한 지각 사이의 관련성
- 자가-움직임과 외부 물체 움직임의 비교

그러나 우리는 시각없이 균형을 유지할 수 있고, 시각은 신뢰될 수 없다. 예를 들어, 인간의 시각계통은 자가-움직임과 인체 외적 움직임 사이를 구별할 때 항상 정확한 것은 아니다. 이것은 자동차/버스/기차 및 이동수단 안에 움직이지 않는 사람이 함께 내릴 때 관찰된다. 종종 이것은 자가-움직임으로 인식되고 당신은 실제로 외부 물체가 움직일 때 적절히 반응할 것이다.

안뜰계통

기본 해부학

8번 뇌신경의 안뜰핵은 다리뇌 안에 위치하며 안뜰계의 통합중추이다.

안뜰계통으로 입력

안뜰계통의 감각수용기는 속귀의 미로 안에 위치하는 안뜰장치이다 – 미로는 바깥쪽 뼈미로와 속림프를 채우는 안쪽 막미로로 구성되어 있다. 미로는 3가지 섹션으로 분류하는데 전기자극 안에 감각털의 움직임을 해석하는 기능을 한다:

달팽이 : 이것은 듣기와 관련되어 있어 여기서 설명하지 않는다.
안뜰 : 정적 미로라고 한다.
반고리관 : 운동 미로라고 한다.

안뜰 안뜰은 타원주머니와 원형주머니인 두 개의 기관으로 구성되어 있다. 타원주머니와 원형주머니의 벽 안에 특수상피로 구성된 두꺼운 부위가 있는데 이부위를 '황반' 이라고 한다 (그림 10.2).

황반은 2가지 유형의 세포로 구성되어 있다:

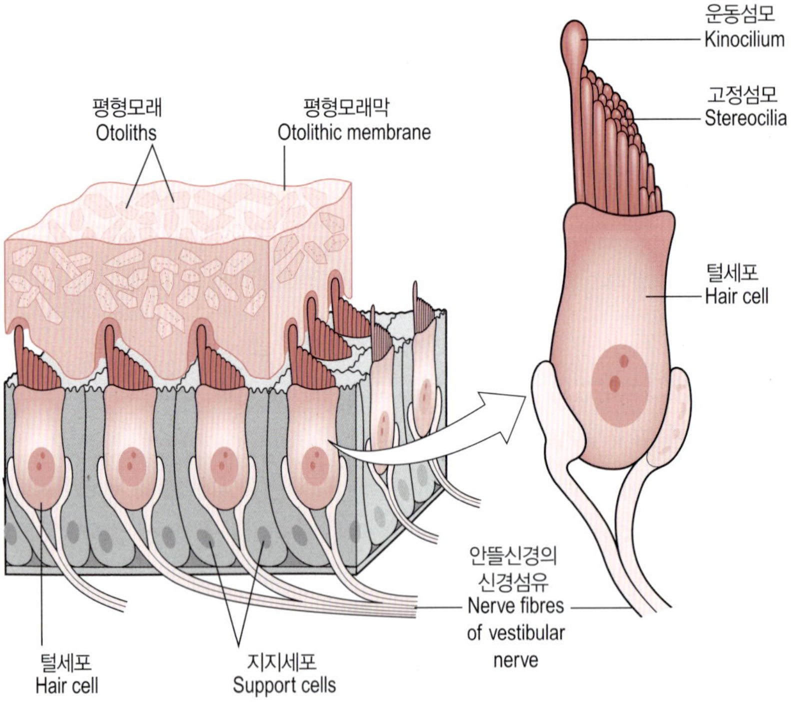

그림 10.2 황반의 구조.

지지세포 : 각 지지세포는 감각신경세포 결합을 가지고 있다(속귀신경 VIII의 안뜰가지). 이 세포들은 '평형모래'라고 하는 탄산칼슘결정체의 두꺼운 층 위에 '평형모래막'이라고 하는 두꺼운 젤라틴층에 분비한다. 이러한 특징은 수용기 기능과 매우 밀접한다.

털세포다발(그림 10.2): 각각의 지지세포는 털세포, 고정섬모(40–80/다발)과 운동섬모(1/다발)의 다발을 지탱한다. 각각의 고정섬모는 움직일 때 운동섬모와 물리적으로 연결되고 이온 움직임을 허락하도록 기계적으로 이온통로의 관문역할을 한다. 이것은 감각신경세포의 차등전위를 야기한다. 세포는 고정섬모가 운동섬모로부터 멀어질 때 과분극하고 반대방향으로 움직일 때 탈분극한다.

황반은 같은 방법을 지향하는 황반의 절반 안에 털세포다발을 양분한다. 이것은 한 털세포다발 안에 차등전위를 야기하는 인체 움직임이 다른 모든 세포에 동일하게 작용할 가능성이 있고 감각신경세포의 활동전위를 보장한다는 것을 확실하게 한다. 황반의 나머지 반쪽에 털세포다발은 반대쪽 반응을 생산하고 움직임과 관련된 모든 반응에 민감하도록 하는 반대방향에서 모두 적응시킨다. 뇌의 반대방향에서 황반 **지향성**은 동일하며 이 관련성은 이 단원의 후반부에서 설명하고 있다.

반고리관 이것은 서로 90°로 위치하는 3개의 반고리관이다. 각 관의 시작부위는 두꺼운데 '팽대'라고 한다. 팽대의 안쪽은 '능선'이라고 하는 특수세포가 위치한다(그림 10.3).

능선은 2가지 유형의 세포로 구성되어 있다:

지지세포 : 능선 지지세포는 황반지지세포와 유사한 구조를 하고 있다. 그 지지세포는 모자처럼 털세포다발 위에 누워서 겔을 생산한다. 이것을 '마루'라고 하며 팽대의 전체 너비를 덮는 황반의 평형모래막보다 더 깊이 위치한다. 이것은 막미모 안의 속림프가 마루를 지나가지 못한다는 것을 의미하고, 이것은 그 기능과 매우 관련이 높은 특징을 가지고 있다.

털세포다발 : 털세포다발은 황반처럼 동일한 배열을 하고 있고 한 관 안에 동일한 방향으로 모두 위치한다. 그러나 각각의 관은 다른 방향을 위치하여, 반고리관들은 한 면에서 움직임에 반응할 수 있다. 또한 뇌의 오른쪽과 왼쪽의 지남력은 반대바향으로 배열된 각각 반대쪽의 동질성에 차이가 있다. 이 관련성을 아래에서 설명할 것이다.

안뜰계통에서 출력

안뜰계는 주로 겉질 아래에서 일하고, 몇 개의 연접을 가지고 있으므로, 균형과 같은 중요한 것에 매우 빠르게 반응한다. 안뜰장치로부터 정보는 속귀신경(VIII)을 따라 지나가고, 안뜩핵은 다리뇌에 위치한다. 여기에서 내림결합은 다음으로 간다:

소뇌(S2.12) 부드럽고 협응된 움직임을 처리 및 실행하기 위하여.

뇌신경(III과 VI) 안뜰눈반사를 시작하기 위하여.

내림신경길 적절한 근육반응을 시작하기 위하여. 안뜰척수로를 통한 근육활성화는 특별한 요구이며 목, 몸쪽 팔다리 및 몸통근육 (가쪽 및 안쪽 안뜰척수로)이 포함된다.

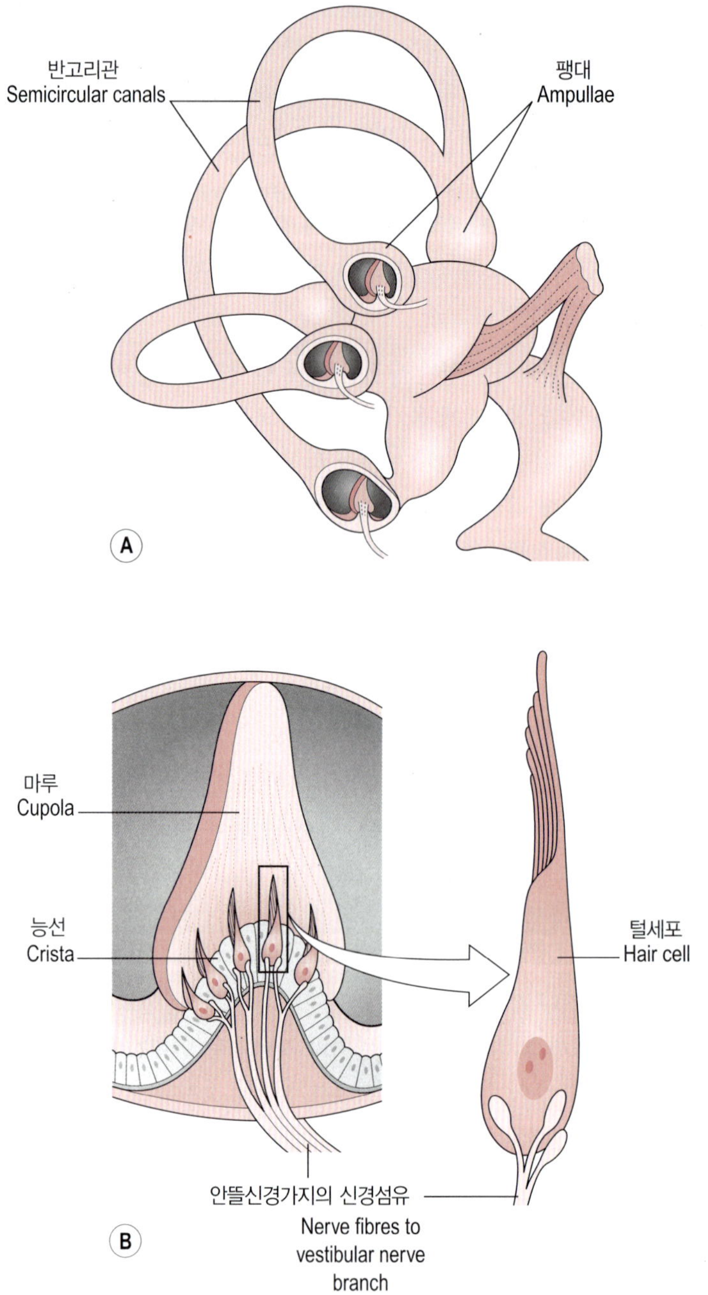
반고리관
Semicircular canals
팽대
Ampullae
A
마루
Cupola
능선
Crista
털세포
Hair cell
안뜰신경가지의 신경섬유
Nerve fibres to vestibular nerve branch
B

그림 10.3 능선의 구조.

안뜰계통의 기능

안뜰

정적미로(타원주머니 및 원형주머니)는 그 감각기관, 황반을 통하여 신형 움직임을 감지한다. 타원주머니는 이마면의 선형 움직임을 감지하고 원형주머니는 시상면의 선형 움직임을 감지한다.

선형 움직임은 *중력*의 결과로, 즉 바닥에 있는 물건을 집기 위하여 머리를 기울이거나 몸을 구부릴 때 혹은 걷기나 자동차로 여행을 할 때 경험하는 가속과 감속과 같은 신형 이동을 말한다. 이런 경우에서, *선형 움직임*은 황반의 구조에 변화를 야기하고 결과적으로 균형반응을 위하여 근육 활동을 야기한다.

예를 들어, 전방 머리기울임(목척추 굽힘)동안에 원형주머니의 황반이 반응할 것이다. 전방 기울임은 평형모래의 무거운 덩어리와 평형모래막이 앞으로 떨어져 고정섬모가 운동섬모에 대하여 움직이고 감각신경세포 안에서 차등전위가 생산되어서 발생한다. 털세포의 지남력이 원형주머니의 각각 반 안에서 반대이므로, 1/2은 탈분극(흥분)하고 나머지 1/2은 과분극(억제)될 것이다.

생산된 흥분전위는 안뜰신경(VIII)을 따라서 전달되고 안뜰척수로(S2.15)를 통하여 해당 근육을 동원하거나 억제한다. 이 경우에, 전방 머리기울임은 인체의 전방으로 중력중심을 이동시켜서 불안정해진다. 요구되는 균형반응은 뒤쪽으로 중력중심을 가져가고 골반/엉덩관절 혹은 몸통 주변의 폄근을 동원하고자 할 것이며 동시에 굽힘근의 활성도를 감소시킬 것이다. 이것은 중력중심이 더 전방으로 이동되지 않고 균형이 심각하게 손상시키지 않도록 하는 것이 중요하다. 또한 원형주머니의 절반에서 털세포다발의 지남력은 뇌의 왼쪽과 오른쪽 모두에 동일하기 때문에 반응은 양쪽에서 나타날 것이다. 이것은 선형 움직임에 대한 그 반응이 대칭적일 때 필요하다.

반고리관

운동미로(반고리관)는 모든 면에서 돌림에 관한 움직임 즉 머리를 돌려 어깨 위를 보거나 트램펄린 위에서 재주넘기를 할 때 감지한다.

정적미로처럼, 발생하는 움직임은 신경세포가 탈분극 혹은 과분극하기에 발생하는 근육활동 반응의 결과이다. 그러나 감각기관에 의한 기전은 약간 다르게 발생한다.

해부학 단원에서 강조한 것처럼, 마루는 팽대의 전체 너비이며 각 관 안에 속림프의 자유흐름을 정지시킨다. 돌림 움직임을 경험할 때, 속림프의 움직임은 겔구조 안에 힘을 생산하는 마루에 의하여 차단된다. 마루 안을 싸고 있는 털세포다발의 반응은 감각신경 안에 활동전위의 생산을 위하여 황반과 동일하다.

한 관 안에 털세포다발은 그 반응이 흥분전위를 보장하는데 충분한 동일한 방법으로 모두 적응된다. 반고리관 안에서, 한 관의 지남력은 반대쪽 뇌와 다르며 이것은 돌림이 본질적으로 비대칭이기 때문에 중요하고 균형을 유지하기 위하여 인체의 한쪽으로부터 다른 운동반응을 요구한다.

안뜰계통의 평가

안뜰장애의 재활은 물리치료분야에서 전문가로 인식된다. 따라서 안뜰계의 손상이 의심되면, 전문가집단에 의뢰하여야 한다. 안뜰계의 평가는 본 단원에서 소개하지 않는다.

그물계통

기본 해부학

그물체는 척수로부터 숨뇌, 다리뇌, 중간뇌, 시상밑부, 시상하부, 및 시상을 통하여 퍼져있는 복잡한 신경망이다. 비록 이전에 고려된 자동적으로 애매한 정의가 있을지라도, 더 최근 과학조사는 그물체가 구조화되고 기능적으로 분리된 기능을 수행한다고 보고 있다. 자동적으로 그물체는 편의상 3개의 세로기둥으로 구분될 수 있다:

- 중간크기의 신경세포로 구성된 중간기둥
- 큰 신경세포로 구성된 안쪽기둥(중간기둥과 안쪽기둥은 솔기핵이라고 한다)
- 더 작은 신경세포로 주로 구성된 가쪽기둥

오름결합

오름신경정보는 중추신경계의 가장 안쪽에서 그물체로 들어간다. 가장 두드러지는 곳은:

- 척수(S2.13)
- 뇌신경(S2.10)
- 소뇌(S2.12)
- 둘레계(S2.9)
- 대뇌겉질 (운동 및 감각영역들)(S2.7)

내림결합

그물체는 대부분의 대뇌겉질을 포함하는 중추신경계의 모든 수준에 투사한다. 가장 두드러지는 곳은:

- 소뇌(S2.12)
- 뇌신경(S2.10)
- 척수의 운동신경길(S2.13, 14)

그물체의 기능

심혈관 및 호흡계 조절

심호흡계중추는 그물체의 일부로 간주된다. 호흡기능에서, 그물체로부터 많은 신경세포는 호기근육과 흡기근육을 지배하는 운동신경세포와 연접한다. 심혈관기능의 조절은 자율신경계 (a) 부교감신경출력은 미주신경을 통하여 그리고 교감신경줄기의 척수 T_{1-5} 수준에서 (b) 교감신경

출력의 조절을 통하여 가능하다.

근육긴장 조절

적절한 수준의 휴식 시 근긴장은 내림신경길에 의한 신장반사(S2.13)조절에 의하여 조절된다. 안뜰척수로와 그물숨뇌로와 결합하는 그물척수로는 알파운동신경세포 수준에서 근긴장에 영향을 준다. 2개의 그물척수로는 특별히 폄근의 근긴장에 영향을 미친다. 숨뇌/가쪽 그물척수로는 운동신경세포에 직접적으로 앞뿔에서 종지하고 폄근 근긴장을 향상시키지만, 숨뇌/안쪽 그물척수로(S2/14)는 운동신경세포에 간접적으로 종지하여 폄근긴장에 억제작용을 한다. 이 신경길의 대항적 효과는 기능적 요구를 위하여 적절히 폄근 긴장의 수준을 설정하는 조절 및 분류가 가능하다. 그러나 그물척수로도 안뜰척수로(S2.14)와 협력하여 항중력근의 긴장을 특별하게 유지하는데 관여한다.

그물체는 둘레계와 연결된 부분을 통하여 감정행동(S2.9)과 관련된 얼굴표정에 관한 운동조절과 위두덩과 뇌신경을 통하여 눈 움직임의 시기와 방향을 협응하는 역할을 한다.

통증 조절

그물체는 통증지각(S3.29)을 조절하는 주요 역할을 한다.

수면/각성 주기의 조절

정상 수면/각성주기는 명확한 확인 가능한 일상유형으로 보이며 시상하부가 수면/각성주기조절에 궁극적으로 관여한다. 그러나 시상하부는 이 생체리듬에 영향을 미치는 그물체와 연결되어 있다. 이 기능에서 그물체의 역할은 완전히 이해되지 않지만, 다리뇌와 중간뇌의 연접에 근집하여 위치하는 그물활성계(reticular activating system, RAS)는 불면과 빠른 눈운동(rapid eye movement, REM)에 관한 주요 원인을 야기하는 것으로 알려져 있다. 한편 시상하부의 억제로 인한 그물활성계의 비활동은 능동적 인체활동 및 감소된 뇌 활동에 의한 특징적인 깊은 수면의 단계인 비-빠른눈운동 수면을 생산하는데 중요하다.

참고문헌

Hunziker H-W: *In the eye of the reader: foveal and peripheral perception – from letter recognition to the joy of reading*, Zürich, 2006, Transmedia Stäubli Verlag.

Palmer SM, Rosa MG: A distinct anatomical network of cortical areas for analysis of motion in far peripheral vision, *European Journal of Neuroscience* 248:2389–2405, 2006.

Purves D, Augustine GJ, Fitzpatrick D, et al: *Neuroscience*, ed 4, Sunderland, 2008, Sinauer Associates.

Snell RS: *Clinical neuroanatomy*, ed 6, Philadelphia, 2006, Lippincott Williams and Wilkins.

제 11 장

11 바닥핵 Basal ganglia

기초해부학

바닥핵의 기능적 핵은 다음과 같다:

- 줄무늬체(striatum)(꼬리핵과 조가비핵)(caudate nucleus, putamen), 일차시각겉질과 일차청각겉질을 제외한 대뇌겉질 모든 부분에서 정보를 받음.
- 속창백핵(globus pallidus internus, GPi)
- 겉창백핵(globus pallidus externus, GPe)
- 시상밑핵(subthalamic nucleus, STN)
- 흑색질(substantia nigra, SN) – 그물부분(pars reticulata, pr)과 밀집부분(pars compacta, pc). 도파민을 생산하는 세포 포함.

이 기능적 핵사이의 신경회로는 직접, 간접, 과도한–직접 등의 몇 가지 신경통로를 형성하는데 그 배열은 그림 11.1에서 설명하고 있다. 또한 바닥핵은 신경지배와 관련된 각 인체부위를 바닥핵 기능 *위치적으로 배열*한다.

바닥핵의 기능

기본적 용어에서, 바닥핵이 받는 거대한 양의 입력을 여과하는 선택적 처리자로서 바닥핵의 기능은 새로운 혹은 잘 학습된 움직임 과정에 모두 적절한 반응을 선택한다. 전체상 또한 동일한 과정으로 이 움직임에 관한 *계획, 시작, 실행*에 대하여 유익하다. 이 여과기능은 위에서 설명한 출력핵인 속창백핵의 3가지 신경길가 상호작용하여 발생한다. 각각 속창백핵 세포에 백만개의 겉질세포가 연접한다고 추측한다.

그림 11.1에서 보여주는 운동고리처럼, 바닥핵 안에는 다른 겉질영역에서 시작하는 3가지

고리가 있고 유사한 신경회로를 통하여 특별한 기능을 수행한다. 비록 앞에서 언급한 것처럼 분리된 평행 고리는 최근 근거에서 이 고리사이의 높은 수준의 상호작용을 지적한다. 그러나 위에서 설명한 선택적 기능은 운동고리(수의적 움직임 혹은 학습), 둘레고리(감정) 및 연합고리(인지 및 감각 통합) 모두가 진실이다. 해부학적으로 연결된 유해자극계통에 기초하여, 바닥핵은 통증을 조절하는데 중요한 역할을 한다고 고려된다. 몇몇 이 고리의 상호작용은 바닥핵이 통증의 크기(감각구분, 감정 및 인지적)뿐만 아니라 여과기능을 통하여 통증자체를 조절하는데 영향을 미칠 가능성이 있다.

운동조절에서 바닥핵의 기능

전체상

이마앞엽(S2.7)은 움직임, 내적 및 외적 환경에 기초한 목표를 위한 생각을 제공한다. 관련된 운동계획은 보충운동영역과 운동앞영역(S2.7)에서 학습되고 저장된 프로그램을 선택한다.

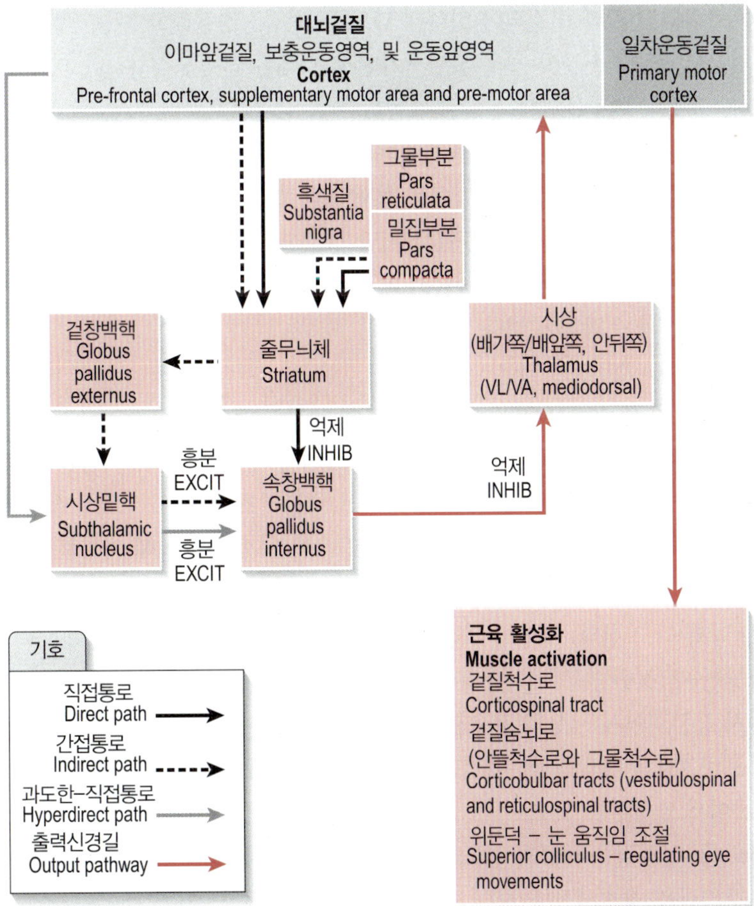

그림 11.1 바닥핵의 기본 해부학적 배열.

이 단계에서, 바닥핵은 적절한 계획, 그것의 시작 및 종지에 대한 선택을 보조한다. 선택된 계획은 향후 기준을 위하여 보충운동영역과 운동앞영역으로 되돌아가고 그 계획은 내림신경길(S2.14)을 통하여 실행되기 위하여 일차운동겉질로 전달된다.

세부사항

그림 11.1은 바닥핵의 3가지 신경길에 관한 해부학적 결합을 보여주고 있다. 바닥핵이 어떤 방법으로 섬세한 기능을 수행하는지 탐구하기 전에, 각 신경길의 역할에 대한 간단한 기술이 필요하다. 필수적으로, *직접신경길*은 시상을 통하여 선택된 운동 프로그램을 허용하고 계획, 시작을 위한 책임이 있으며, *간접신경길*는 원치 않는 운동 프로그램을 중단하고 계획을 중지하는 역할을 한다. 이 2개 신경길은 줄무늬체에서 흑색질의 밀집부분에 의해서 조절된다(그림 11.1). 흑색질의 밀집부분에서 분비되는 신경전달물질인 도파민은 각 신경길의 신경세포에 억제 효과를 가지고 있다. 직접신경길에서 흥분하고, 그 활동을 강화하며 간접신경길에서 그 활동을 감소시켜서 억제한다. 두 경우 모두에서, 흑색질 밀집부분 신경세포가 활성화될 때, 시상은 관련된 운동프로그램에 관한 더 많은 기회를 제공한다. 최근 연구에서 시상하부와 속창백핵이 직접적으로 대뇌겉질과 연결되어 있다는 과도한-직접신경길라고 하는 3번째 *신경길*의 존재가 증명되었다(그림 11.1). 이 신경길은 직접신경길 혹은 간접신경길보다 더 빠르게 전도된다고 생각한다. 그것의 역할은 간접신경길과 동일하다. 궁극적으로 움직임 프로그램의 적절한 선택을 위하여 여과계통으로써 활동하는 속창백핵에서 이 3개의 신경길 사이의 활동에 균형을 유지한다. 이 신경길의 각각의 상대적 기여는 현재 알려지지 않았다.

바닥핵의 복잡한 신경길은 매우 복잡하지만 정상신경계에서 기본을 다음을 강조한다.

휴식 시 대뇌겉질로부터 입력이 아니고 속창백핵에서 자발적으로 활동하여 시상활동을 억제한다. 그 결과 움직임이 없다.

움직임 동안 대뇌겉질로부터 자극을 받는다. 올바른 선택과 수행을 위하여 바닥핵으로 운동 프로그램을 겉질이 보낸다. 이것은 다음을 통하여 발생한다:

적절한 운동프로그램 선택 적절한 운동프로그램을 선택하기 위한 결정은 바닥행에 의하여 받는 거대한 양의 감각입력으로부터 내적 신호에 기초한다. 그 프로그램이 선택되든 안되든 직접신경길/간접신경길/과도한-직접신경길 사이의 경쟁/균형에 기여하지 않는다.

- *직접신경길에서*, 줄무늬체는 시상을 억제하여 속창백핵을 *정지*하고(정지억제를 위하여 '탈억제' 라고 한다) 시상에 의해 선택된 운동 프로그램을 이완시킨다.
- 과도한-*직접신경길* (대뇌겉질에 의한)과 *간접신경길* (줄무늬체에 의한)에서, 속창백핵은 다시 흥분되어서 시상의 정보 이완을 *정지*시키고 원치 않는 운동 프로그램을 중지시킨다.

선택된 프로그램의 시작과 끝. 이것은 3개의 신경길의 활성화에 관한 특별한 시기를 조절하여서 달성된다:

- 과도한-신경길은 빠르게 전도하는데, 속창백핵을 흥분시켜서 시상에 의해 이완되는 프로그램을 *정지*시킨다.
- 다음, 직접신경길은 시상을 억제하는 속창백핵을 정지시켜서 선택된 프로그램이 시행되도록 한다.

- 마지막으로, 간접신경길는 속창백핵을 정지시켜서 다음 정보가 시상을 떠나지 못하게 하고 운동 프로그램을 중지한다.

운동학습에서 기능

최근 연구는 바닥핵인 운동학습에 포함된다고 제언한다. 흑색질 밀집부분의 도파민계 신경세포는 대뇌겉질과 줄무늬체 사이의 신경세포에서 신경가소성 변화를 촉진하는 능력을 가지고 있다. 이 변화들은 관련된 신경길(직접, 간접, 및 과도한-직접) 안에 연접 효율성 증가로 인한 성공적인 수의적 움직임에 관한 보상/강화에 따라 촉진된다. 그러므로 향후 사용동안 성공적인 프로그램은 더 자동적으로 선택될 것이다.

참고문헌

Boecker H, Jankowski J, Ditter P, et al: A role of the basal ganglia and midbrain nuclei for initiation of motor sequences, *Neuroimage* 39:1356–1369, 2008.

Cunnington R, Windischberger C, Deecke L, et al: The preparation and execution of self-initiated and externally-triggered movement: a study of event related fMRI, *Neuroimage* 15:373–385, 2002.

Cunnington R, Windischberger C, Moser E: Premovement activity of the presupplementary motor area and the readiness for action: studies of time-resolved event-related functional MRI, *Human Movement Science* 24:644–656, 2005.

Elsinger CL, Harrington DL, Rao SM: From preparation to online control: reappraisal of neural circuitry mediating internally generated and externally guided actions, *Neuroimage* 31:1177–1187, 2006.

Graybiel AM: The basal ganglia: learning new tricks and loving it, *Current Opinion in Neurobiology* 15:638–644, 2005.

Gerardin E, Pochon JB, Poline JB, et al: Distinct striatal regions support movement selection preparation and execution, *Neuroreport* 15:2327–2331, 2004.

Haber SN, Calzavara R: The cortico-basal ganglia integrative network: the role of the thalamus, *Brain Research Bulletin* 78:69–74, 2009.

Jankowski J, Scheef L, Hüppe C, et al: Distinct striatal regions for planning and executing novel and automated movement sequences, *Neuroimage* 44:1369–1379, 2009.

Leblois A, Boraud T, Meissner W, et al: Competition between feedback loops underlies normal and pathological demands in the basal ganglia, *Journal of Neuroscience* 2613:3567–3583, 2008.

Nambu A: A new dynamic model of the cortico-basal ganglia loop, *Progress in Brain Research* 143:461–466, 2004.

Nambu A: Seven problems on the basal ganglia, *Current Opinion in Neurobiology* 18:595–604, 2008.

Nambu A, Tokuno H, Takada M: Functional significance of the cortico-subthalamo-pallidal 'hyperdirect' pathway, *Neuroscience Research* 43:111–117, 2008.

Melrose RJ, Poulin RM, Stern CE: An fMRI investigation of the role of the basal ganglia in reasoning, *Brain Research* 1142:146–158, 2007.

Monchi O, Petrides M, Strafella AP, et al: Functional role of the basal ganglia in the planning and execution of actions, *Annals of Neurology* 59:257–264, 2006.

Pasupathy A, Miller EK: Different time courses of learning-related activity in the prefrontal cortex and striatum, *Nature* 433:873–876, 2005.

Smith Y, Raju D, Nanda B, et al: The thalamostriatal systems: anatomical and functional organization in normal and parkinsonian states, *Brain Research Bulletin* 78:60–68, 2009.

The Parkinson's Disease Society: *The professional's guide to Parkinson's disease*, 2007. www.parkinsons.org.uk/PDF/PubProfessionalGuideNov07pdf.

Weilke F, Spiegel S, Boecker H, et al: Time-resolved fMRI of activation patterns in M1 and SMA during complex voluntary movement, *Journal of Neurophysiology* 85:1858–1863, 2001.

12

소뇌
Cerebellum

기초해부학

소뇌는 '작은 뇌' 라고도 불리며, 총 뇌 용적의 10% 정도 차지하지만 총 신경원들의 수는 50% 이상이다. 소뇌는 바깥층의 겉질부위와 소뇌 심부소뇌핵 (DCN)을 형성하는 안쪽의 겉질밑 세포군으로 이뤄진다. 소뇌는 지형적으로 배열됐으며 같은 쪽의 움직임을 조절한다. 즉, 왼쪽 소뇌반구는 신체의 왼쪽 부위를 조절한다는 것이다. 소뇌는 두 개의 대뇌가로틈새(transverse fissures)에 의해 세 개의 엽(lobes)－앞엽, 뒤엽, 편엽(floccular lobe)으로 나뉜다. 표면쪽에는 해부학적으로 두 개의 세로 줄무늬(longitudinal stripes)에 의해 나눠는 3개의 기능적 부위가 있다. 소뇌 벌레부(중간지역)와 두개의 방충부 부위 혹은 반구.

소뇌 심부핵

네 개의 심부소뇌핵(DCN)이 있다.

- 꼭지핵(fastigial)
- 사이(interposed)－둥근핵(globose), 마개핵(emboliform)
- 치아핵 (dentate)

직접적으로 연결되는 안뜰핵을 제외하고는 소뇌에서 나오는 모든 정보는 심부소뇌핵(DCN)을 거쳐서 나온다. 오름 경로는 심부소뇌핵에 있는 신경원들에 연접하는 곁가지들(collaterals)도 보낸다.

기능적고리

기능에 근거해, 소뇌는 광범위하게 네 개의 고리로 나누게 된다.

대뇌소뇌

대뇌소뇌는 대뇌겉질과 소뇌 사이에 있는 고리를 형성한다. 방충부의 바깥부위에 위치하며 치상핵과 강하게 연결되어 있다.

전정소뇌

전정소뇌는 안뜰계와 소뇌 사이의 고리를 형성한다. 전정소뇌는 타래결절엽에 약하게 연락하며 소뇌심부핵과는 연결되지 않는다.

소뇌척수

소뇌척수는 척수와 소뇌 사이의 고리를 형성한다. 소뇌척수는 사이핵에 연결되는 실정핵 및 방충부의 중간지대로 이어지는 소뇌층(중간 영역)까지 연장된다.

올리브소뇌

올리브 소뇌는 아래 올리부핵 (연수)과 소뇌 사이의 고리를 형성한다. 올리브소뇌는 심부소뇌핵(DCN)에 밀접하게 연결된다.

소뇌다리

소뇌는 소뇌다리라고하는 세 개의 신경 다발 혹은 경로에 의해 나머지 중추신경계에 연결된다. 위소뇌다리(superior peduncles)는 거의 모든 정보를 소뇌로 전달한다. 아래소뇌다리는 들신경 정보와 날신경 정보 모두를 전달한다.

들신경 연결

소뇌는 다양한 곳으로부터 정보를 받는다. 그림 12.1은 주요 들신경 연결을 보여준다. 전정기관과 척수가 같은 쪽에서 정보를 받기 때문에 소뇌로 들어가는 전정기관과 척수의 정보들도 같은 쪽임을 주의한다. 하지만, 대뇌겉질과 아래올리브 (반대측에 있는)에서 온 정보는 소뇌로 들어가기 전에 x-자로 교차해야만 한다.

날신경 연결

소뇌에서 시작되는 날신경 연결은 그림 12.2에 나와 있다. 전정핵으로 가는 경로는 직접 투사이지만, 다른 모든 날신경 경로들은 소뇌를 나갈 때는 소뇌심부핵 중에 하나를 거쳐야 한다.

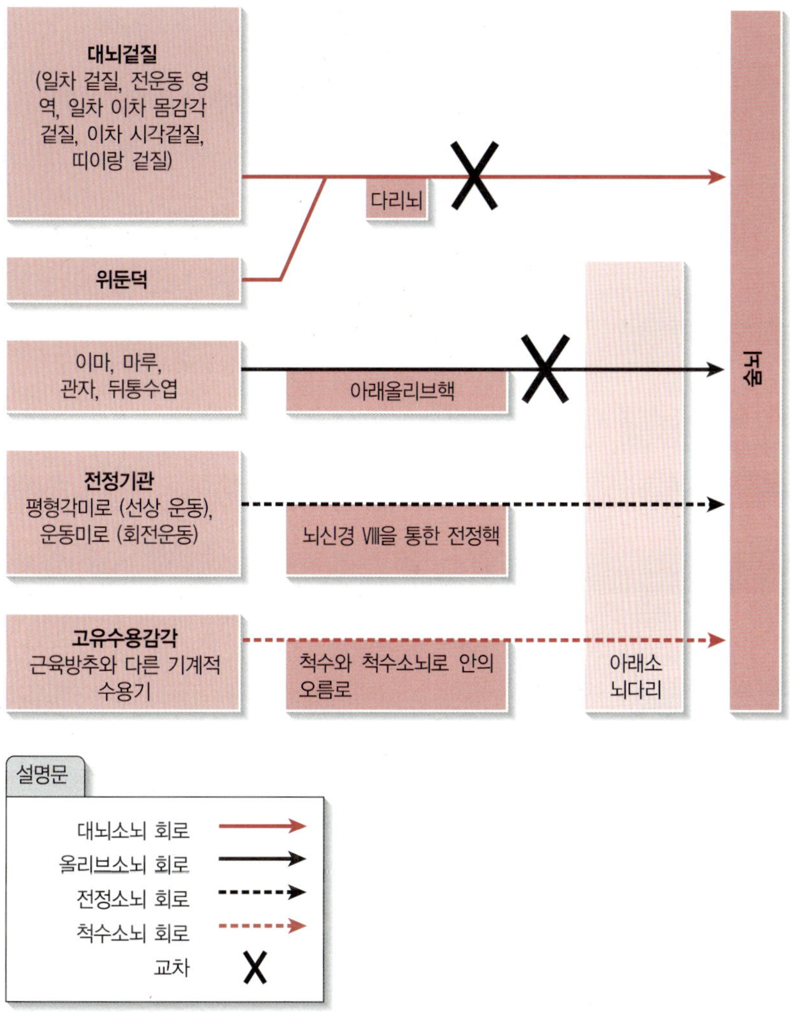

그림 12.1 소뇌의 들신경 연결.

치상핵에서 나오는 축삭들은 대뇌겉질이 해당하는 신체부위와 관련된 정보를 받도록 꼭 다시 한번 x-자로 교차해야만 한다. 출력은 궁극적으로 움직임을 위한 연관 근육을 지배하는 하행로에 영향을 주게 된다.

소뇌 내부의 고유 신경회로

몸 감각은 대뇌겉질보다 체계적이지는 못하지만, 소뇌 내에서 지형적으로 배열을 유지한다. 조직학적으로, 소뇌는 다섯 개의 세포층으로 구성되며 이는 소뇌겉질의 곳곳에 조절회로(modulatory circuit)를 형성한다. 이 회로는 상당히 복잡하며 이 책의 범위를 넘어선다. 즉, 그 포함되는 세포들은 :

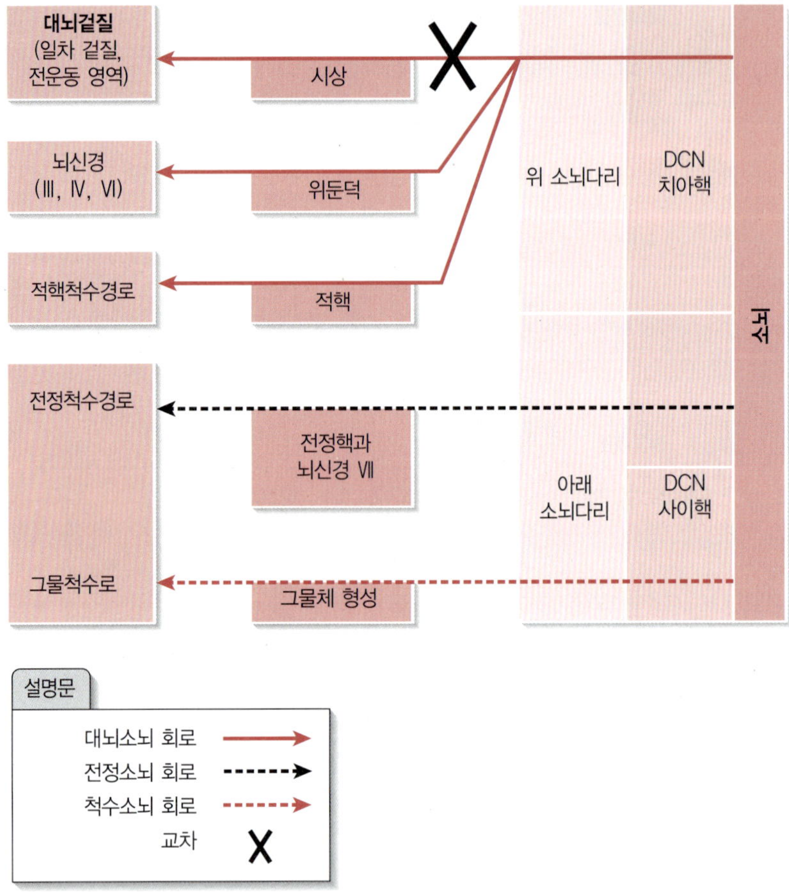

그림 12.2 소뇌의 날신경 연결

이끼섬유 (Mossy fibers) : 정보를 소뇌로 전달한다.

과립세포 (Granule cells) : 퍼킨제(Purkinje) 세포와 평행 섬유를 형성하고, 수천개의 연결부위를 만든다. 이러한 체계는 또한 심부소뇌핵의 흥분성 곁가지를 갖는다.

퍼킨제 (Purkinje) 세포 : 정보를 소뇌 밖으로 보낸다. 퍼킨제 세포들은 심부소뇌핵에서 억제성이다.

오름섬유 (Climbing fibers) : 아래올리브핵을 형성한다. 하나의 오름섬유는 Purkinje에 대해 많은 흥분성 접촉을 가지며 심부소뇌핵에서 흥분성이다.

*바구니세포, 성상세포, Golgi 세포*는 **소뇌겉질에서만** 발견되며 억제성 출력을 한다.

즉, 소뇌 신경회로는 입력 신경원들 (이끼섬유들과 과립섬유들/평행섬유들과 오름섬유들)과 출력 신경원들 (Purkinje 세포들)을 형성한다. (그림 12.3) – 심부소뇌핵 (DCN)을 거치는 마지막 출력. Golgi와 성상 그리고 바구니 세포들은 Purkinje *세포에서 억제성* 접촉을 하는 이 고리를 통해 정보흐름을 조절하고 변조하는 개재뉴런으로 작용한다. 또한, 전체 신경회로는 자기변조 (self-modulating)를 가능하게 하는 다양한 다른 연결들을 갖는다. 마지막 출력은 심부소뇌핵에서의 흥분과 억제의 균형에 의해 결정된다 (과립세포와 오름섬유 흥분성 그리고 억제성 퍼킨제 세포).

소뇌의 기능

소뇌의 세 부위는 유사하게 고유한 신경회로(그림. 12.3)를 갖지만 각각 입력과 출력 신경원들의 기시와 목표지점의 기능들은 다르다. 즉, 대뇌소뇌 고리는 의도된 움직임에 대한 정보를 소뇌에 제공하며, 전정소뇌와 척수소뇌 고리는 움직일 때 신체의 실제 위치와 움직임을 감독한다. 부조화와 오류는 수정되며 원래 목표에 걸맞게 타이밍과 규모를 개선한다. 수정은 직접적이든 간접적이든 다양한 내림 경로를 거쳐 실행된다.

대뇌소뇌

이 회로는 특별히 움직임의 조절, 계획, 타이밍을 포함한다. 위둔덕과 함께 연결되며, 시작적인 가이드와 함께 수의적 움직임의 협조를 조절한다. 더욱이 이는 먼쪽 팔다리의 움직임과 언어를 조절하고 손상 시 팔다리 실조증(S3.18, 26)과 조음장애(S3.16)나 나타나게 된다.

전정소뇌

이 고리는 축 근육과 전정반사를 거치는 자세와 균형(S3.18, 32) 조절에 매우 중요하다. 전정소뇌는 평형(전정안구 반사)과 관련된 안구 움직임도 조절한다(S2.10).

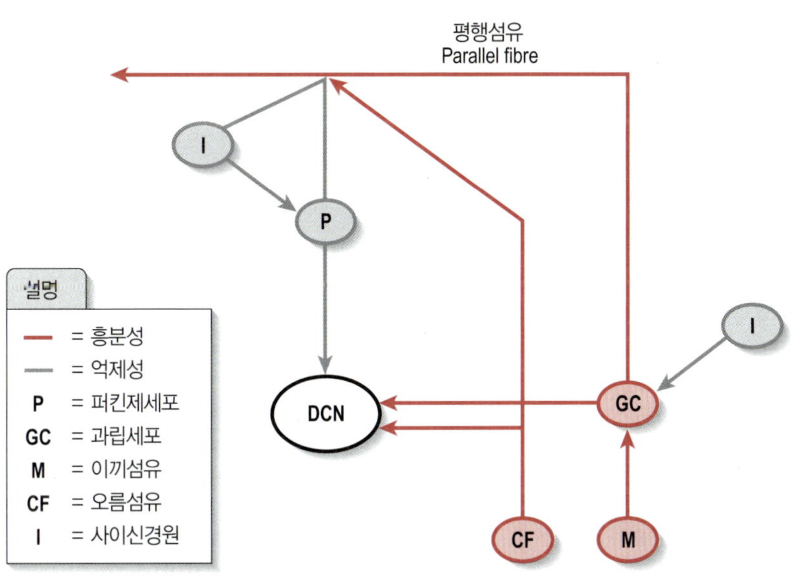

그림 12.3 소뇌의 내재성 회로 요약.

척수소뇌

이 고리는 주로 안쪽 내림경로를 통해 축 근육 활동과 몸쪽 근육 활동의 조절을 실행하는 것과 관련있다. 따라서, 자세를 조절하고 균형을 유지하는 역할을 할 가능성이 크다. 당연히, 이 부위를 다치면 몸의 실조증이 나타나지만 중간부위의 보다 바깥 부위가 손상당하면 팔다리의 실조증도 나타날 것이다. 이 척수소뇌는 그물계통(reticular system)을 통해 근긴장에도 영향을 미친다. 최근 연구도 이 부위가 움직임의 대행에만 관여한다는 점에 연구중이며, 중간부위도 예측 조절과 채택에서 역할을 한다고 제시한다.

세부사항

소뇌의 오류수정 체계는 고유한 신경회로에 의한 조절의 결과이다. 신경회로는 움직임 조절을 위한 기반을 형성하며 오래기간에 걸쳐 운동학습을 뒷받침하는 변화를 시작한다. 이 조절은 심부소뇌핵의 억제성 출력에 영향을 주는 퍼킨제 세포들의 발화 빈도수를 변화시킴으로서 가능하다. 퍼킨제 섬유들과 심부소뇌핵은 모두 휴식 시에 긴장상태로 능동적이다. 움직이는 동안에, 이들 세포들의 발화 빈도에 변화가 있으며, 그 패턴은 수행중인 움직임에 대응한다. 두 세포 모두에서 동시에 입수 가능한 발화 패턴들은 비교된다. 어떤 오류는 소뇌심부핵의 억제성 출력을 조절하는(억제성 접촉을 통하여) 퍼킨제 세포들의 발화패턴을 바꾸는 방식으로 수정된다. 그리고 나서 움직임의 정확성을 개선하기 위해 정확한 신호가 적합한 운동 신경원에 보내어진다. 이는 움직이는 동안에 수정 기전을 진행하게 한다. 시간이 지나면, 등반섬유들이 정확한 움직임 패턴을 반영하기 위해 장기 억제(신경가소성)를 통해 발화패턴을 변화시킨다. 즉, 오류는 움직이는 동안에 즉각적으로 수정되고 있으며, 시간이 지나면 신경회로로부터 제거된다; 학습이 일어나고 있다.

참고문헌

Ausim AS: And the olive said to the cerebellum: organization and functional significance of the olivo-cerebellar system, *The Neuroscientist* 13:616–626, 2007.

Bakker M, Allum JH, Visser JE, et al: Postural responses to multidirectional stance perturbations in cerebellar ataxia, *Experimental Neurology* 202:21–35, 2006.

Bastian AJ: Learning to predict the future: the cerebellum adapts feedforward movement control, *Current Opinion in Neurobiology* 16:645–649, 2006.

Ilg W, Giese MA, Gizewski ER, et al: The influence of focal cerebellar lesions on the control and adaptation of gait, *Brain* 131:2913–2927, 2008.

Kandel ER, Schwartz JH, Jessell TM: *Principles of neural science*, ed 4, New York, 2000, McGraw-Hill Health Professions Division.

Lo YL, Fook-Chong S, Chan LL, et al: Cerebellar control of motor activation and cancellation in humans: an electrophysiological study, *The Cerebellum* 8:302–311, 2009.

Ohki M, Kitazawa H, Hiramatsu T, et al: The role of primate cerebellar hemisphere in voluntary eye movement control revealed by lesion effects, *Journal of Neurophysiology* 101:934–947, 2009.

Purves D, Augustine GJ, Fitzpatrick D, et al: *Neuroscience*, Sunderland, 2008, Sinauer Associates.

Schoch B, Dimitrova A, Gizewski AB, et al: Functional localization in the human cerebellum based on voxelwise statistical analysis: a study of 90 patients, *Neuroimage* 30:36–51, 2006.

Shadmehr R, Krakauer JW: A computational neuroanatomy for motor control, *Experimental Brain Research* 185:359–381, 2008.

Timmann D, Konczak J, Ilg W, et al: Current advances in lesion-symptom mapping of the human cerebellum, *Neuroscience* 1:1–16, 2009.

Voogd J, Barmack NH: Oculomotor cerebellum, *Progress in Brain Research* 151:231–268, 2005.

제 13 장

13 척수와 척수반사
The spinal cord and spinal reflexes

척수의 기본해부학 및 기능

맨눈해부학

척수는 위쪽은 숨뇌(S2.10)와 연결되는 큰구멍의 위쪽에서 시작한다. 척수는 수막과 뇌척수액(S2.8)에 의하여 척주관 안에서 보호되는 척주관 안에 아래쪽으로 계속된다. 척수의 가장 낮은 부위는 1번 허리척추($L_{1/2}$)에 있다. 척수의 길이를 따라서 2개의 부풀어오른 영역이 있다 : 목팽대부와 허리팽대부로 각각 팔신경열기와 허리엉치신경얼기가 시작하는 곳이다.

회색질 및 백색질

단면을 보면(그림 13.1), 척수는 안쪽에 회색질(H모양)과 나머지 부위를 백색질로 둘러싸고 있다. 그 영역 안에서 위치하는 세포의 현미경적 외관과 결과로 인하여 명명된 것이다. 백색질은 말이집으로 둘러싸인 축삭으로 구성되어 있고 들신경길와 날신경길가 존재한다(S2.14, 15). 회색질은 같은 신경세포의 세포체로 구성되어 있으며, 운동신경과 척수 분절 사이와 분절 안을 연결하는 많은 사이신경을 포함한다. 회색질은 앞/배쪽 뿔과 뒤/등쪽뿔로 설명된다(그림 13.1). 등척추와 위쪽 허리척추에서 가쪽뿔이 있는데, 이것은 자율신경계의 일부인 교감신경줄기이다.

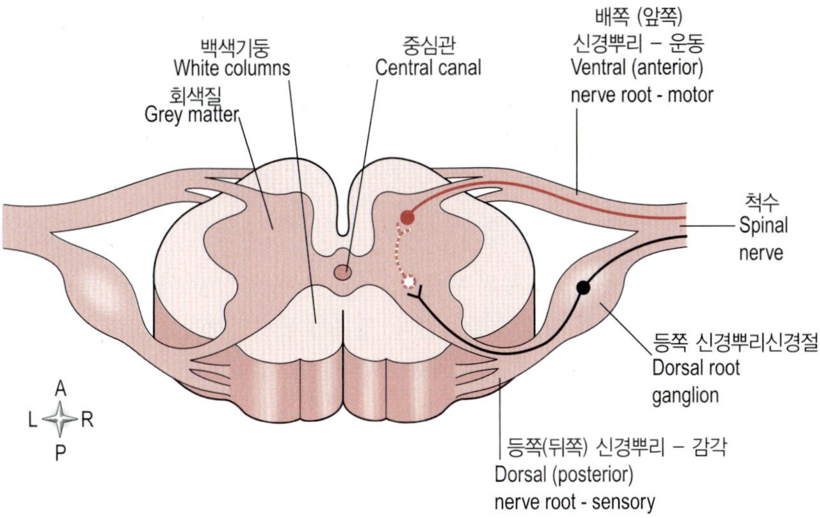

그림 13.1 척수의 단면.

중심유형발생기

중심유형발생기는 척수 안에 신경세포의 신경막으로 걷기, 씹기/삼키기 및 호흡하기와 같은 대부분의 율동적인 운동 출력을 생산하는데 근본이 된다. 이것은 본질적으로 정형화된, 반복적인 그리고 복잡한 운동이지만 반사활동과는 다르며 수의적 조절 하에 있다. 신경세포의 신경망은 각각 다른 활동 스위치가 반복적이고 율동적인 동작을 수행하거나 멈출 때 반으로 나누어져 반대 작용을 한다고 추정된다. 이 정형화된 움직임 패턴은 고위중추로부터 내려오는 명령에 대한 요구를 피하지만 환경 변화는 요구변화를 조절하고 적응하도록 중심유형발생기에 요구할 것이다. 이 조절은 주로 고위중추가 만들지만, 중심유형발생기가 자체적으로 인체로부터 감각되먹임에 반응하여 조절한다. 기능적으로 작은 변화는 운동 목표를 성취하기 위하여 적응하는 것처럼 전체 중심유형발생기 신경막의 장기간 변화를 야기한다. 신경학적으로 손상된 환자에서, 중심유형밸생기는 기능적 측면에서 긍정적이거나 부정적이다.

척수신경

각 척수수준에서 한 쌍(왼쪽과 오른쪽)의 척수신경이 있는데 척수사이구멍을 통하여 척주관으로 나온다. 총 31쌍의 척수신경(8개 목척수신경, 12개 등척수신경, 5개 허리척수신경, 및 5개 엉치신경)이 있다. 척수신경은 척수로부터 나오는 감각신경뿌리와 운동신경뿌리(그림 13.1)로 구성되어 있다. 감각신경뿌리는 척수 안으로 정보를 전달하고 감각신경세포체는 척주관 안에 척수에 매우 인접한 뒤뿌리신경절에 있다. 운동신경뿌리는 척수로부터 정보를 전달받고 운동신경의 세포체는 척수의 회색질에 앞/배쪽뿔에 위치한다. 한 수준의 감각 및 운동신경뿌리는 척수신경을 형성하기 위하여 결합하고 말초신경계의 일부가 된다. 척수의 몇 개 수준에서 나오는 척수신경은 말초신경을 형성하기 위하여 결합될 것이다. 예를 들어, 정중신경은 $C_{5/6/7/8}/T_1$ 수준에서 나오는 척수신경으로 구성되어 있고, 근육피부신경은 $C_{5/6/7}$ 수준에서 나오는 척수신경을 포함한다.

말총

해부학적으로 척수의 끝은 $L_{1/2}$로부터 다르다. 척수 자체는 '말총'이라고 하고 척주관 안에 위쪽 분절로부터 척수신경뿌리 다발이 존재한다. 말총은 발달단계에서 척주가 척수보다 더 길게 자라기 때문에 발생한다. 그러므로 어른에서 척수분절은 동일 수준의 척추분절과 일치하지 않는다. 예를 들어, 아래 허리척추신경과 엉치척추신경은 적절한 수준(즉, $L_{3/4/5}$ 및 S_{1-5})에 존재하지만, 그들의 척수분절은 척추분절 T_9에서 L_2사이에서 발견된다. 이것은 척수에 영향을 미치는 질환을 고려할 때 중요하다.

아래운동신경세포/최종공통로/위운동신경세포

척수와 그 분지에 대한 해부학적 이해는 신경학적으로 손상된 환자를 적절하고 정확하게 평가하기 위하여 필수적이다. 한 중요한 분지는 위운동신경세포와 아래운동신경세포 질환과 임상적 특성을 구별하는 것이다.

아래운동신경세포/최종공통로

그림 13.1에 신경뿌리를 지적하는 신경세포들은 아래운동신경세포 분지의 시작지점이다. 더 주변에는 이 분지가 포함된다. 사실상, 이 신경세포의 손상은 말초신경계의 결합으로 해석되는데, 예를 들면 길랑-바레증후군과 운동신경세포질환이다. 그러나 다른 임상적 특성은 손상 위치에 따라 이 분지 안에서 발생할 수 있다. 예를 들면 척수신경뿌리 혹은 척수신경의 손상은 말초신경의 손상과 매우 다르게 나타날 것이다.

척수신경뿌리 혹은 척수신경 단일 척수신경뿌리 혹은 척수신경은 척추사이탈출증과 같은 매우 특별한 손상 혹은 다른 외상과 관련되어 손상될 것이다. 손상 자체는 다음과 연관된다:

'*피부분절*'(S3.24)이라고 하는 피부의 특별한 영역으로부터 감각정보를 전달받는 감각신경뿌리 혹은

'*근육분절*'(S3.31)이라고 하는 한 근육의 신경지배하는 운동신경뿌리 혹은 감각신경뿌리와 운동신경뿌리 모두.

그러므로 단일 척수신경뿌리 혹은 척수신경에 손상으로 인한 임상적 특성은 감각감소 혹은 특별한 근육의 약화로 매우 국소적일 것이다. 한 근육의 전체 마비는 단지 근육의 일부를 신경지배하는 단일 척수신경뿌리수준의 손상으로 볼 수 없다. 예를 들어, 위팔세갈래근은 자신경($C_{5/6/7/8}$ 및 T_1)이 지배하기 때문에 C_5수준의 신경뿌리가 손상되면 경미한 약화가 발생하고 손상되지 않은 척수신경뿌리가 남아서 신경지배를 한다.

말초신경 이미 증명한 것처럼, 말초신경은 다양한 척수수준과 다른 결합으로 감각척수신경과 운동척수신경 모두 구성한다. 그러므로 말초신경의 복잡한 분리가 더 광범위한 감각 및 운동 손실 및 근육의 완전 마비조차 존재할 것이다. 임상적 특성은 포함된 개별 말초신경의 명령 및 완전 분리 혹은 부분 분리에서 더 확산될 것이다. 예를 들어, 위팔의 근육피부신경($C_{5/6/7}$)의 완전 손상은 부리위팔근, 위팔두갈래근, 위팔근의 완전 손상을 야기하고 피부가지에 의해서 지배되는 피부영역의 감각 손실이 발생한다.

위운동신경세포

위운동신경세포분지는 중추신경계로 완전히 국한되는 모든 신경세포를 포함한다. 위운동신경세포분지는 뇌와 말초신경계사이의 신경세포를 포함한다. 위운동신경세포 신경길의 손상은 척수손상, 뇌졸중, 다발성경화증, 그리고 파킨슨병과 같은 병에서 발생한다. 중추신경계는 매우 복잡하여 이 분지의 손상은 광범위한 다양한 증상을 야기한다.

척수반사에 관한 기본해부학 및 기능

반사는 뇌의 고위중추가 요구하지 않는 자극에 대한 반응으로 불수의적, 거의 순간적인 움직임이다. 그러나 말초 및 고위중추 모두에서 받은 정보는 척수수준에서 반사활동을 조절하는데 사용된다.

단순한 반사활에 포함되는 신경길은 다음과 같다:

감각수용기 : 자극을 감지한다.
들신경세포 : 말초에서 척수로 정보를 전달한다.
통합중추 : 반사의 반응을 조절한다.
날신경세포 : 척수에서 말초(효과기관)로 정보를 전달한다.
효과기관 : 반사반응을 수행하고 보통 근육이나 샘이다.

움직임 조절에 대한 가장 중요한 반사활은 다음과 같다:

- 신장반사
- 골지힘줄기관
- 굽힘회피반사 및 교차폄반사

신장반사

신장반사는 위상성 및 긴장성 요소가 모두 있다. 위상성 요소는 자극에 빠르게 적응하고 근육길이 *변화*에 반응한다. 긴장요소는 지속적으로 능동적이며 지속적인 신장에 더 반응한다.

위상성 신장반사

신장반사이 이 요소는 주로 단일연접이다:

감각수용기 : 길이변화(신장)에 반응하는 근방추(역동적 핵주머니)
들신경세포 : Ia들신경세포는 뒤뿔을 통하여 척수로 들어가고 회색질에서 직접적으로 날신경세포와 연접한다.
날신경세포 : 알파운동신경세포
효과기 : 신장을 감지하는 동일 근육 및 관련된 협력근육 수축

기능 위상성 요소는 휴식 시에 정상 신경계의 근거이며 반사검사(S3.22)동안 평가하는 요소이다. 임상인에 의하여 근육에 적용된 신장은 신경통합성 및 근육의 반사적 특성에 대한 정보를 제공한다. 이 기술은 힘줄반사이다.

긴장성 신장반사

이 요소는 주로 다연접을 한다:

감각수용기 : 길이변화(신장)에 반응하는 근방추(핵사슬 혹은 정적 핵주머니)
들신경세포 : II들신경세포는 뒤뿔을 통해서 척수로 들어가고 회색질에서 사이신경세포와 연접한다.
통합중추 : 알파운동신경세포와 연접하는 척수의 회색질 안에 흥분성 사이신경세포
날운동신경세포 : 알파운동신경세포
효과기 : 신장을 감지하는 동일 근육 및 관련된 협력근육 수축

기능 긴장성 요소는 근육이 이미 수축하지 않는다면, 정상 신경계를 반영하지 않는다. 긴장성 신장반사는 근활동의 기본 수준인 휴식 시 근육긴장(S3.21)을 설정하도록 한다. 또한 반사활은 우리가 누워 있다가 중력에 대항하여 바로 선 자세를 준비하려고 일어설 때 낮은 근육활동과 같은 기능적 요구에 적당한 활동수준을 조절하는 환경의 변화에 반응한다.

골지힘줄기관

이 반사활은 다연접이다 :

감각수용기 : 골지힘줄기관으로 근육힘줄연접에서 긴장의 변화에 반응한다.
들신경세포 : Ib들신경세포는 뒤뿔을 통하여 척수로 들어가고 회색질에서 사이신경세포와 연접한다.
통합중추 : 척수의 회색질 안에 억제성 사이신경세포
날신경세포 : 알파운동신경세포
효과기 : 긴장이 감지된 동일 근육의 감소된 수축

기능 이 반사는 과도한 긴장이 생산되고 손상과 같은 주변환경에서 근수축을 감소하는 보호하는 것이다. 골지힘줄기관은 긴장성 신장반사활과 반대로 작동한다. 그러므로 알파운동신경세포에서 두 출력의 균형은 휴식과 움직임 동안에 과도한 긴장의 위험과 손상발생 잠재력 없이 적절한 근활성/긴장 수준에서 수행한다. 골지힘줄기관과 긴장성 신장반사는 근육의 기계적 상태에 대하여 지속적인 정보를 중추신경계에 제공한다.

굽힘회피반사 및 교차폄반사

이 반사는 다연접이며 굽힘회피반사궁으로부터 시작한다:

감각수용기 : 발바닥면의 자율신경종말
들신경세포 : A-δ 들신경세포는 뒤뿔을 통하여 척수로 들어오고 회색질에서 사이신경과 연접한다.
통합중추 : 흥분성 사이신경세포
날신경세포 : 알파운동신경세포
효과기 : 동측 다리의 굽힘근육 수축

기능 굽힘근교차반사의 주요 기능은 통증성 자극에 대한 보호반응이다. 교차성폄반사는 체중부하를 위하여 반대쪽 다리의 폄근을 동시에 활성화하는 보호역활을 하는데 인체의 낙상없이 동측 다리를 굽힐 수 있게 한다. 이 반사는 디딤기(교차폄)와 흔듦기(굽힘회피)를 교대하는 걷기 유형을 바탕으로 하는 이론을 지지하는 약간의 근거이다.

반사궁과 연관된 부가적인 신경 활동.

위에서 설명한 반사활을 위하여, 부가적인 신경회로는 반응의 효율성을 향상시키고 필수적으로 조절하도록 한다.

첫째, 신경회로 안에 들신경세포는 연접하는 다음 가지를 포함한다:

- 효과근육이 경쟁하지 않도록 대항근육의 알파운동신경세포를 억제하는 척수 안에 억제성 사이신경세포. 이것은 *상반신경지배*(reciprocal innervation)라고 한다.
- 오름신경길(뒤기둥)의 이차신경세포(S2.15)로 근육상태에 관하여 고위중추로 정보를 전달(고유수용성감각).
- 감마운동신경세포에 영향을 미치는 사이신경세포. 감마운동신경세포는 효과근육의 근섬유와 동시에 짧아지도록 근방추의 수축성 끝부분을 지배하고 신장반응에 관여한다. 이것은 알파운동신경세포 동원은 동시에 발생하며 *알파 감마 동시-활성화*라고 한다.

둘째, 반사활로부터 날신경세포 출력은 고위중추로부터 신경세포에 의하여 조절된다. 사이신경세포를 통하여 알파운동신경세포와 직접적으로 혹은 간접적으로 연접하는 내림신경길(S2.14)를 통하여 발생한다. 이 내림조절은 요구되는 것이 억제성 연접이든 흥분성 연접이든 향상되면 알파운동신경세포에서 근육으로 전달되는 출력의 수준이 변경된다.

참고문헌

Hooper SL: *Central pattern generators*, 1999, www.elsnet/elsonline/figpage/10000202html.
Kandel ER, Schwartz JH, Jessell TM: *Principles of neural science*, ed 4, New York, 2000, McGraw-Hill Health Professions Division.
Kiehn O, Butt SJ: Physiological anatomical and genetic identification of CPG neurons in the developing mammalian spinal cord, *Progress in Neurobiology* 70:347–361, 2003.

제 14 장

14 내림신경길
The descending tracts

주요 내림신경길의 기본 해부학 및 기능

내림신경길은 뇌줄기 및 대뇌겉질의 다양한 부분에서 시작하여 척수의 배쪽뿔 안에 알파운동신경과 주요 연접을 한다 (S2.13). 궁극적으로, 알파운동신경세포는 운동 수축을 생산하고 운동목표를 달성하기 위하여 다양한 근육을 신경지배한다. 그러나 내림신경길은 그것들의 사이신경세포 결합을 통한 영향이 운동출력의 정확한 조절을 제공하므로 단지 전달계통이 아니다.

내림신경길은 기능적으로 다음과 같이 구분할 수 있다:

안쪽 내림신경길

안쪽 내림신경길은 척수의 회색질에 배쪽뿔 안에서 배쪽-안쪽에 위치한 알파운동신경세포와 연접하고 목, 몸통, 몸쪽 팔다리 이음뼈의 근육을 신경지배한다.

- 안쪽 겉질척수로
- 그물척수로(안쪽과 가쪽)
- 안뜰척수로(안쪽과 가쪽)
- 겉질-올리브로
- 덮개척수로

가쪽 내림신경길

가쪽 내림신경길은 척수의 회색질에 배쪽뿔 안에서 등쪽-가쪽 위치에서 알파운동신경세포와 연접하고 먼쪽 팔다리 근육을 신경지배한다.

- 가쪽 겉질척수로
- 겉질-숨뇌로
- 겉질-적핵척수로

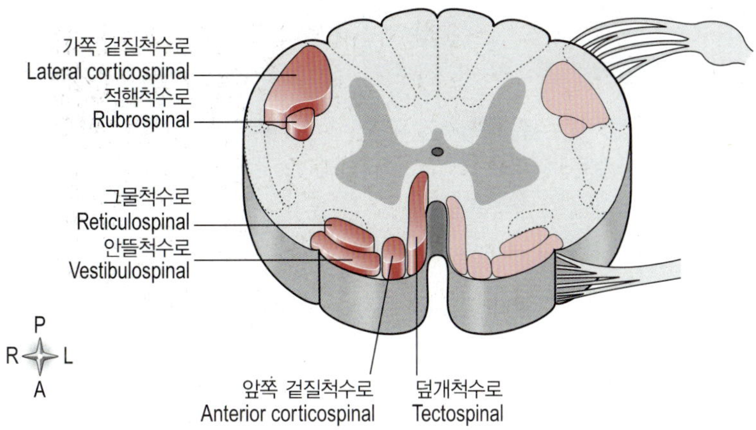

그림 14.1 주요 내림신경길의 구조를 보여주는 척수의 단면

내림신경길의 기본 구성

대부분 내림신경길는 해부학적 구조 안에서 전형적인 특징을 보여준다 :

대뇌겉질 혹은 뇌줄기 안에 신경세포체를 두는 *일차신경세포*는 교차(즉 인체의 반대쪽으로 신경세포가 교차한다)하고 척수로 내려간다. 이 신경세포는 이차신경세포와 연접한다.

척수에 세포체를 두는 *이차신경세포*는 해당하는 척수수준에서 끝나고 떠난다. 이 신경세포는 3차신경세포와 연접한다.

*3차신경세포*는 척수의 배쪽뿔 안에 세포체를 두는 알파운동신경세포로 뼈대근육을 신경지배한다.

각 개별 내림신경길에 관한 더 자세한 설명은 본 교재의 범위를 넘어서지만 각 신경길의 기능은 표 14.1에서 설명하고 있다. 내림신경길의 기본적인 구조와 해부학적 구조에 대한 지식(그림 14.1), 특히 각 신경이 교차하는 위치는 척수를 포함한 손상을 가진 환자에 관한 임상적 특성을 이해하는데 중요하다.

예를 들어, 한 상황은 척수종양이 특별한 영역에 손상을 야기하는 것처럼 불완전한 척수손상을 야기할 것이다. 결론적인 운동신경 손실은 특별한 내림신경길 혹은 종양이 침입한 신경길(그림 14.1) 및 그들의 특별한 기능(표 14.1)과 관련이 있을 것이다. 교차수준에 따라 손상과 반대쪽 혹은 같은쪽에서 운동손실이 있을 것이다.

표 14.1 주요 내림신경길의 기본 기능

신경길	효과기	기능
안쪽 겉질척수로 (섬유의 10%)	목척추 및 위쪽 등척추 부위의 알파운동신경세포. 목과 몸통의 반대쪽 근육. 주의: 동측의 약 10% 섬유 정상.	수의적 움직임 특히 숙련된 움직임에 관여하는 일차 신경길.
가쪽 겉질척수로 (섬유의 90%)	모든 수준의 알파운동신경세포. 반대측 먼쪽 팔다리 (손과 발). 주의: 동측의 약 10% 섬유 정상.	섬세하고 정밀한 움직임과 분할 능력의 역할.
가쪽/다리뇌 그물척수로	목척추와 허리척추의 알파운동신경세포를 흥분. 목, 몸통 및 몸쪽 팔다리 이음뼈의 동측 근육.	안쪽 및 가쪽 신경길는 먼쪽 움직임을 위한 배경으로 자세 안정성의 목적을 위한 자세성 긴장을 조절하는데 함께 활동한다. 이것은 긴장수준 및 더 특별한 항중력근을 일반적으로 조절하여 달성된다.
안쪽/숨뇌/그물척수로	목척추와 허리척추의 알파운동신경세포를 억제. 목, 몸통 및 몸쪽 팔다리 이음뼈의 동측 근육.	
안쪽 안뜰척수로	목척추 및 허리척추의 알파운동신경세포 혹은 사이신경세포를 통하여 간접적으로. 동측. 폄근에 대한 흥분과 굽힘근에 대한 억제 (목, 몸통, 및 몸쪽 팔다리).	안쪽 및 가쪽 안뜰척수로는 근육긴장 특히 더 특별하게 균형에서 안뜰계의 역할을 대한 폄근긴장을 조절하기 위하여 그물척수로와 함께 작용한다. 뇌신경핵 (III, VI)의 가지가 안뜰눈반사를 조절한다.
가쪽 안뜰척수로	알파운동신경세포 혹은 사이신경세포를 통하여 간접적으로. 동측. 폄근의 흥분 (목, 몸통, 및 몸쪽 팔다리).	
덮개척수로	위쪽 목척추분절의 알파운동신경세포. 반대측 목근육.	시각자극과 함께 협응된 머리 움직임에 중요.
겉질-적핵척수로	목척추 및 위쪽 등척추 부위에 알파운동신경세포. 반대측. 팔의 굽힘근의 흥분과 폄근의 억제.	겉질척수로의 활동을 주로 지지함.

신경길	효과기	기능
겉질-숨뇌로	뇌신경의 운동신경세포에 그물체가 정지. 동측 혹은 반대측.	뇌신경핵의 기능에 관한 특별한 기능.
겉질-올리브로	소뇌. 동측.	아래 올리브핵은 학습을 위한 오류 감지 및 수정에 역할을 함.

참고문헌

Sherwood L: *Human physiology: from cells to systems*, ed 6, Australia, 2007, Thomson Brooks/Coles.

Snell RS: *Clinical neuroanatomy*, ed 6, Philadelphia, 2006, Lippincott Williams and Wilkins.

Tortora GJ, Derrickson B: *Essentials of anatomy and physiology*, ed 8, Hoboken, 2010, John Wiley and Sons.

15 오름신경길
The ascending tracts

주요 오름신경길의 기능해부학 및 기능

오름신경길는 인체의 다양한 감각수용기로부터 나오고 의사결정 목표를 위한 고위 중추에 대한 내적 및 외적 환경의 자세한 영상을 전달한다. 일부는 대뇌겉질에 도달하여 의식적 인식에 관여하고 다른 일부는 겉질밑에 정지하여 사실상 잠재의식에 관여한다.

주요 오름신경길는 다음과 같다:

- 척수시상로(앞쪽과 가쪽)
- 뒤기둥 혹은 등기둥
- 척수소뇌로(앞쪽 및 뒤쪽)

오름신경길의 기본 구조

내림신경길와 같이, 오름신경길는 일반적으로 다음과 같은 구조를 포함하는 해부학적 특성이 있다.

감각수용기

*일차신경세포*는 말초신경계 안에 오름/감각신경세포이다. 세포체는 뒤뿌리신경절 안에 위치하며 뒤뿌리를 통하여 척수로 들어간다. 이 신경세포는 이차신경세포와 연접한다.

*이차신경세포*는 교차를 하고 척수의 백색질을 통해서 신경계의 고위수준으로 올라간다. 이 신경세포는 삼차신경세포와 연접한다.

*삼차신경세포*는 보통 시상에서 나와서 대뇌겉질(S2.7)의 마루엽에 있는 몸감각영역에서 정지한다. 물론 이 신경길는 대뇌겉질에 도달하지 않고 다른 영역에서 정지할 수 있다.

기본해부학과 특히 각 신경길의 교차에 관한 지식은 척수 손상을 가진 환자의 임상적 특성을 이해하는데 중요하다. 개별 오름신경길의 정밀한 설명은 본 교재의 관점을 벗어나지만, 표 15.1에서 각 신경길의 기능을 설명하고 있다.

표 15.1 주요 오름신경길의 기본적 기능

신경길	기능
가쪽 척수시상로	자유신경종말은 통증과 온도정보를 제공한다. 시상수준에서 보통 통증을 지각하지만, 정확하게 집중될 수 없다 (즉, 확인된 위치). 대뇌겉질의 일차감각영역 (마루엽) 에 도달할 가능성이 있다. C섬유가 전달하는 느린 통증은 A-δ섬유의 빠른 통증보다 집중하기가 어렵다.
앞쪽 척수시상로	자유신경종말은 촉진과 압박에 대한 정보를 제공한다. 시상수준에서 단지 보통 감각을 지각한다. 의식적 인식은 대뇌겉질의 일차감각영역 (마루엽)에 도달할 가능성이 있지만, 국소화는 보통 남아 있고 강도의 식별은 불량하다.
뒤쪽/배쪽 기둥	이 신경길는 촉진, 이점식별력, 고유수용성감각과 관련된 정보를 대뇌겉질 (마루엽)으로 전달한다. 의식적 인식은 대뇌겉질에 도달 가능하고, 이 경우 국소화는 더 정밀하다. 널판다발에서 올라오는 정보는 다리를 표현하는 것이고 쐐기다발에서 올라오는 정보는 다리를 표현하는 것이다.
뒤쪽 척수소뇌로	피부의 근방추와 신장성 수용기는 동측 다리와 몸통의 자세와 움직임에 관한 정보를 소뇌로 전달하여 부드럽고 협응된 움직임을 수행한다. 이 정보는 대뇌겉질에 도달하지 않으므로 무의식적이다.
앞쪽 척수소뇌로	피부의 근방추와 신장성 수용기는 동측 팔과 몸통의 자세와 움직임과 관련된 정보를 소뇌로 전달하여 부드럽고 협응된 움직임을 수행한다. 이 정보는 대뇌겉질에 도달하지 않으므로 무의식적이다.

그림 15.1은 척수의 백색질 안에서 오름신경길의 해부학적 구조를 표현한 것이다. 이것은 척수손상이 있는 환자의 임상적 특성과 매우 관련이 있다. 예를 들어, 척수 종양으로 인한 불완전 척수손상이 나타난 상황은 특별한 영역의 손상을 야기할 것이다. 결과로 일어나는 감각상실은 종양(그림 15.1) 특별한 오름신경길 혹은 신경길들과 신경길에 대한 특별한 기능(표 15.1)이 관련될 것이다. 교차수준에 따라 감각상실은 손상의 반대측이거나 동측이다.

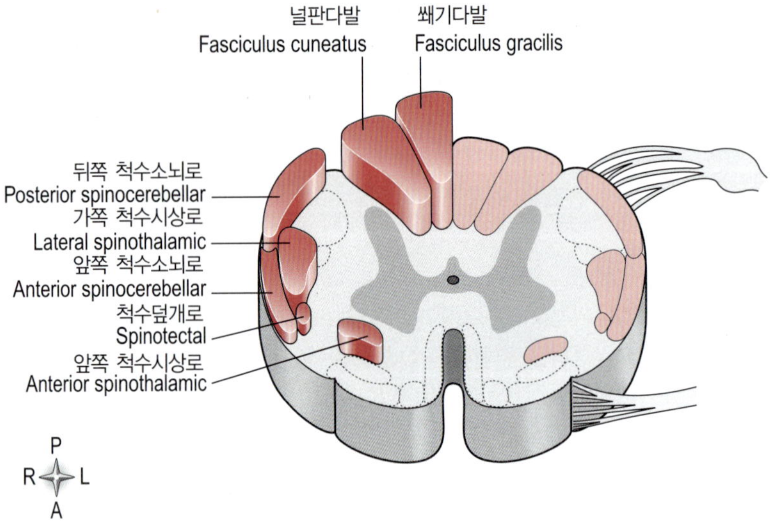

그림 15.1 주요 오름신경길의 구조를 보여주는 척수의 단면.

단원 3
임상평가
CLINICAL ASSESSMENT

3

임상 평가
CLINICAL ASSESSMENT

서론

평가는 임상적 추론에 기초하고 신뢰할만한 의사결정을 할 수 있는 정보를 제공하므로 재활과정에서 가장 중요한 첫 단계로 의심할 여지가 없다. 치료의 효율성은 평가에 기초하여 치료할수록 좋으며(Johnson & Thompson 1996) 단지 평가를 통해 발생한 것을 치료한다(Keshner 1991). 평가는 환자문제 확인, 환자-중심 목표 설정, 궁극적으로 환자를 위한 맞춤 치료 계획을 만들기 위한 지속적이고 계속적인 과정이어야 한다(Standard 5 Core Standards of Physiotherapy Practice 2005, Edwards 2002).

신경계의 복잡한 본질로 인하여, 신경계 결함 환자의 임상적 특징은 다양한 요인을 가질 것이다. 그것으로서, 평가와 치료 동안에 전체적으로 고려는 성공적인 성과를 위해 필수적이다. 역사적으로, 임상의학 모델은 평가를 위한 기본틀로 사용되어왔다. 그러나 그들의 초점은 심리사회적 손상의 고려 없이 질병의 신체적 결과에 경향이 있다(Stucki & Sigl 2003).

세계보건기구의 수정된 발표(2001)인 '기능, 장애 및 건강에 관한 국제 분류'(International Classification of Functioning, Disability and Health, ICF)는 생물학적, 개인적 그리고 사회적 관점에서 건강의 과거력을 제공하는 개인의 더 포괄적인 평가를 위한 기본틀을 제공한다(그림 S3.1) (Rosenbaum과 Stewart 2004). 이 기본틀은 중재에 관한 성과 혹은 질병의 영향을 평가할 뿐만 아니라 기능과 건강에서 제한의 평가 및 관리와 관련이 있다. ICF 기본틀은 환자의 문제를 구성하는 임상적 연습, 특히 다학제적 케어 및 재활과정에서 점차적으로 사용하고 있다(Stucki 등 2002).

건강에 대하여, ICF는 다음 정의를 제공한다(WHO 2001).

신체구조 및 기능

신체 기능(Body functions) : 신체 계통의 생리적 기능(심리학적 기능을 포함한)

신체 구조(Body structures) : 기관, 팔다리, 그리고 그들의 요소와 같은 신체의 해부학적 부분

손상(Impairments) : 중요한 편위 혹은 구조(즉 관절)의 상실(즉 변형) 혹은 기능(즉 가동범위

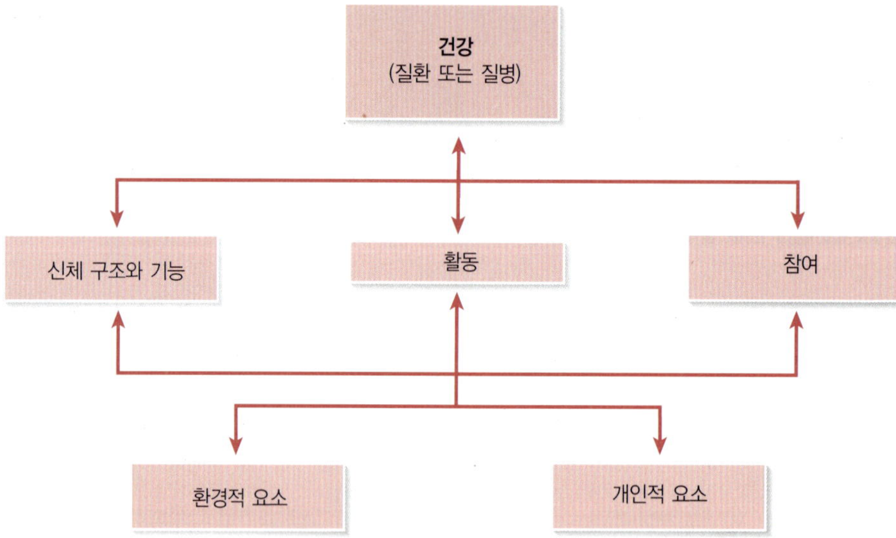

그림 S3.1 세계보건기구의 기능, 장애 및 건강에 관한 국제 분류

감소, 근육 약화, 그리고 통증)과 같은 신체 기능 혹은 구조의 문제. 손상은 가역적이기도 하고 아닐 수도 있다.

활동

활동(Activity) : 개인에 의한 과제 혹은 활동의 실행(즉 앉기에서 서기, 침대에서 구르기 혹은 계단 오르기). 개인의 수준에서 기능의 관점을 표현한다.

활동 제한(Activity limitations) : 개인의 어려움은 활동을 실행하는데 있다.

참여

참여(Participation) : 생활상황의 손상(즉, 취미와 여가활동 혹은 고용). 사회 수준에서 기능에 관한 관점을 표현한다.

참여 제한(Participation restrictions) : 개인의 문제는 생활 상황에서 손상을 경험하게 한다. 한계와 제한은 특별한 건강 상태없는 사람들의 경험을 표현하는 일반적으로 인정되고 있는 인구적 규범에 대하여 평가한다. 이것은 사회생활, 여가를 제한하지만 보행이 생활상황에 참여에 요구된다면 보행도 포함될 것이다.

상황적 요인

상황적 요인은 개인의 삶의 완전한 요인을 구성하는 요소들이다. 상황요소와 상태(질병, 장애 등)는 모두 불능에 영향을 준다.

환경요인(외재영향)

이것은 사람이 살고 그들의 삶에 접하는 물리적, 사회적, 태도적 환경을 포함한다. 이것은 물리적 세상과 그 특징, 다른 관계, 역할 및 태도에서 다른 사람들을 포함한다.

개인요인(내재영향)

건강상태의 일부가 아닌 개인의 특징으로 구성된 개인의 건강에 관한 특별한 배경. 예를 들어, 연령, 성별, 사회적 상태, 삶의 경험 등.

평가에서 근거기반 연습

비록 평가 프로토콜과 관련된 최선의 연습에 관한 근거는 제한되지만, 평가를 구성하는 필수적인 도구에는 일반적으로 동의한다(Standard 5, Core Standards of Physiotherapy Practice 2005). 관례상, 치료사의 평가는 2가지 영역으로 분류된다: 주관적 평가와 객관적 평가.

다음 단원은 신경학적으로 손상된 환자의 평가와 관련된, 개인의 모든 면을 확인하는데 기본으로써 ICF(WHO 2001) 기본틀의 사용을 고려한다.

주관적 평가

요약

- 동의서
- 현재호소
- 현재호소에 관한 과거력
    - 징후/증상에 발현 일자
    - 상태의 진행
    - 조사와 결과
    - 의학적 관리, 의학적 관찰
    - 기타 관리
    - 이전 치료
- 의학적 과거력
    - 동반질환과 기타 비-관련 상태
    - 특별기구, 기술의존성
    - 이전 외과수술
- 약물기록
    - 투약
- 사회적 과거력
    - 개인 일상생활동작(PADL)
    - 씻기, 옷입기, 먹기/마시기, 화장실가기

- 가정 일상생활동작(DADL)
- 요리하기, 청소하기, 장보기
- 가동성
  - 일반 가동성
  - 실내 보행, 실외 보행
  - 계단
- 낙상
- 환경
  - 가정, 직장 및 취미
- 심리사회적
  - 개인적 요인
  - 생활양식
  - 지지
  - 가족 상황
- 자료기록
- 전반적인 생각 재검토 및 기록
- 객관적 평가 계획

주관적 평가란?

주관적 평가는 환자에게서 얻은 정보와 그들이 상태가 그들에게 어떻게 영향을 미치는지를 포함한다. 주관적 평가는 특별한 환자에 대한 개인적인 것이지만, 환자보다는 다른 사람 즉, 친척, 케어자 혹은 다학제간 팀원으로부터 비롯된다. 또한 이 정보 유형은 전문적인 다학제간 팀의 기록, 일반의 기록, 친척과 대화 혹은 환자와 면담, 토론과 같은 다양한 의사소통 방법을 통하여 수집된다.

주관적 평가 목적은 현재 상태가 환자에게 과거 관점으로부터 어떻게 영향을 주는지 자세한 그림을 제공하는 것이다. ICF (WHO 2001)에 대하여 치료사는 특별히 다음을 평가한다.

- 활동
- 참여
- 환경 요인
- 개인 요인

주관적 평가를 수행하는 이유는?

- 치료사가 주관적 평가를 해야하는 이유는 다음과 같다:
- 환자에 의해 지각된 환자의 주요 문제를 확인하기 위하여 환자와 협동하여 단기목표와 장기목표를 설정하는데 도움을 주기 위하여. 치료를 아직 결합시키는 동안, 환자의 삶에 일부

기능적 측면에 이용하는 목표 설정(즉, 일, 취미, 가정 및 개인 기능활동)은 동기부여와 흥미를 유지하고 그들의 전체 잠재력에 도달하도록 환자를 촉진하는 것이다.

- 개별 환자를 위한 관련된 치료/관리 계획의 발달을 보조하기 위하여
- 환자와 라포형성을 위하여

주관적 평가 방법은?

어디부터 시작할까?

주관적인 평가를 수행하는 준비를 할 때 보통은 다음 질문을 반영한다:

- *주관적 평가의 주요 분류는 무엇이며 그 질문이 필요한 이유는 무엇인가?*
- *어디부터 이 정보를 수집할 것인가? 항상 환자가 아닐 수 있다.*
- *의뢰서/진단에 기초하여, 환자로부터 보고 들어야 하는 것은 무엇인가?*
- *환자집단을 평가할 때 일부 난제는 무엇인가?*
- *이런 문제점을 나는 어떻게 해결할 것인가?*

동의서

동의서를 인수한다는 것은 합법적, 전문적(Standard 2, Core Standards of Physiotherapy Practice 2005) 및 윤리적 책임이 있고 좋은 임상적 연습에 관한 필수적인 요소인 의무의 하나로 고려된다. 환자 동의서는 위험요인을 명확히 정의하여 환자의 이해를 위하여 설명하는 충분한 정보가 바탕이 되어야 한다. 동의에 대한 환자의 선택은 치료사나 친척과 같은 제3자의 의해 강요 되서는 안 된다. 개별 환자는 동의에 대하여 만족스럽게 생각해야 한다. 즉, 그들은 주어진 임상적 정보를 이해하고 기억하고 고려할 수 있어야 하지만, 반면에 그들은 정보의 결정을 하는데 자율성이 떨어질 것이다. 얻어진 동의와 특히 적격성에 관한 판단 부분은 매우 복잡하고 독자는 보건부의 지침서(2001)의 관련 전문가 부분 (The Chartered Society of Physiotherapy 2005)를 참조해야 한다.

자료수집

자세한 설명을 위하여 S3.16을 참조한다. S3.16에서 자세히 설명된 주관적 평가는 환자와 첫 면담에서 완성될 수 있는 것은 아니다. 주관적 평가는 몇 번의 대화를 계속해야 한다.

객관적 평가

요약

- 위험평가
- 동의서
- 일반적 관찰(S3.17).
- 기능적 활동 동안에 환자가 움직이는 법을 관찰
  - 기능적 활동(S3.18)
  - 보행(S3.19)
- 환자가 *왜* 그렇게 움직이는지 관찰. 치료사는 다음을 일부 혹은 모두 평가에 포함할 수 있다:
  - 자세정렬(S3.20)
  - 근육긴장(S3.21)
  - 반사(S3.22)
  - 감각(S3.23)
  - 피부분절(S3.24)
  - 몸통 안정성(S3.25)
  - 협응력(S3.26)
  - 시각(S3.27)
  - 능동관절가동범위/수동관절가동범위(S3.28)
  - 통증(S3.29)
  - 근력/약화(S3.30)
  - 근육분절(S3.31)
  - 균형(S3.32)
  - 인지와 지각(S3.33)
  - 낙상(S3.34)
- 성과측정
- 자료 기록
- 한계
- 영향
- 문제목록과 치료계획 작성

객관적인 평가란?

객관적인 평가는 환자의 움직임장애와 기능적 상태에 관한 정보를 측정도구 및 움직임 분석을 통하여 치료사가 얻는 것이다. ICF(WHO 2001)에서 치료사는 특별하게 다음을 평가한다:

- 신체 구조 및 기능
- 활동

연습에서, 치료사는 환자가 어떻게 움직이는지 일반적으로 관찰할 수 있고 환자의 움직임 패턴과 행동(신체 구조와 기능)에 대한 더 특별한 이유를 조사한다. 이것은 관찰과 평가기술을 통하여 얻는다. 가능하면 자료를 객관화하기 위하여 타당하고 신뢰할만한 성과측정을 사용하는 것이 중요하다(Standard 6, Core Standard of Physiotherapy Practice 2005).

평가와 치료사는 종종 경험 있는 치료사에 의해 수행된 평가에서 통합적으로 결합된다. 초기 객관적 평가동안에, 경험 있는 치료사는 환자의 변화 잠재력을 측정하기 위하여 일부 치료적 요소를 결합할 것이다. 이것은 시간이 지나면 획득되는 기술이지만 경험이 적은 치료사도 일부 가능하다. 물론 치료를 지속하면서 치료사는 변화와 개선을 평가하기 위하여 계속하여 재평가 해야 한다.

객관적 평가를 하는 이유?

치료사가 객관적인 평가를 수행하는 이유는 다음과 같다:

- 적절한 치료를 위하여 그들의 문제점의 잠재적 원인과 환자 움직임 문제 확인하기
- 환자가 동의할 수 있는 적절한 단기 및 장기 목표 및 평가 가능한 치료 효과의 기준 혹은 기초선을 제공

객관적인 평가를 제공하는 방법

어디부터 시작할까?

객관적인 평가를 수행하는 준비를 할 때 보통은 다음 질문을 반영한다:

- *객관적인 평가의 자료에 기초하여 기능수준과 환자 상태의 일반적인 영향은 무엇인가?*
- *객관적 평가의 주요 분류는 무엇이며 그 질문이 필요한 이유는 무엇인가?*
- *객관적 평가동안에 우선적으로 완성해야 할 평가도구는 무엇인가?*
- *이런 문제점을 나는 어떻게 해결할 것인가? 넓고 유연하게 생각한다. 더 많은 정보를 수집하기 위하여 사용하는 평가도구에 대한 초기결정은 변경할 것이다.*
- *환자집단을 평가할 때 일부 난제는 무엇인가?*
- *이러한 문제점을 어떻게 수집할 수 있는가?*
- *도수적 위험평가를 위하여 객관적인 평가동안 어떤 도움이 필요한가?*

위험평가

도수 위험평가는 반드시 수집된 주관적 정보를 바탕으로 수행되어야 한다. 이것은 도수운영조약(the Manual Handling Operation Regulations 1992)와 건강과 고용안전 관리(1999)의 합법적인 요구이다. 목적은 잠재적 위해로부터 치료사, 환자와 동료들을 보호하기 위함이다. 위험평가는 다음을 고려해야 한다:

- 과제
- 개인 능력
- 부하
- 환경
- 기타 요인들

위험평가를 하면, 잠재적 손상 수준과 발생가능성을 평가해야 한다. 그후 위험 관리계획은 마련되고 수행되어야 한다. 모든 치료사는 이 과정을 완성하고 기록해야 할 법적 의무가 있다.

동의서

동의서를 인수한다는 것은 합법적, 전문적 및 윤리적 책임이 있고 좋은 임상적 연습에 관한 필수적인 요소인 의무의 하나로 고려된다. 더 자세한 설명을 위하여, 이 단원의 앞에서 설명한 주관적 평가의 동의서 연제를 재검토한다. 촉진과 도수기술은 객과나적인 평가를 수행하는데 필수적이므로, 촉진의 본질과 이유는 환자에게 공개해야하고, 동의를 하면 수행하는 동안 각각 다른 기술 이전에 확인해야 한다.

자료수집

신경학적 평가의 3대 주요 부분은 다음과 같다:

- 일반적 관찰(S3.17)
- 기능적 활동 동안에 환자의 움직이는 방법을 관찰(S3.18)
- 환자가 움직이는 이유를 관찰(S3.19–34).

주의: 치료사는 S3.19–34에서 자세히 설명한 것처럼 전체 객관적인 평가를 완성할 수 없을 것이다. 그러나 통원환자 혹은 지역사회에서, 평가의 중심은 재진의 적절성에 관하여 결정하기 위하여 초진에 완성할 필요가 있을 것이다. 대조적으로, 입원환경에서, 한 번의 기회에서 전체 평가를 완성하려는 압박은 적고, 사실 환자의 감소된 운동 능력에 의해 서 제한될 것이다.

기록

포괄적인 주관적 및 객관적 평가를 완성하고, 치료사는 적절한 중재기록을 유지해야 할 법적 책임이 있고, 무엇을, 왜, 언제 평가해야하는지 제3자에게 충분히 법적으로 증명해야 한다. 법적 요구는 Standard 14 of the Core Standards of Physiotherapy (2000)에 자세히 설명되어 있다.

문서기록 혹은 전자기록의 다양한 방법이 이용되지만, 또한 기록 유지는 비디오, 사진, 이메일,

기타 미디어 방법을 결합한다. 기록방법의 선택은 개인적인 취향이지만 일반적으로 사용되는 시스템은 환자-지향적 의무기록이다. 이 도구는 모든 추론 및 의사-결정이 기본이 되는 데이터베이스를 형성하는 평가와 함께 문제-해결 절차를 촉진한다. 사용된 특별한 형태는 세팅에 따라 다양하지만 본래의 데이터베이스와 계속되는 관리에 관련된 대부분의 기록은 SOAP형태의 작성이다. 즉, 환자관점의 주관적 자료; 습득된 객관적 자료; 주관적 및 객관적 자료에 대한 분석이나 성과 및 활동 계획. 재활에서 모든 측면의 문서화에 관한 자세한 지침서는 Quinn과 Gorden (2010)에서 찾을 수 있다.

영향

주관적 및 객관적 평가를 반영하고, 환자의 전반적인 영향을 간단히 주는 기록(몇 문장)을 작성하는 것이 유용하다. 이것은 환자문제 목록과 치료계획을 발달시키는데 임상적 추론을 가능하도록 도와줄 수 있다.

한계

환자의 전반적인 영향을 고려하므로, 환자의 진행이나 치료를 제한하는 어떤 요인을 기록하는데 유용하다. 이것은 동반질환 및 ICF (WHO 2001)와 관련된 개인적이거나 환경적인 영향과 같은 요인을 평가한다.

문제목록 작성

치료사와 환자가 협동하여 수집된 자료를 사용하는 것은 전체 개인의 내용에서 환자의 주요 문제를 확인해야 한다. 이 문제는 환자의 염려에 원인이 되는 것을 정의하고 ICF (WHO 2001)의 모든 수준과 관련된 요인을 포함한다. 환자는 개인적, 환경적, 사회적 내용에서 문제점이 고려하여야 하므로, 그들이 지각한 문제점은 전문적 관점과 매우 다를 수 있다.

임상적 제언과 조언

문제 목록, 목표 설정, 그리고 치료계획의 발달은 항상 환자와 협력하여 수행하여야 한다. 환자 동료는 물리치료사를 위한 중요 기준이다 (표준 1). 추론과정으로부터, 이 문제 목록은 구성된 개별 치료계획을 생산할 수 있도록 발달시켜야 한다. ICF의 연제를 사용하면 문제 목록을 만드는데 지침으로써 도움이 될 것이다.

신체구조 및 기능

- ROM 감소
- 근긴장 감소
- 가라앉은 감정

활동

앉기에서 서기 불능

참여

초등학교 선생님으로서 현재 고용을 수행할 수 없음.

환자 – 중심 스마트 목표 설정

목표는 항상 환자와 토론하고 동의해야 한다. 동의된 목표는 다음 문단을 채우는 방법을 기록해야 한다:

특별한. 그 목표에 초점을 두어야 한다. '집에 돌아가기'의 목표는 받아들일 수 없다. 측정 가능한 (Measurable). (1) 기술 요소 (즉, 똑바로 선 대칭적인 자세), (2) 요구된 보조/지지의 양에 의하여 (즉, 1에 관한 최고의 보조), (3) 시간 요소 (즉, 30초 동안 서기), 혹은 (4) 앞의 3가지 모두를 사용하여 목표는 측정될 수 있다.

달성할 수 있는. 더 장기목표는 환자의 동기부여가 남아있는지 확인하는 더 작게 달성된 부분에서 깨져야 한다.

반복적인/재생가능한. 목표 발표는 다른 임상인이 이해하고 평가할 수 있도록 명확해야 한다.

정기적. 한 번은 비-달성을 설명하는 이유나 새로운 목표를 설정해야 하는 시기에 재검토을 통해 목표를 설정해야 한다.

단기-목표는 보통 0–2주의 기간이고, 장기목표는 2-6주이다. 그러나 병과 환자 개인의 상황이 기간 안에 달성하는데 영향 및 요구를 줄 것이다.

예제 : 단기목표

환자는 1주일 안에 30초 동안 보조를 하면 똑바로 선 대칭적 자세에서 앉을 수 있을 것이다.

예제 : 장기목표

환자는 3주 안에 독립적으로 양발에 동일한 체중부하 상태에서 팔걸이의자에 앉은 자세에서 서기를 할 수 있다.

참고문헌

Chartered Society of Physiotherapy: *General principles of record keeping and access to health records PA47*, 2000. www.csp.org.uk/director/members/libraryandpublications/csppublications.cfm?item_id=74C8733B9EF7296ADB1798E7C4F1CFEA.

Chartered Society of Physiotherapy: *Consent PA60*, 2005. www.csp.org.uk/director/members/practice/informedconsent.cfm.

Core Standards of Physiotherapy Practice, 2005. www.csp.org.uk/director/members/libraryandpublications/csppublications.cfm?item_id=74C874E8BF4D05D6DA275134D82A846D.

Department of Health: *Reference guide to consent for examination or treatment*, London, 2001, DH.

Edwards S: *Neurological physiotherapy: a problem solving approach*, ed 2, Edinburgh, 2002, Churchill Livingstone.

Johnson J, Thompson AJ: Rehabilitation in a neuroscience centre: the role of expert assessment and selection, *British Journal of Therapy and Rehabilitation* 36:303–308, 1996.

Keshner EA: How theoretical framework biases evaluation and treatment, *Physical Therapy* 71:828, 1991.

Lord SR, Menz HB: Visual contributions to postural stability in older adults, *Gerontology* 46:306–310, 2000.

Management of Health and Safety at Work Regulations, 1999. www.opsi.gov.uk/SI/si1999/19993242.htm.

Manual Handling Operation Regulations, 1992. www.england-legislation.hmso.gov.uk/si/si1992/Uksi_19922793_en_1.htm.

Quinn L, Gorden L: *Documentation for rehabilitation: a guide to clinical decision making*, ed 2, St Louis, 2010, Saunders Elsevier.

Rosenbaum P, Stewart D: The World Health Organization International Classification of Functioning Disability and Health: a model to guide clinical thinking practice and research in the field of cerebral palsy, *Seminars in Pediatric Neurology* 111:5–10, 2004.

Stucki G, Ewert T, Cieza A: Value and application of the ICF in rehabilitation medicine, *Disability and Rehabilitation* 24:932–938, 2002.

Stucki G, Sigl T: Assessment of the impact of disease on the individual: best practice and research, *Clinical Rheumatology* 173:451–473, 2003.

WHO World Health Organization: *International Classification of Functioning Disability and Health ICF*, Geneva, 2001, World Health Organization.

제 16 장

16 주관적 평가
Subjective assessment

개인정보

현재 호소

현재 호소에 관한 과거력
- 징후/증상의 발현시기
- 상태 진행
- 조사와 결과
- 의학적 관리
- 의학적 관찰
- 기타관리
- 이전 치료
- 통증

의학적 과거력
- 동반질환
- 과거 외과술
- 기술 의존성
- 특별 기구
- 위험요인
- 과거 신경학적 상태

약물 과거력

사회 과거력
- 세팅
- 환자 기능 수준
  - 일상생활동작
  - 개인적 일상생활동작
  - 가정 일상생활동작
- 가동성
  - 일반 가동성
  - 실내보행
  - 실외보행
  - 계단
  - 낙상
  - 기타
- 환경
- 심리사회
  - 개인적 요인

객관적 평가 계획

임상적 제언과 조언

주관적인 평가를 시작하기 전에 당신의 구두 및 비-구두 의사소통을 고려한다.
환자에 대한 환경, 당신의 몸짓 그리고 자세가 상호작용에 영향을 줄 것이다.

개인정보

- 성명
- 주소
- 연령
- 체중 – 도수치료 위험평가의 일부로 사용하기 위하여.

> ***주의사항***
> 당신은 환자를 치료하기 전에, 항상 환자가 올바른지 한 번 더 점검한다.
> 신경학적 손상자는 항상 완전히 신뢰할 수 없다.

현재 호소

다음을 포함한다:

- 진단
- 현재 환자의 주요 문제점
- 환자의 강점과 약점에 대한 환자 자신의 지각
- 환자의 목표와 물리치료에 대한 기대

현재 호소에 관한 과거력

> ***임상적 제언과 조언***
> 일부 정보는 기타 전문가에 의해서 수집될 것이다. 환자에게 같은 질문을 다시 하는 것을 피하기 위하여, 기타 유용한 기록을 살펴본다. 만약 다학제간 팀이 전자기록을 사용하면 접근이 용이해야 한다.

이 단원을 위한 치료사의 질문은 상태의 유형(진행성 혹은 비-진행성)과 질병의 단계(급성 혹은 만성)에 따라 다르게 달성될 필요가 있을 것이다. 목표달성을 위한 중요한 과거력은 다음을 포함한 현재 호소에서 기인할 수 있다:

징후/증상의 발현시기

이 단원은 환자의 표현에 기초하여 현재 호소에 대한 환자 초기 증상과 환경에 관하여 자세히 설명한다.

예제 1 – 2009년 4월 1일. X씨는 집에서 왼쪽 대뇌혈관사고가 발병. 초기 증상은 말이 어눌해지고 점진적으로 오른쪽 팔에 약화가 발생하였다. 의식손실은 없었다. A&E을 통해 병원에 입원.

예제 2 – X씨는 2009년 7월 3일 MS에 연관된 다리 강직이 악화됨. 환자는 GP에 의하여 외래로 의뢰.

상태 진행

치료사는 현재까지 초기 증상을 포함한 어떤 변화도 주목해야 한다. 만성 혹은 진행성 질환에서, 이것은 장기간 지속될 것이다. 만약 사례라면, 주요 과거력의 개요가 충분하다. 증상의 과거력은 치료사에게 과거 상태 행동에 대하여 알려주고, 따라서 목표 설정과 예후 예견을 도와준다.

예제 – X씨는 2007년 11월 22일 MS를 진단 받았다. 이후로 그는 매년마다 다리 약화가 악화되는 것을 알았고 새롭게 추가되는 증상은 없었다. 그때마다. 입원이 필요했고 의학적 치료 및 물리치료로 가정으로 되돌아갈 수 있을 정도의 충분한 가동성을 회복하였다.

분석 – 새로운 신경학적 증상 없다는 것은 X씨의 현재 상태가 새로운 손상의 형성보다는 존재한 프라그의 염증/악화의 결과라는 것을 지적한다.

조사와 결과

이 단원은 현재상태와 관련 있는 수행된 조사결과를 포함해야 한다. 병원에서 스캔결과는 의무기록을 검토하여 혹은 컴퓨터 시스템에 전자식으로 찾는다. 비-병원 기반 세팅에서, 환자의 GP는 이런 사실을 제공할 수 있어야 한다. 환자가 검사받은 날짜와 결과를 적어둔다 (가장 최근 결과를 찾는다). 이것은 치료사가 현재 가능성 있는 징후와 증상을 예견하고 초점된 객관적 평가를 계획하도록 도와줄 것이다.

예제 – MRI 스캔은 2009년 4월 3일 오른쪽 마루엽에 소형 경색을 나타냈다.

의학적 관리

신경외과같은 의료진이 환자의 상태를 어떻게 관리하였는지 혹은 기타 의학적 중재를 기록한다. 이것은 모든 질환과 질병의 모든 단계에서 관계가 있고 치료사의 평가와 치료의 제한점을 적용할 것이다.

의학적 관찰

급성 질환이나 만성 질환의 악화기에, 치료사는 주관적인 평가를 수행하여 치료하기 전에 환자가 의학적으로 안정적인지 점검해야 한다. 물론 응급입원으로 병원-기반 세팅에서 치료사는 응급케어를 위하여 환자를 평가하고 치료하기를 계속하여야 한다.

기타관리

평가, 치료선택 및 전반적인 관리를 수행하였으므로 다학제간 팀의 기타 전문가에 의해 수행된 관리체제를 인지한다.

예를 들어, 경피내 위루관 영양으로 식사하는 환자는 빠르게 피곤해지며 따라서 평가는 2-3 짧은 회기를 통해 수행할 필요가 있다. 적당한 영양을 제공받는 것이 환자에게 우선순위이기 때문에, 평가는 식사일정표에 맞추어 실시해야 한다. 기타 고려사항은 환자의 방광과 장관리 및 의사소통 전략을 포함한다. 이 정보는 병원세팅에서 쉽게 접근해야 하지만 병원 밖에서도 계속되어야 한다. 지역사회에서, 기타 비-건강케어기관이 포함되고 그들의 입력도 반드시 고려되어야 한다.

이전 치료

장기 질환자는 지금까지 치료를 받았을 것이다. 받은 치료와 성과를 확인한다. 그들의 이전 경험은 현재에 대한 환자의 기대에 영향을 미칠 것이다. 가정운동을 실시하였는지 질문한다. 환자들은 무엇을 하였는가? 그 운동이 도움이 되었는가? 이것은 그들의 동기부여 수준을 지적한다. 물리치료에 대한 환자의 기대는 무엇인가? 이것은 환자들이 미래에 대하여 현실적이라면, 그들의 상태에 대한 환자의 통찰에 관하여 단서를 제공한다.

통증

통증 증상의 조사는 치료사에게 중요하지만, 객관적인 평가까지 이 질문을 연기하는 환자를 위해 더 편리하고 덜 혼란스러울 것이다.(S3.29).

의학적 과거력

이 단계에서, 치료사는 환자의 임상적 특징에 영향을 주고 평가, 치료, 목표설정 및 환자의 기능적 예후를 예견하는데 요구되는 기타 의학적 상태 및 동반질환를 조사할 필요가 있다:

동반질환

예를 들어, 정신건강문제, 학습장애, 천식, 당뇨, 뼈관절염, 자세성저혈압 및 심장부정맥

과거 외과술

무릎관절 전치환술, 반달판절제술, 배외과술과 같은.

기술 의존성

예를 들어, 위절제술, 코위관, 가정산소 혹은 페이스메이커

특별 기구

흡인기구, 특별의자 혹은 보행 보조도구와 같은.

위험요인

고혈압, 고콜레스테롤, 당뇨, 심방세동 및 기타심장질환과 같은 향후 신경학적 사건과 관련된 위험요인들. 특별식이요구와 알레르기를 기록한다.

과거 신경학적 상태

예를 들어, 이전에 일과성뇌허혈증 혹은 뇌혈관사고는 향후 혈관사고의 강한 예후 지표이다. 이전 사고로부터 기능적 회복량을 고려하여 미래 성과를 예견하는데 이용한다.

약물 과거력

환자에게 현재 투약되는 약물에 관한 지식은 치료에 관한 상대적인 금기증 및 평가와 치료에 영향을 줄 수 있는 관련된 부작용을 위하여 중요하다. 예를 들어, 일부 약물은 구역질(단트롤린), 기면 혹은 자세성 저혈압(티자니딘)과 같은 부작용을 포함한다.

또한 일부 증상을 위한 장기간 약물 관리는 환자에게 이차적인 문제를 야기할 수 있다. 예를 들어, 과긴장성 근활동을 감소시키기 위하여 체계적으로 작용하는 항강직성 약물(바클로펜과 티자니딘)은 차별적이지 않고 비-고긴장성 근육에도 영향을 준다. 일반 근육 활동을 감소시키는 약물의 장기 사용은 근원적인 근육 약화 및 일차 질환과 분리된 기능 상실을 야기할 수 있다(Dones et al. 2006).

또한 환자가 투약관리법을 성립하는게 중요하다. 자신을 관리할 수 있는가 혹은 도움이 필요한가? 이 보조는 신체적 혹은 기억/이해에 관한 문제인가? 관리는 특별한 기술/간호기술이 요구되는가? 마지막 질문은 병원 외 세팅과 더 관련이 있지만, 병원을 퇴원하기 전에 고려하는 것이 매우 중요하다.

사회 과거력

객관적인 평가, 치료, 환자 동기 부여 유지 및 적절하고 이상적인 목표 설정을 계획하기 이전에, 치료사는 환자가 현재 할 수 있는 것과 비교하여 사고 이전에 할 수 있었던 것에 대한 묘사할 필요가 있다. 질문의 유형은 다음과 같은 많은 요인들에 의하여 좌우될 것이다:

세팅

입원환자를 위하여, 이 정보의 일부는 MDT의 기타 구성원 혹은 의무기록에서 찾을 수 있다. 퇴원환자 혹은 지역사회에서, 대부분의 정보는 환자로부터 직접적으로 얻어야 할 것이다.

환자 기능 수준

버스로 백화점에 갈 수 있는 환자에게 걸어서 화장실을 혼자 갈 수 있는지 질문하는 것은 *부적절*하다. 그러나 환자가 팔에 주요 문제를 호소하면, 씻기, 옷입기, 밥먹기에 관련 자세한 토론으로 판단한다. 명확하게 심각한 장애자 혹은 매우 급성기 환자에게 가동성에 관한 질문을 맹목적으로 계속하는 것은 *부적절*할 것이다. 그러므로 질문은 민감하고 적절해야 하고 적절하게 수집된 수준과 자료 양을 세팅한다.

다음은 요구되는 자료 유형에 대한 일부 정보를 치료사에게 줄 것이다:

일상생활동작(ADL)

환자 손상과 개인 일상생활동작과 가정 일상생활동작에 관한 능력에 대한 자세한 이해는 그들의 일반적인 수준의 활동과 동기부여에 관한 사고를 제공할 것이다. 또한 더 초점을 두는 객관적인 평가를 위하여 능동/수동관절가동범위, 근력, 손가락 소기능, 균형을 포함한 문제를 강조할 것이다. 물론 이런 유형의 기능을 수행하는 환자의 능력은 현재 질환으로 그들의 우세손이 손상되었는지에 따라 크게 좌우될 것이다.

개인 일상생활동작(PADL)

치료사는 다음에 관한 이전 및 현재의 능력을 모두 조사해야 한다:

목욕하기 *욕실에서 씻는지 아니면 침대 옆에서 씻는지 문의한다.*

만약 그들이 욕실로 간다면 세면대에서 씻는가 아니면 샤워를 하는가? 욕조 안에서 샤워기를 사용하는가 아니면 서서 하는가? 샤워를 할 때 손잡이를 잡고 하는가? 샤워기를 사용한다면, 씻는 내내 서있는가 아니며 샤워의자를 사용하는가?

욕조를 가지고 있고 사용할 수 있는가?

목욕을 할 때, 얼마나 많이 스스로 할 수 있는가? 겨드랑이, 발과 팔과 같은 위생에 중요한 부분을 포함한다. 남자는 면도를 포함한다.

대부분의 사람들은 자신이 씻는 것을 좋아한다; 만약 그렇지 않은 경우에 치료사는 그 이유를 조사해야 한다.

그 환자는 신체적으로 씻을 수 없는가? 케어자가 불필요하게 시간을 보내고 환자는 독립적이지 못한가? 질문의 깊이가 과도하지만, '혼자 씻을 수 있는가' 의 질문에 '예' 라고 대답할 것이다. 비록 실제로 이것은 실제로 독립적이지 않다.

옷입기 이 영역도 동일하게 자세히 조사할 필요가 있다.

옷장에서 옷을 꺼낼 수 있는지 문의한다. 아니라면, 신체적으로 불가능한지 혹은 지각적/시각문제인지 확인한다.

케어자가 그들의 옷을 마련해 줍니까?

단추를 잠글 수 있는가 혹은 그 문제를 피하기 위하여 풀오버와 허리가 탄력밴드로 된 하의를 입는가? 신발끈을 맬 수 있는가? 여성은 브라를 남성은 타이를 맬 수 있는가?

식사하기/마시기 말과 언어치료사 평가를 수행하지 않은 상황에서, 먹고 마시기 능력에 대하여 질문한다. 가장 중요한 것은 다음이다:

삼키기가 어렵습니까? 음식을 먹거나 마신 후에 기침이나 숨막힘이 있습니까? 즉, 현재 관리되지 않는 이 영역에서 문제를 확인하려면, 치료사는 SALT에 의뢰를 해서 환자가 적절히 평가받게 할 의무가 있다. 이런 경우, 물리치료 호흡계 평가도 포함될 것이다.

먹기/마시기 활동과 관련된 조사도 필수적이다. *칼과 포크를 사용할 수 있습니까?* 자신이 음식을 자를 수 있습니까? 성공적으로 접시에서 입으로 음식을 가져갈 수 있습니까?

화장실가기 방광과 장의 실금에 관한 정보는 이미 병원에서 유용하였다. 그러나 문제가 관리되지 않은 것을 확인하면, 질문은 관련 전문가에 의뢰한 후에 분리되고 민감해야 한다. 환자의 사과여부와 상관없이 그들이 단순히 충분히 빨리 화장실에 갈 수 없기 때문에 항상 실금에 중점을 두고 점검하는 것은 가치가 있다. 화장실에 가기 위하여 관련된 옷을 벗고 용변을 본 후에 위생관리를 수행하는 능력과 관련된 간단한 조사로 정보를 얻을 수 있다.

가정 일상생활동작 (DADL)

이런 활동에서 현재 능력수준에 관한 질문은 병원에서는 부적절할 것이다. 그러나 환자의 이전 수준에 대한 이해는 그들의 노력을 아는데 적절하다. 다음은 이전과 현재의 수준 모두 조사해야 하는 사항이다:

요리하기 *발병 이전에는 요리를 하였는가?*

현재 그들이 할 수 있는 요리는 무엇이며 어떻게 그 요리를 하는가? 예를 들어, 그들은 주전자와 스튜냄비를 들 수 있는가? 그들은 자신이 먹을 샌드위치를 만들 수 있는가? 그들은 적당한 음식을 준비하거나 전자레인지용 음식을 사용할 수 있는가?

청소 *들은 발병 이전에 청소를 하였는가?*

현재 그들이 할 수 있는 청소는 무엇이며 어떻게 청소를 하는가? 예를 들어, 그들은 진공청소기를 사용할 수 있는가? 그들은 가볍게 흩날리는 먼지를 청소할 수 있는가? 그들은 침대정리나 다림질을 할 수 있는가?

장보기 발병 이전에 그들은 장보기를 하였는가?

그들은 동네 마트에서 장보기를 할 수 있는가? 그들은 슈퍼마켓에 갈 수 있는가? 나중 2개 질문은 매우 다른 신체적 요구가 있다. 만약 그들이 장보기를 하러 나가지 못한다면, 그것은 신체적 제한 때문인가 아니면 그들이 공공장소에 나가는 것을 싫어하기 때문인가?

가동

환자의 가동성이 시간마다 달라지는지 주목한다. 이것은 일반적인 피로, 기타 비-관련적 상태, 불량한 동기부여나 투약과 같은 요인들에 관련되어 있지만 확인이 되면 철저히 조사되어야 한다. 이러한 가동성의 다른 부분에 관한 현재 상태이전과 현재 상태에 관한 조사는 다음과 같다.

일반 가동성

일반 가동성은 앉기에서 서기, 앉기에서 눕기, 돌기 등과 같은 모든 이동의 예를 포함할 것이다. 가능하면, 기능적으로 관련된 상황에서 이러한 이동에 대하여 환자에게 질문을 한다. 예를 들어,

그들은 아침에 침대 가장자리에서 누운자세에서 앉기를 할 수 있는가? 그들은 화장실/낮은 소파/안락의자에서 일어날 수 있는가? 이러한 상황은 다른 요구가 필요하다.

실내보행

그들은 실내보행을 얼마나 할 수 있습니까?

그들은 독립적입니까? 그들은 보행 보조도구를 사용합니까? 그들은 가구를 손으로 짚습니까? 이것은 극도로 불안하다. 그들은 친척이나 케어자의 보조가 필요합니까? 만약 그렇다면, 얼마나 많은 보조가 필요합니까? 선자세 혹은 보행하는 동안 도움이 필요합니까?

실외보행

그들은 실외보행을 얼마나 할 수 있습니까?

그들은 독립적입니까? 그들은 보행보조도구나 보조가 필요합니까? 경사로(오르막과 내리막), 울퉁불퉁한 지지면, 도로 가장자리, 다른 보행자를 얼마나 대처합니까?

계단

그들은 독립적입니까? 그들은 손잡이를 사용합니까? 그들은 보행보조도구를 사용하거나 도움이 필요합니까?

낙상

낙상에 관한 국가임상우월연구소(The National Institute for Clinical Excellence, NICE)의 지침서는 노인에게는 과거 넘어진 경험이 있는지, 빈도, 내용, 낙상의 성격에 관하여 일상적으로 질문하라고 조언한다. 1년 안에 낙상의 재발을 보고하면, NICE 지침서는 다요인적 낙상 위험평가를 제공해야 한다고 안내한다(S3.34).

기타

그들은 가정에서 어떤 운동을 합니까? 무슨 유형입니까? 얼마나 자주 합니까? 그들은 그 운동이 그들에게 이득이 있다고 느낍니까 그렇다면 어떻게 하는 것입니까? 그들은 익숙하지 않은 상황에서 보행을 어떻게 대처합니까? 그들은 운전을 합니까, 자전거를 탑니까, 혹은 대중교통을 이용합니까?

임상적 제언과 조언

대부분의 사회적 과거력를 쉽게 얻는 방법(대화가 가능하다면), 평상시에 환자에게 질문을 한다. 또한 환자의 일반적인 활동 수준, 동기부여, 자신을 위한 환자의 책임감이 얼마나 큰지에 관한 통찰을 제공한다.

환경

이 주제에 관한 자세한 조사는 모든 영역에서 중요하지만, 특히 통원환자와 지역사회 환자 그리고 병원에서 퇴원을 계획하는 환자에게 중요하다. 비록 일부 환경에서 가정방문은 퇴원 이전에 수행될 것이지만, 아직 목표에 치료에 대하여 개인적 중점을 제공하는 치료사가 가능한 환자의 환경에 관한 개요를 얻는 것이 유용하다.

그들은 주택, 방갈로, 아파트, 이동식 주택에서 생활합니까?

가정은 접근하기 쉽습니까? 실외에 계단이 있습니까? 계단에는 손잡이가 있습니까? 손잡이는 어느 쪽에 있습니까?

그들 가정의 구조에 대하여 질문한다. 침실은 아래층에 있습니까?

그들의 마을은 도심/시골, 언덕/평지입니까? 관련이 있다면, 직장과 취미를 위하여 다니는 길에 관한 유사한 질문을 한다.

가정환경에 관한 질문을 확인하고 관리할 수 없다면, 치료사는 적절한 기관(작업치료, 사회서비스 등)에 의뢰해야 할 책임이 있다.

심리사회

심리사회적 요인은 환자의 신체, 인지 그리고 정서적 안녕의 중요한 부분이다. 그러나 민감한 질문을 요구하고 치료사의 능력 밖의 사건이 대두되면, 적절한 전문가에게 의뢰가 필수적이다. 치료사는 다음을 고려하여야 한다:

개인적 요인

이것은 친밀한 친구와 친척에게서 더 빈번히 보고된다. 예를 들어, 자신감 결여, 낮은 자부심, 우울증, 걱정, 스트레스, 행동의 도전 및 동기부여 결여. 가족에 대한 환자의 갑작스러운 역할 변화는 모든 부분에서 크게 격변하고 스트레스의 원인이 될 수 있으며 심각한 재정적 결과를 가지고 있다.

생활양식 다음을 포함한다:

직업(occupation): 그들은 은퇴하였는가, 고용중인가, 혹은 자기사업을 하는가? 그 직업은 무엇을 필요로 합니까? 만약 어떤 사항이 명확하지 않으면 자세히 질문한다. 이것은 적절한 목표 설정에 유용하며 치료의 일부로 사용될 수 있을 것이다.

취미, 여가활동 및 스프츠(Hobbies, recreational activities and sport): 직업과 같은 질문을 한다.

교육(Education): 그들은 학교에 다닙니까, 더 상급 교육을 받습니까, 혹은 그들은 성인 학습자입니까?

지지 다음을 결합하여 질문한다:

개인적 지지 (personal support) : 환자의 욕구관한 공간과 지지는 가족, 친구, 동료, 혹은 부양가족 중에 누가 합니까? 그 사람들은 헌신과 부담을 가지고 있습니까? 그들의 지각과 기대는

무엇입니까? 그들의 태도는 환자의 진행을 촉진하거나 제한할 수 있다.

재정(Finances) : 환자는 경제적으로 독립/의존 합니까? 그들은 어떤 수당(장애인 수당, 고용/연금/주택수당)을 받고 있습니까?

가족상황 그 환자는 혼자 삽니까, 결혼했습니까, 혹은 자녀가 있습니까? 문화, 종교 및 언어와 같은 환자 가족의 일반적 상황은 무엇입니까? 그들은 노숙자, 난민, 망명자, 취약계층, 한부모 가정 등으로 분류됩니까?

객관적 평가 계획

치료사의 역할은 객관적인 평가를 계획하기 위하여 그들과 관련된 환자 정보를 해석하고 환자-중심 목표와 효과적인 치료를 수행하는 것이다. 이것은 다음의 주관적인 평가에 대한 임상적 분석을 요구한다.

- 임상적으로 관련이 있는 정보와 없는 정보
- 환자에게 어려운 기능과 어디든지 환자에게 영향을 주는 일반적인 요인이다. 그리고 이 기능은 가능한 관절 움직임, 근육 활동 및 운동조절 면에서 분석하기 위하여 분류할 필요가 있다. 이런 지식을 바탕으로, 치료사는 현재 병에 기반을 둔 환자의 어려움의 잠재적인 원인에 반응을 할 수 있다.

이 분석 다음으로, 치료사는 객관적인 평가에 더 중점을 두고 의사결정을 시작하는데 자신감을 가져야 한다. 이 기술은 발전하는데 시간이 필요하지만 경험에서 더 쉽게 다가온다.

참고문헌

Dones I, Nazzi V, Tringali G, et al. Cautious use of intrathecal baclofen in walking spastic patients: results on long-term follow-up, *Neuromodulation* 9(2):87–93, 2006.

제 17 장

17 객관적 평가 (일반적인 관찰)
Objective assessment [general observation]

시각

청각

의사소통

인지 및 지각

전체적 외형

행동

운동부하

이 징후는 환자가 치료실에 들어올 때, 혹은 객관적 평가와 주관적 평가를 하는 동안 주로 관찰할 수 있다. 그런 징후는 치료사에 의해 공식적으로 평가되지 않았지만 적절한 다른 전문가에게 의뢰가 필요할 것이다.

시각

환자가 안경을 썼습니까? 그들이 쓴 안경은 무슨 용도입니까? 그들은 시각적인 문제로 치료가 필요합니까? 그들이 마지막으로 안과검진을 받은 것은 언제입니까? 그들은 자주 현재 불편한 오래된 안경을 교체해야 한다.

청각

이것은 객관적인 평가동안에 나타날 것이다. 그들은 청각 보조도구를 착용하고 있습니까? 청각 보조도구의 전원은 켜져 있습니까? 청각 보조도구가 귀지로 막혀 있습니까? 그들이 청각 보조도구를 착용하지 않았다면, 그들에게 청각 보조도구가 필요합니까? 환자에게 질문을 할 때, 불량한 집중/주의집중이 비슷하게 출현하는지 민감하게 점검한다.

의사소통

환자는 문제를 표현하거나 당신의 요구를 이해하는데 문제가 있습니까? 이것은 언어 혹은 인지의 결함 혹은 그 이상을 지적하는 것이다.

인지 및 지각

환자는 평가하는 동안 집중하는데 어려움이 있습니까? 그들은 지시를 이해하거나 단순한 문제를 해결하는데 어려움이 있습니까? 그들은 옷을 입거나 벗는데 문제가 있습니까? 그들은 과제의 순서를 틀리거나 한 부분을 빠뜨리며 과제를 수행합니까?

인지와 지각 결함은 환자와 당신의 의사소통과 성공적인 상호관계에 영향을 미칠 것이다. S3.33은 치료사가 이러한 문제의 출현 이유를 일부 통찰하도록 한다.

전체적 외형

환자가 단정하지 못합니까? 이것은 환자가 가정에서 대처하지 못한다는 것을 의미한다. 민감한 질문을 요구하지만, 즉시 필요한 것은 아니다. 일정한 자세의 출현은 임상적 질병을 지적할 수 있다. 예를 들어, 축 처지고 구부정한 자세가 다른 징후 및 증상과 결합하면 임상적 우울증을 제안할 수 있다.

행동

환자가 부적절하게(신체적으로나 구두적으로) 행동합니까? 그들은 부적절하게 행복감 혹은 울음이 있습니까? 악화되었습니까? 어떤 악화된 행동은 다학제간 팀의 휴식과 위험 평가 수행이 필요하다. 이러한 문제의 출현은 이마엽과 변연계의 손상을 지적하거나 정신긴장 문제를 반영한다. 그런 다른 진단이 중요하기 때문에, 이 복잡한 문제의 출현은 유능한 전문가에 의해 포괄적인 평가가 요구된다.

운동부하

그들은 활동을 할 때 피로가 매우 빨리 옵니까? 그들은 호흡곤란이 나타납니까?

제 18 장

18 객관적 평가(기능적 평가) Objective assessment [functional assessment]

환자가 움직이는 방법에 관한 관찰
　환자
　치료사
　　기능적 능력
　수행/움직임 분석에 관한 질
분석

환자가 방법에 관한 관찰

평가의 이 부분은 환자가 구르기, 앉기에서 눕기, 눕기에서 앉기, 앉기에서 서기, 서기에서 앉기, 실내/실외 보행, 계단, 달리기와 같은 *기능적 이동*을 수행하는 동안 수행한다. 그러나 이것은 예를 들어 옷입기/옷벗기, 팔뻗기와 잡기, 그들의 이름 쓰기 등의 *기능적 활동* 동안에 환자의 움직임을 평가하는데 동일하게 유용하다.

환자

관찰을 위해 선택한 기능은 환자의 능력에 따라 다르다. 예를 들어, 환자가 침대 밖으로 이동할 수 없으면 당신은 침상 가동성을 평가한다. 반면에, 환자가 치료실 안으로 걸어오면, 평가는 더 높은 수준의 기능에서 실시한다.

주의: 환자가 걸을 수 있다면, 치료사는 항상 전체 보행분석을 실시해야 할 필요가 있다 (S3.19).

치료사

기능을 관찰하는 목적은 움직임 비정상을 확인하고, 그런 경우에는 환자가 신체적으로 도전해야 한다. 그러나 환자에게 피로가 없도록 케어해야 한다. 궁극적으로, 모든 이동은 기능적인 능력에 관한 완전한 이해를 얻기 위하여 치료사가 평가할 필요가 있다.

환자가 기능을 수행하는 동안 치료사는 다음을 주의해야 한다:

기능적 능력

즉, 환자가 어떻게 성공하는지 그리고 과제를 완성하는데 환자에게 요구되는 보조는 무엇인지이다. 예를 들어, 환자가 독립적으로 앉기에서 서기를 하거나 환자가 눕기에서 앉기로 이동할 때 최소한의 도움이 필요하다.

수행/움직임 분석에 관한 질

또한 치료사는 환자가 어떻게 기능을 수행하는지 분석할 필요가 있다. 본질적으로 이것은 움직임 분석이다. 이 시점에서, 치료사는 효율적인 움직임에 대한 정상적인 제한으로부터 어떤 편향과 반드시 필요한 것은 아니지만 편향의 원인을 확인해야 한다. 이것은 치료사가 과제 요구에 대한 좋은 이해를 가지고 환자를 관찰하기 이전에 과제 분석을 수행하는 비경험적 치료사에게 요구될 것이다. 과제 분석은 가능한 정상적인 출현의 광범위한 다양성과 관련하여 고려하여야 한다. 기본적인 생체역학적 원리의 좋은 이해는 이 과정동안 치료사의 추론을 촉진할 것이다.

과제의 정상 요구 이 과정을 촉진하기 위하여, 치료사는 다음 기본적인 구조를 따라서 그들의 분석에 기초를 두고 선택한다:

- 시작자세 – 관절 각도에 관하여
- 끝자세 – 관절 각도에 관하여
- 근육 활동 – 시작자세에서 끝자세로 어떻게 움직이는지에 관하여. 다음을 고려한다:
  - 필요한 근육 혹은 근육집단
  - 과제 동안 근육의 기능(작용근, 대항근, 협동근)
  - 근수축 유형(원심성, 등척성, 구심성)
  - 근 작업 범위(시작범위, 중간범위, 끝범위)

> **주의사항**
>
> 효율적인 움직임의 정상적인 제한 (즉 건강한 대상자) 안에서 수행되는 전략의 범위는 광범위할 것이다. 따라서 어떤 과제에 대한 정상 요구를 설정할 때, 치료사는 주의깊고 유연성 있게 접근하여야 한다.

환자관찰 정상과제 요구에 관한 분석에 기초하여, 치료사는 효과적인 움직임에 대한 그들의 기대로부터 편향을 기록해야 한다. 그러나 그들은 다음의 출현도 주목해야 한다:

- 일반적인 자세 배열(General postural alignment)
  명백한 비대칭이 있습니까? 움직임은 생체역학적 이론에 부합합니까? 변경된 배열은 다음을 지적한다: (1) 저긴장증 혹은 약화로 기인된 불안정성; (2) 고긴장증, 연부조직 단축 혹은 통증으로 기인된 제한, 혹은 (3) 변경된 감각. 더 자세한 자세배열과 원인에 관한 다른 진단은 다음 평가로 조사될 수 있다.
- 움직임의 질(Quality of movement)
  움직임이 부드럽고, 협응되며, 잘 조절되고 쉽습니까? 질적으로 불량한 움직임은 운동 혹은 감각 손상 혹은 통합에 관한 문제점으로 야기될 수 있다. 또한 실조증(S3.26)은 팔다리나 몸통의 조화롭지 못한 움직임을 야기하지만, 소뇌 기능부전으로 발생한다(S2.12).

- 대상작용(Compensations)

기능적 활동 동안에 움직임에서 속임수를 사용합니까? 움직임은 운동목표를 성취하는데 성공적입니까? 대상작용은 과제를 완성하기 위하여 조정된 행동적 대용으로 정의된다(Shumway-Cook과 Woollacott 2007). 움직임 조절이 목표지향적이기 때문에, 성공적인 대상 움직임은 다른 해결책을 찾기보다는 오히려 장기간 이런 전략에 적응한 중추신경계의 결과이다. 이것은 그들의 전체 잠재력을 회복하는데 제한을 준다(Cristea와 Levin 2000). 또한 대상작용이 건강한 사람들에서도 발생하다는 것이 알려지면서, 기능적 제한이 있는 신경학적으로 손상된 환자의 움직임 해결책 선택의 결함이 있다(Raine 등 2009). 따라서 아마도 치료는 대상작용을 촉진하거나 가장 비효율적인 부분을 조절하는데 목표를 두어야 한다.

- 움직임 유형(Patterns of movement)

그들은 정상적인 움직임 유형을 사용합니까? 그들은 대동작 움직임 유형을 사용합니까? 이것은 기능적인 움직임을 위하여 움직임의 기본적인 유형을 분할하거나 분류하는 능력에 불가능으로 발생한다. 분할은 동시에 다른 관절의 움직임 없이 단일 관절을 움직이는 능력으로 정의된다(Shumway-Cook과 Woollacott 2007). 모든 과제는 결합된 근육의 협동을 요구한다. 예를 들어, 팔뻗기 과제는 어깨관절 굽힘, 팔꿉관절과 손목관절 폄과 잡기 위하여 손가락관절 굽힘을 요구한다. 따라서 모든 관절에서 굽힘을 포함한 대동작 패턴을 사용하는 환자는 그들의 목표를 성취하는데 비효율적이다. 이것은 강직의 징후 중 하나이다(S3.21).

- 불수의적 움직임(Involuntary movements)

그들은 이상긴장증(dystonia)이 있습니까? 이상긴장증은 비정상적이고 지속적인 근수축으로 극단적인 움직임 범위에서 영구적인 비정상적인 자세를 야기하는 특징적인 증후군 중 하나이다. 종종 움직임은 꼬이고 광범위한 속도와 크기를 보인다. 비정상적인 동시-수축이 일반적이고 이런 수축은 종종 통증을 야기한다. 이상긴장증은 바닥핵 손상(S2.11) 특히 조가비핵(putamen nucleus)의 간접 통로의 손상과 관련이 있다. 그러나 다양한 원인으로 인한 몇몇 하위분류가 있다.

그들은 불수의(athetoid) 움직임이 있습니까? 불수의적 움직임은 주로 손상된 팔이 작은 크기의 뒤틀린 움직임이 느리게 몸부림치는 것이다.

그들은 무도병형(choreiform) 움직임이 있습니까? 무도병형 움직임은 빠르고 급격히 움직임이 크게 나타난다. 이것은 헌팅톤 무도병에서 관찰되며 바닥핵 손상(간접 통로)이 원인이다.

그들은 간헐적 경련(clonus)이 있습니까? 간헐적 경련은 발목관절아게 가장 일반적으로 나타나며 발바닥굽힘과 발등굽힘 사이의 율동적인 진동이 특징이다. 이것은 발바닥 굽힘근을 가볍게 신장할 때 출현하며 긴장이 발생하는데, 즉 손상된 발을 휠체어 발받침에 놓을 때 발생한다.

그들은 연합반응(associated reactions)이 있습니까? 연합반응은 주로 팔에서 출현하는 일시

적인 불수의적 움직임이다. 초기 자극 요인은 환자마다 광범위하게 다양하지만, 움직이는 동안 노력이 증가할 때(Bhakta 등 2001), 근육의 불안정, 하품, 기침, 통증, 두려움, 요로 감염 등이 포함될 수 있다. 미약한 근거이지만 이 반응은 근본적인 원인이 존재하지만, 기시한 손상이후 발현에 시간적 지연은 원치 않는 움직임을 억제하는 능력이 감소함으로써 기인되는 적응성 없는 변화를 지적하는 것으로 보인다. 이것은 강직의 한 징후이다 (S3.21). 연합반응이 명확할 때, 치료사의 기록이 중요하다:

- *연합반응이 정확하게 발생하면* 즉, 오른쪽 다리의 중간디딤기(mid-stance)동안에.
- *움직임에 관한 진폭* 즉, 팔꿉관절 굽힘은 최대 90° 까지 발생한다.
- *움직임 패턴* 즉, 팔꿉관절 굽힘과 아래팔 엎침 그리고 일부 손가락 굽힘
- *연합반응 출현 기간* 즉, 팔은 환자가 보행을 멈추면 정상적으로 즉시 되돌아간다. 이것은 선 자세에서 연합반응이 아니다.

이 정보는 존재하는 움직임 유발요인으로 즉, 불균형 혹은 불량한 균형 영역으로써 실마리를 제공할 것이다.

- 능동관절가동범위(AROM)
  능동관절가동범위에 명백한 제한이 있습니까? (S3.28) 즉, 자켓이나 점퍼를 벗을 때 어깨관절과 몸통의 일정한 방향으로 좋은 능동관절가동범위가 요구된다. 어떤 제한은 연부조직 단축, 근육 약화(S3.30), 통증(S3.29), 변경된 감각(S3.23), 혹은 변경된 근긴장(S3.21)의 결과일 것이다.
- 균형(Balance)
  그들은 어떤 활동 동안에 균형을 잃거나 비틀거리는가?(S3.32, 34). 이것은 균형계통(안뜰계/시각/고유수용성감각)에 영향을 주는 결함의 직접적인 결과 혹은 불량한 몸통 안정성, 변경된 근긴장 혹은 감각과 같은 다양한 다른 증상으로 인한 기능적 결과일 것이다.
- 자신감 결여(Lack of confidence)
  그들은 움직이는 동안 걱정이 있습니까? 움직임에 대한 두려움이 있는 환자는 기능에 종종 제한이 있다. 이것은 이전에 낙상을 포함한 많은 요인의 결과일 것이다.
- 운동부하(Exercise tolerance)
  그들은 활동하는 동안에 피로가 매우 빨리 옵니까? 그들은 호흡곤란이 있습니까?

분석

기능적 활동과 주목되는 편향 동안에 환자 관찰을 하는 것은 치료사가 과제 요구에 기초하는 기능부전의 잠재적 원인을 추론하는데 시작이 된다. 생성된 가정은 특별한 평가도구의 사용으로 검사하고 확인할 필요가 있을 것이다(S3.19–34).

참고문헌

Bhakta BB, Cozens JA, Chamberlain MA, et al. Quantifying associated reactions in the paretic arm in stroke and their relationship to spasticity, *Clinical Rehabilitation* 15:195–206, 2001.

Cristea MC, Levin MF: Compensatory strategies for reaching in stroke, *Brain* 123:940–953, 2000.

Raine S, Meadows L, Lynch-Ellerington M: *Bobath concept: theory and clinical practice in neurological rehabilitation*, Oxford, 2009, Wiley-Blackwell.

Shumway-Cook A, Woollacott MH: *Motor control: translating research into clinical practice*, ed 3, Philadelphia, 2007, Lippincott Williams and Wilkins.

보행 Gait

19

보행이란?

보행은 대부분의 일상적 활동을 위하여 필요한 가장 에너지 효율적인 이동 방법이다. 보행은 다리의 율동적이고 상호적인 움직임이며 생체역학적 관점에서 안정기 이후에 불안정기가 나타난다(Magee 2006). 일반적으로, 보행주기는 디딤기(stance phase, 보행주기의 약 60%)와 흔듦기(swing phase, 보행주기의 약 40%)로 구성되어 있다. 보행은 다음의 과제를 포함하고 있다: 공간 안으로 전진, 교대로 한 다리로 안정성 달성, 모든 단계에서 똑바로 선 자세를 유지하는 자세안정성. 비록 보행주기의 대부분이 의식적인 사고를 요구하지 않고 자동적이지만, 실제로 전신의 복잡한 움직임 패턴으로 이루어진다. 보행의 율동적이고 반복적인 요소는 척수 안에 중심유형발생기에 의하여 시작되고 조절된다고 생각한다(S2.13). 그러나 내적환경과 외적환경에 변화가 발생하면, 운동반응을 통합하고 조절하는 것은 더 고위중추가 담당한다. 따라서 중추신경계에 손상이 있으면, 보행하는 환자의 기능적 능력이 손상될 가능성이 있다.

정상적인 보행주기는 동일한 발이 2회 연속 접촉 사이에 일련의 움직임으로 정의되는데 즉, 왼발의 뒤꿈치 닿기에서 왼발의 뒤꿈치 닿기까지를 말한다. 디딤기는 한 다리의 뒤꿈치 닿기에서 발가락 떼기까지를 말하며, 흔듦기는 초기 가속기에서 말기 감속기까지를 말한다. 정상보행주기(그림 19.1, 19.2)와 관절각도와 근육활동에 관한 생체역학은 잘못된 분석으로 기인된 불충분한 지식과 함께 적절한 평가를 완성하는게 필수적이다. 정상보행에 관한 자세한 설명은 이 교재의 관점을 벗어나지만, 다리의 역학에 관한 간단한 개요는 아래와 같다. 설명되는 모든 요소는 보행동안 실시간으로 통합되고 치료사는 효율적인 보행에 없어서는 안되는 머리/목, 몸통과 팔을 고려하는 것을 잊어서는 안된다는 것을 강조해야 한다.

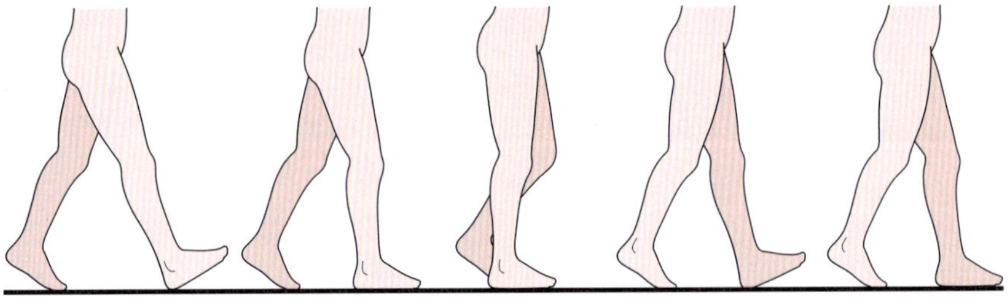

그림 19.1 보행주기에서 디딤기의 주요 요소들.

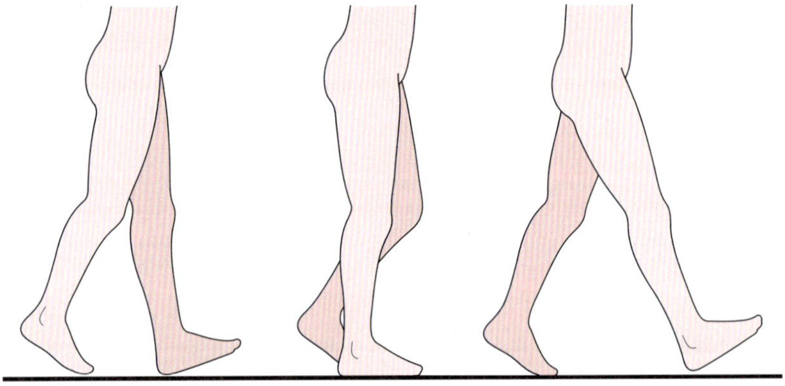

그림 19.2 보행주기에서 흔듦기의 주요 요소들.

디딤기(그림 19.1)

발목관절(Ankle) : 뒤꿈치닿기를 위한 발등굽힘, 편평한 발을 위하여 발등굽힘의 원심성 조절, 중간디딤기를 위한 발등굽힘, 그리고 발뒤꿈치밀기를 위한 발바닥굽힘.

무릎관절(Knee) : 뒤꿈치닿기에서 무릎관절 약간 굽힘(충격흡수자로 활동), 중간디딤기에서 완전 폄, 그리고 흔듦기를 준비하는 동안 약간 굽힘.

엉덩관절(Hip) : 뒤꿈치닿기에서 굽힘하고 난 후 중간디딤기와 체중이동을 위하여 폄과 모음. 발뒤꿈치밀기 직전까지 디딤기 끝에서 완전 엉덩관절 폄.

골반(Pelvis) : 디딤기인 다리를 향하여 가쪽 기울임.

흔듦기(그림. 19.2)

발목관절(Ankle) : 발가락떼기에서 발등굽힘과 발뒤꿈치닿기를 위한 준비로 발등굽힘 유지.

무릎관절(Knee) : 흔듦기동안 지면에서 들기를 위하여 다리를 짧게 굽힘. 뒤꿈치닿기를 준비하기 위하여 무릎관절 폄.

엉덩관절(Hip) : 흔듦기 동안에 발가락떼기에서 다리 가속을 시작하이 위하여 굽힘하고 발뒤꿈치닿기를 준비하는 감속기에서 굽힘을 원심성 조절.

골반(Pelvis) : 발가락떼기에서 흔듦기 다리 쪽으로 약간 떨어뜨리고 앞쪽 돌림.

보행 평가가 필요한 이유는?

보행기능부전은 신경학적으로 손상된 환자에서 일반적이며, 병과 관련된 무수히 다른 징후와 증상으로 발생될 수 있다. 보행에 영향을 주는 요인들은 근긴장, 감각 혹은 인지의 변화와 지각 결함와 같은 병의 직접적인 영향 혹은 이차적인 무용과 비활동으로 기인된 것이다. 예를 들어, 근약화, 연부조직 신장성 변화, 운동 능력 감소 혹은 자신감 감소. (특별한 손상이 보행에 어떻게 영향을 주는지에 대하여 더 자세한 설명을 위하여 독자들은 Shumway-Cook과 Woollacott 2007의 제14장을 참조한다).

더 의존적으로 되고 감소된 삶의질로 고통 받는 환자에서 하나의 비판적인 요인으로써 증명되는 주변 환경에서 움직이지 못하는 것과 더불어, 보행 기능부전은 환자에 의해 기록되는 가장 초기에 가장 일반적인 문제점 중 하나이다. 종종 걷기 위한 능력이지만, 항상 그런 것은 아니며, 그 목표는 환자에 의해서 가장 간절히 추구되는 것이다.

따라서, 환자 보행에 대한 자세한 평가는 적절한 목표 설정과 효과적인 보행 패턴을 성취하기 위한 기준을 설리하기 위하여 필수적이다. 보행이 효과적일수록, 에너지 효율성도 커지고 낙상에 대해서도 더 안전하다. 또한 이차적인 근육뼈대계 합병증을 예방하거나 최소화 할 수 있다.

보행 분석 방법은?

관찰

보행분석은 많은 방법으로 수행될 수 있지만 선택된 방법은 치료사의 자료에 가장 도움이 되는 것에 기초해야 한다. 방법은 아래에서 강조하고 있다.

환자

초기에 치료사는 어떤 중재도 없이 움직이기 위하여 환자가 선택하는 방법을 수립할 필요가 있다.

치료사

1. 환자의 안정성을 확보하기 위하여 평가하는 동안에 충분한 보조가 주어져야 한다.

2. 치료사는 주요 신체 분절, 머리/목, 팔이음뼈, 위팔, 몸통, 골반, 엉덩관절 및 다리의 각각에 주의집중하면서, 모든 방향 (앞, 뒤, 옆)에서 보행을 관찰해야 한다.
3. 그리고 이 신체분절들은 동시에 보행의 한 단계동안에 관찰된다. 예를 들어, 왼쪽 다리의 디딤기(오른쪽 다리의 흔듦기와 결합하는) 동안 전신을 보고난 후 오른쪽 다리의 디딤기(왼쪽 다리 흔듦기와 결합하는) 동안의 관찰을 반복한다.

임상적 제언과 조언

보행분석은 경험 없는 치료사에게는 일정한 시간이 필요할 것이고 환자의 운동능력은 제한 요인 중 하나일 것이다. 환자의 비디오-기록은 치료사가 환자의 피로없이 보행을 재검토할 수 있는 기회를 제공한다.

4. 치료사는 다음에 관하여 각 신체 분절을 관찰해야 한다:
   신체 분절의 일반적 정렬(general alignment)
   누락되고 변경된 순서와 타이밍을 포함한 *정상 보행주기의 변화(Changes to normal gait cycle)*. 예를 들어, 뒤꿈치닿기 없음, 말기 엉덩관절 폄 없음, 큰걸음 길이의 감소, 발각도 증가 혹은 조절 안 된 발 위치.
   비정상 움직임(Abnormal movements), 즉 팔의 연합반응 (S3.18). 정확한 분석을 위하여 이 반응의 타이밍을 주목하는 것이 중요하다.
   증가된 노력(Increased effort)
   자신감 결여(Lack of confidence)
   변경된 균형(Altered balance)
5. 치료사는 적절히 다른 방향(앞, 뒤, 옆, 돌기)과 다른 내용(다양한 바닥이 있는 실내와 울퉁불퉁한 바닥이 있는 실외)에서 환자의 보행을 평가해야 한다.
6. 발과 발목관절: 발은 보행하는 동안 근육 동원을 적응하는 주요 공급이다(Holland와 Lynch-Ellerington 2009). 따라서 발관 발목관절의 가동성 및 내재근육으로부터 얻은 안정성은 특별한 주의를 요구할 것이다. 이것은 객관적인 평가에서 후에 수행할 것이다.

기록

보행 결함에 관한 내용 기술은 보행의 관련 단계아래 구조화되고 신체분절과 관련이 있을 것이다. 아래 예제는 그림 19.3에 관한 것이다.

예제

환자 X는 오른 손에 보행용 지팡이를 집고 독립적으로 보행한다. 3점보행에 상응하는 패턴을 사용하기.

왼쪽 디딤기/오른쪽 흔듦기 동안에:

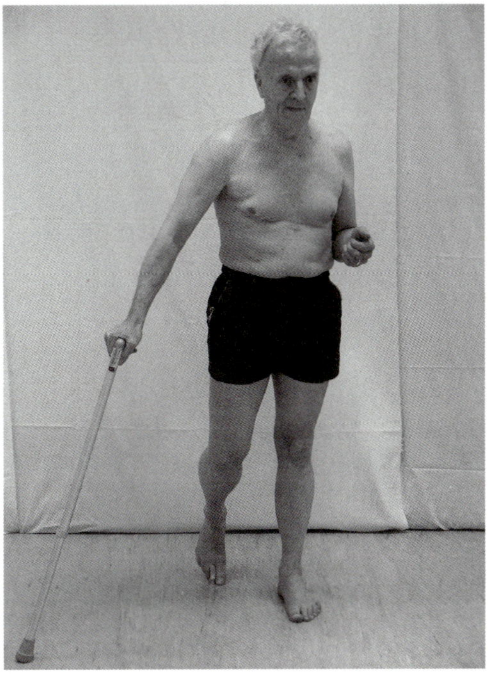

그림 19.3 왼쪽 디딤기의 보행분석.

머리와 목 : 왼쪽 굽힘과 오른쪽으로 약간 돌림

팔이음뼈 : 왼쪽 뒤돌림

몸통 : 왼쪽 뒤돌림

왼팔 : 환자는 연합반응이 나타난다 (어깨위팔관절 폄과 팔꿉관절 90° 굽힘, 아래팔 뒤침과 손가락 굽힘). 이 연합반응은 왼쪽 디딤기에서 증가하고 오른쪽 디딤기에서 감소한다.

오른팔 : 환자는 오른쪽 너무 바깥쪽으로 보행용 지팡이를 유지하는 경향이 있다.

골반 : 왼쪽 뒤돌림

왼쪽 엉덩관절 : 약간 안쪽 돌림. 환자는 말기 폄을 하지 못함

오른쪽 엉덩관절 : 약간 벌림과 가쪽 돌림

왼쪽 발목관절/발 : 발을 편평하게 만들지 못함

오른쪽 발목관절/발 : 환자는 빠르고 짧은 걸음을 걷는 경향이 있다.

분석

임상적 추론에서, 보행분석 자체는 치료사가 정상에서 어떤 편위의 원인으로 가설을 새울 수 있도록 하지만, 이것은 검사가 필요하고 객관적인 평가 3단원에서 확인할 수 있다(S3.20-24).

위의 예제에서, 보행분석은 환자의 자신감 결여로 왼쪽에 불안정 혹은 손상된 왼쪽 다리 위에 체중 이동 능력과 말기 엉덩관절 폄을 달성하는 능력에 관하여 치료사가 관찰할 수 있다. 또한 연합반응은 평형 결핍으로 정렬을 위한 기본 기전으로써 불균형 활동을 반영한다. 혹은 (2)

발을 편평하게 못하여 위에서 기술된 부정렬이 생산되는 것은 발/발목관절에서 일반적이다.

성과측정

연구

최근에, 기술은 어떤 움직임을 객관적으로 분석할 수 있는 운동역학 및 운동학적 자료와 관련된 질적으로 높은 정확한 측정도구를 발달시켰다.

- 근전도
- Silicon COACH Pro version 6.0 program(2004)
- VICON digital optical motion capture
- 힘판

임상

다양한 성과측정은 보행의 다른 양적 측면을 측정하며 치료사가 측정자료를 이해하고 적절한 도구를 선택하는 것이 중요하다.

- 10미터보행검사 – 보행속도
- 6분보행검사 – 지구력
- 일어나서걸어가기 – 균형 및 기능 통합
- 걸음수(설정된 거리에서 걸음 수)
- 분속수(분당 걸음수)

참고문헌

Holland A, Lynch-Ellerington M: The control of locomotion. In Raine S, Meadows L, Lynch-Ellerington M, editors: *Bobath concept: theory and clinical practice in neurological rehabilitation*, Oxford, 2009, Wiley-Blackwell.

Magee DJ: *Orthopaedic physical assessment*, ed 4, Canada, 2006, Elsevier Sciences.

Moore S, Schurr K, Wales A, et al: Observation and analysis of hemiplegic gait: stance phase, *Australian Journal of Physiotherapy* 39:259–267, 1993.

Moore S, Schurr K, Wales A, et al: Observation and analysis of hemiplegic gait: swing phase, *Australian Journal of Physiotherapy* 39:271–278, 1993.

Shumway-Cook A, Woollacott MH: *Motor control: translating research into clinical practice*, ed 3, Philadelphia, 2007, Lippincott Williams and Wilkins.

SiliconCOACH: *SiliconCOACH Coaching solutions for a digital age* [online]. New Zealand, 2004. www.siliconcoach.com (Accessed 1 September 2006).

제 20 장

자세정렬
Postural alignment

20

자세정렬이란?

자세정렬은 신체 분절 사이의 관련성을 말하며, 기본적인 용어는 근육뼈대계, 뼈, 관절 및 근육에 관한 구조를 말한다. 정상적인 근육뼈대계 정렬은 연부조직의 스트레스와 근육의 노력을 최소화하고 운동조절(운동조절)에 포함되는 중추신경계로 감각정보를 전달해주는데 중요하다. 그리고 근육뼈대계 정렬은 기능적 활동 동안에 효율적인 움직임을 촉진하는데 중요한 역할을 한다(Lennon 2003; Mayston 2000a,b; Carr과 Shepherd 2003).

성공적인 운동조절을 위하여 감각 되먹임의 중요성은 잘 성립되었고 (Kandel 등 2000), 감각 미리먹임/되먹임에 기초하여 신경계에 의하여 만들어진 모든 결정을 받는다. 따라서 성공적인 성과는 근육뼈대계 안에 존재하는 몸감각수용기(S3.23)에서 들어오는 많은 양의 정확한 감각 정보를 충분히 받고, 주로, 이런 정보는 고유수용성감각(S3.23), 관절 및 근육 자세 및 움직임 감각과 관련이 있다. 따라서 움직임을 계획하기 위하여 현재 상태와 성과를 모니터할 때 움직이는 동안의 상태에 관한 신경계에 정보를 주는 것이 근육뼈대계의 정렬이다.

신체 분절의 정렬은 자세(역류된 움직임)과 움직임 자체에 중요하다. 자세와 움직임의 상관성은 모두에서 관찰된 유사한 패턴이나 전략과 함께 신체 분절 정렬에 대하여 완전히 볼 수 있을 것이다. 정상범위로부터 편위를 평가하기 위하여, 치료사는 자세와 움직임 패턴의 정상 변수와 정상 출현범위에 관한 지식을 요구한다.

자세정렬을 평가하는 이유?

근육뼈대계의 가장 효율적인 정렬에서 편위는 다양한 신경학적 손상의 직접적인 효과 즉, 과긴장증, 저긴장증(S3.21), 통증(S3.29), 약화(S3.30), 혹은 변경된 감각(S3.23)의 결과로써 발생할 수 있다. 또한 한 신체분절의 부정렬은 다른 분절을 정상범위에서 더 편위시킬 수 있다. 예를 들어, 팔이음뼈 주변의 저긴장증은 어깨위팔관절의 안정성 감소에 직접적인 영향을 미칠 것이고 아탈구의 가능성이 있다. 그러나 환자가 대상작용하고 균형을 유지하기 위한 전략을 발견하여서, 생체역학의 변화는 팔과 몸통의 정렬에 즉시 영향을 미친다. 움직임에 요구되는 여분의 노력과 연부조직의 스트레스는 움직임의 생체역학을 제한으로 통증을 야기할 것이다. 시간이 지나면, 연부조직 적응이 발생하고 새로운 대상전략은 신경가소성의 생리학적 과정을 통하여 학습된다(Ungerleider 등 2002; Marrone 2007).

신체의 근육뼈대계 정렬의 변화 이후에, 신경계에서 몸감각 피드백에 상응하는 변화가 있다. 신경학적 결함이 있는 환자의 경우에, 피드백의 양(amount)과 정확도(accuracy)를 제한하는 감각계통을 포함한 직접적인 손상으로 인하여 더 불리할 수 있다. 잠재적으로 이것은 부정확한 운동계획을 수행하도록 하고 궁극적으로 비효율적이며 실패하는 움직임을 야기한다.

치료에 관하여, 치료사는 자세와 움직임의 정상적인 제한 안에 근육뼈대계의 정렬을 촉진하는데 목표가 있다.

자세정렬을 평가하는 방법?

관찰

근육뼈대계 정렬의 패턴은 자세와 움직임에 유사하므로, 초기 평가는 정적 자세에서 수행할 수 있다. 움직이는 동안 정렬의 평가는 객관적인 평가단락의 두 번째 부분에 해당하고, 치료사는 기능적 과제에 관한 움직임 분석을 수행한다(S3.18).

환자

자세는 환자의 능력에 따라 다양할 것이다. 예를 들어, 최근에 앉기 균형을 유지해 본 적 없는 환자를 위하여 지지하고 앉기 혹은 바로 누운 자세가 더 안전할 것이다.

임상적 제언과 조언

당신이 더 경험할 때까지 일부 환자는 약간의 시간을 요구하는 과정과 장기간 앉기 혹은 서기가 불안정할 수 있다는 것을 명심한다.

동일한 부정렬은 종종 어떤 자세에서도 관찰될 수 있지만, 환자가 앉기와 서기 같은 더 도전적인 자세에 있을 때 더 두드러진다.

치료사

1. 가능한 주요 관절은 개별적으로 관찰되어야 한다. 이것은 편위의 특별한 위치를 성립하기 위하여 필요하다. 예를 들어, 내밈은 어깨위팔관절, 복장빗장관절과 봉우리빗장관절, 그리고 어깨등뼈관절의 움직임이 결합된 것이므로 팔이음뼈에서 내밈(protraction) 기록은 불충분하다. 효과적인 치료목표를 위하여, 각 정렬은 평가되어야 한다.

주의사항

개별 신체 분절에서 모든 당신의 자료를 기록할 때까지 자료 분석을 시작해서는 안 된다. 당신은 한 분절의 편위가 다른 분절의 영향 때문에 발생하였는지 정확히 질문을 시작할 것이지만, 전체 그림이 유용할 때까지 기다리는 것이 전체 분석과 결론을 개선할 것이다.

2. 치료사는 모든 면 (앞/뒤, 위/아래, 안/밖 그리고 돌림)의 분절의 지남력을 차지하는 모든 방향 (앞, 뒤, 그리고 옆에서)에서 전체 신체 분절의 정렬을 관찰해야 한다. 다른 방향에서 관찰은 치료사가 편위 위치를 확인하고 다른 분절의 지남력/관계를 확인할 수 있도록 한다.
3. 치료사는 관찰이나 촉진으로 편위와 관련된 실마리를 얻을 것이다.
   - 피부 주름
   - 뼈돌출부
   - 관절선
   - 체중지지상태
   - 인접 근육활동

임상적 제언과 조언

비록 이 평가가 관찰에 의해 주로 이루어지지만, 정확도는 신체분절의 위치와 지남력을 정확히 달성하기 위하여 뼈돌출부를 촉진하는데 달려있을 것이다.

4. 각 분절의 지남력은 관절에서 가능한 생리학적 움직임에 기초하여 설명자로 주목될 것이다. 예를 들어, 엉덩관절 평가를 할 때, 설명자는 굽힘, 폄, 벌림, 모음, 안쪽과 가쪽 돌림이 유용할 것이다.
   그 분절은 중립자세로 맞출 수 있습니까?
   그 분절은 양측 구조(즉, 어깨뼈), 중심선 구조(즉, 가시돌기) 그리고 위와 아래 구조에 대하여 대칭입니까?
   그 자세 자체가 분절 정렬에 영향을 줍니까?

일정한 자세는 편위를 제한하고 기록해야 하지만(즉, 앉은자세에서 엉덩관절 굽힘), 분석에 영향을 미치지 않는다. 그러나 양측 반응이 대칭이 아니라면(즉, 왼쪽 엉덩관절이 오른쪽보다 가쪽 돌림 및 벌림되어 있다), 더 분석을 해야 한다.

기록

자료를 기록할 때, 다음으로부터 몇몇 실행가능한 선택을 한다. 즉,

- 신체 차트(그림 20.3). 신체 차트를 사용할 때 기호를 확인하는 요점과 차트에 자료를 추가하기 전에 실수를 피하기 위하여 각 그림에 왼쪽과 오른쪽을 표시하는 것을 기억한다.
- 내용 기술(표 20.1)
- 표(표 20.2)

예제

다음 예제는 그림 20.1과 20.2에 대해 언급한다.

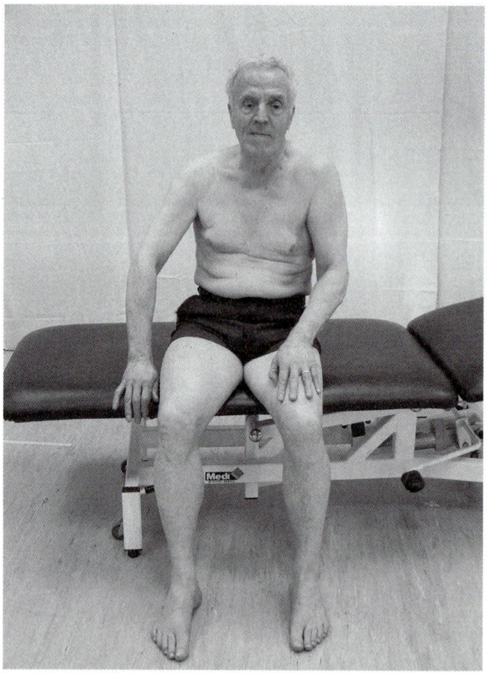

그림 20.1 환자 x의 앞면.

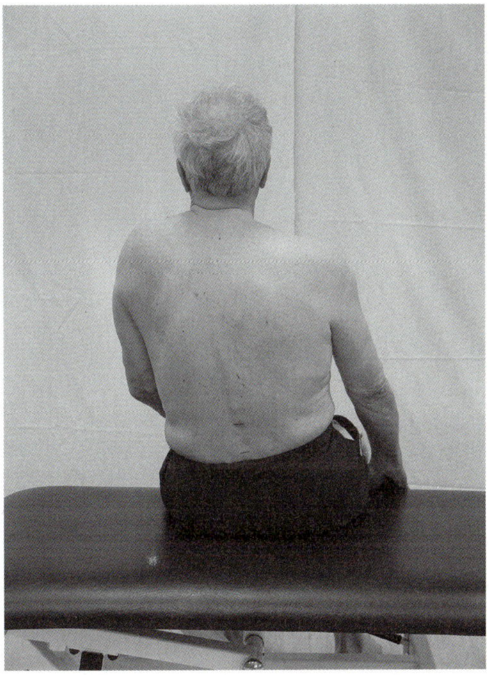

그림 20.2 환자 x의 뒷면그림.

표 20.1 환자 x의 자세 정렬 평가에 관한 내용 기술

환자 앉기 :

몸통은 왼쪽으로 굽힘 및 앞쪽 돌림, 오른쪽으로 뒤쪽 돌림 되어 있다. 몸통의 오른쪽은 능동 수준 이하이다.

오른쪽 어깨뼈는 벌림, 내림 및 가쪽 돌림되고 안쪽 모서기 주변은 능동 수준이하이다. 왼쪽 어깨뼈는 올림 및 올림근의 과활동을 볼 수 있다.

오른쪽 팔은 굽힘근 활동이 우월하다.

골반의 오른쪽은 뒤쪽으로 돌림되고, 오른쪽 엉덩관절은 벌림 및 가쪽 돌림되고, 엉덩관절 주변은 능동수준 이하이다.

환자는 주로 왼쪽에 체중부하를 한다.

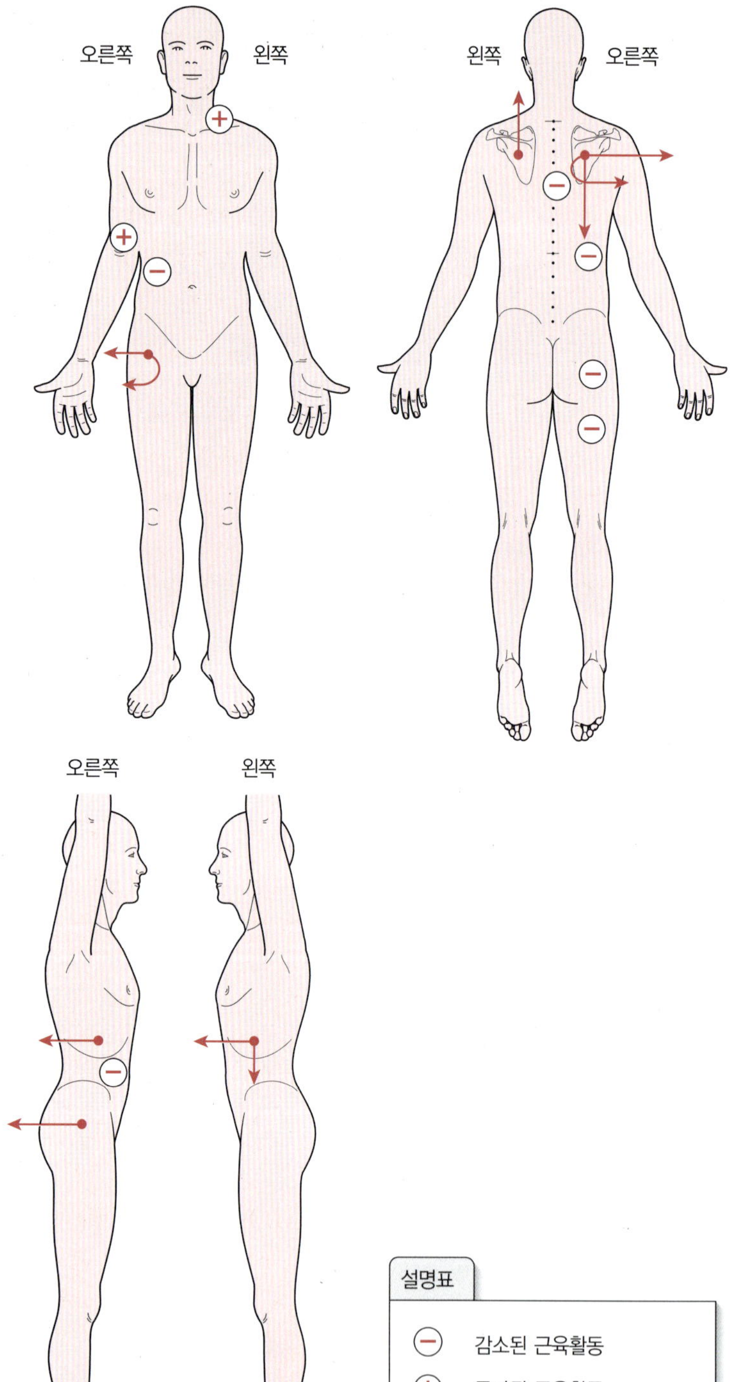

그림 20.3 신체 차트 기록의 예제(자세 정렬).

표 20.2 환자 x의 자세정렬 평가에 관한 표 설명

신체 분절	주목된 부정렬		
머리/목	참고 없음		
몸통	옆굽힘 (왼쪽)	돌림 (왼쪽 앞으로)	돌림 (오른쪽 뒤로)
어깨뼈	오른쪽 내림/벌림/가쪽 돌림/왼쪽 올림		
	오른쪽 어깨뼈 능동수준 이하 (안쪽 모서리)/왼쪽 어깨뼈의 올림근 과활동		
어깨위팔관절	굽힘근 활동이 우월		
골반	오른쪽 뒤쪽 돌림		
엉덩관절	오른쪽 벌림/가쪽돌림		
	엉덩관절 주변 능동수준 이하		
체중 부하	주로 왼쪽		

분석

평가를 완성할 때, 치료사는 기대되는 정상 제한 밖으로 편위된 것을 확인해야 한다. 이 자료를 분석하는 동안, 치료사는 존재하는 편위 사이에 관계를 가정하고 원인이 되고 반응에서 대상작용을 시도하고 예견하는 것을 시작해야 한다. 남아있는 객관적인 평가도구로부터 더 자세한 정보를 모으는 것은 편위의 이유가 설립되기 이전에 필수적이다.

예제

신체 차트(그림 20.3)은 오른 편마비로 고통받는 그림 20.1과 그림 20.2에서 보여준 환자 X를 설명한 것이다. 다음의 신체 차트의 모든 객관적인 표지와 검사에 대한 분석 이후에 가정된다. 오른 골반, 엉덩관절, 몸통 및 팔이음뼈는 저긴장증으로 기인한 아마도 뒤쪽으로 돌림되었을 것이다. 반응에서, 환자는 왼쪽에서 더 어렵게 수행하는데, 특히 중력에 대항하여 똑바로 선 자세를 유지하고자 할 때 팔이음뼈(올림)와 몸통의 앞쪽 돌림이 더 어렵다. 후기에는 오른쪽 저긴장증으로 인하여 정상 반응이 편위될 것이다. 따라서 치료는 대상활동이 더 이상 요구되지 않는다는 것을 가정하고, 저긴장증에 목표를 두는 것이 가장 효과적이다.

성과측정

연구

근육뼈대계통의 구조에 관한 정렬을 측정하는데 유용한 객관적인 도구는 다음과 같다:

- Silicon COACH Pro version 6.0프로그램(2004) 혹은 Matlab 프로그램 7.0(Mathworks) 소프트웨어에 의한 디지털 비디오 분석
- VICON digital optical motion capture.

임상

일반적인 자세에 관한 측정을 하는 임상 성과측정은 다음과 같다:

- Silicon COACH Pro version 6.0프로그램(2004).
- Matlab 프로그램 7.0 (Mathworks) 소프트웨어

참고문헌

Carr J, Shepherd R: *Stroke rehabilitation guidelines for exercise and training to optimize motor skill*, Edinburgh, 2003, Butterworth-Heinemann.

Kandel ER, Schwartz JH, Jessell TM: *Principles of neural science*, ed 4, New York, 2000, McGraw-Hill Health professions Division.

Lennon S: Physiotherapy practice in stroke rehabilitation: a survey, *Disability and Rehabilitation* 259:455–461, 2003.

Marrone DF: Ultrastructural plasticity associated with hippocampal learning: a meta analysis, *Neurobiology of Learning and Memory* 873:361–371, 2007.

Mayston M: Handling and spasticity letter to the editor, *Physiotherapy* 86:559, 2000a.

Mayston M: Compensating for CNS dysfunction letter to the editor, *Physiotherapy* 86:612, 2000b.

SiliconCOACH: *SiliconCOACH coaching solutions for a digital age* [online]. New Zealand, 2004. www.siliconcoach.com (Accessed 1 September 2006).

Ungerleider LG, Doyon J, Karni A: Imaging brain plasticity during motor skill learning, *Neurobiology of Learning and Memory* 783:553–564, 2002.

제 21 장

21

근긴장
Muscle Tone

정상 근긴장이란?

근긴장은 우리가 효과적으로 기능할 수 있도록 긴장의 기본수준을 유지하도록 휴식 시 제공되는 근육의 준비상태를 말한다. 근섬유의 뻿뻿함의 표현으로 수동적 움직임에 대한 저항으로 정의된다 (Brodal 2004). 정상 근긴장은 중력에 대항하기에 충분히 높아야 하며 움직임을 허락하기 위해 충분히 낮아야 한다.

주의사항

근긴장 정의에서 정상 범위는 매우 다양하다. 비정상 근긴장을 구분하는 법은 정상범위에 대한 이해가 바탕이 되어야 가능하며, 치료사는 신경계가 정상인 대상자를 검사해 보아야 한다.

중추신경계가 정상인 사람은 수동적으로 움직일 때 다음과 같은 특징이 나타난다:

- 움직임을 따라할 수 있다(즉, 근육은 능동적이며 움직임을 허용한다).
- 팔다리는 어떤 움직임도 가능하고 그 자세를 취할 수 있다.

근긴장은 팔다리의 자유로운 움직임을 위하여 감소되기도 하지만, 즉시 충분한 활동에 동원되고 이완할 때 그 자세를 유지한다.

근긴장은 생리학적으로 2가지 요인에 영향을 받는다.

- 비-신경성
- 신경성

비-신경성 요인

이것은 연부조직의 기계적-탄성 요소(연부조직구조의 순응 혹은 뻣뻣함)의 결과이고 근육과 근길이의 요변성(점성)을 동반한다. 이 요인들은 휴식 시 정상 근긴장의 중요한 요소이고 자세 근육 활동의 최소한의 긴장을 어떻게 수정하는지 설명해준다(Simons와 Mense 1998).
비-신경성 요인은 연령, 온도 및 운동에 영향을 받을 수 있다.

신경성 요인

신경성 요인은 근육의 수축성 특징의 활성화정도와 관련이 있다. 근육은 지속적으로 수축하거나 능동적이며 적절한 수준의 기본 활동을 조절하는 것은 신경계이다. 근수축 정도는 근육을 신경지배하는 척수(S2.13)의 앞뿔에 있는 알파운동신경세포의 출력이다. 알파운동신경세포의 출력은 중추신경계와 말초신경계 모두와 관련된 다양한 입력으로부터 억제와 흥분 연접의 경쟁을 통한 최종 성과이다. 이것은 다음을 포함한다:

- 근방추(신장반사의 긴장요소) (TSR) (S2.13)
- 골지힘줄기관(GTO) (S2.13)
- 인체의 몸감각수용기(피부, 관절, 결합조직, 근육) (S3.23)
- 시각, 청각, 안뜰계와 같은 감각계(S2.10)
- 감정상태와 연관있는 둘레계(S2.9)
- 다른 운동계(S2.9)
- 척수 안의 사이신경
- 내림신경길를 통한 다양한 고위 중추(그물망 형성 S2.10) (Nielsen 등 2007)

알파운동신경세포의 출력이 감지되는 척수 수준에서 이 입력의 최종적으로 동화되고, 근긴장의 이전수준으로 감소된다.

비정상 근긴장이란?

중추신경계에 영향을 미치는 신경학적 손상을 입은 환자는 근긴장 수준을 조절하는 능력이 상실되고 너무 낮은(저긴장) 혹은 너무 높은(고긴장) 휴식 시 긴장이 나타난다(Brodal 2004). 또한 이 2가지 특징은 환자들에게서 일반적으로 볼 수 있다.

중추신경계 손상에서, 근육약화(S3.30)는 저긴장(근육 긴장 감소)와 과긴장(근긴장 증가) 모두와 관련이 있다. 이런 개념사이의 관계는 복잡하지만, 변경된 긴장 모두가 근육의 힘생산을 감소(약화) 시키는데 직접적으로 관여하는 것으로 나타났다. 또한 변경된 근긴장을 정의하는 병리생태학은 운동단위 동원의 시기와 유형에서 기능부전으로 혹은 동원되는 운동단위에 의해서 발생한다는 것이다. 이것은 일정한 움직임동안에 근약화를 발생시킬 것이다. 또한 변경된 근육긴장이 오랜기간 지속되면 그 부위에 무용이 발생하고 근절감소와 단면적 감소로 인하여 근약화는 더 심해질 것이다(S3.30).

평가에서, 개념적인 정의의 비교는 근긴장과 약화를 구별하는 치료사에게 단순한 도구가 된다. 근긴장은 수동 움직임에 대한 저항이며, 근육의 기본적인 수준의 긴장 혹은 뻣뻣함을 말한다(Moore와 Kowalske 2000). 따라서 근긴장은 휴식 시에 근육에서 평가할 수 있다.
반면에 근육약화는 과제로 인한 저항을 극복하기에 충분한 힘을 생산하지 못하는 것으로 정의에 따라 움직입 활동 동안에 평가할 수 있다.

저긴장

정의

저긴장은 근육의 뻣뻣함이 감소된 것으로 수동적으로 움직일 때 적은 저항 혹은 저항이 없고 움직임의 마지막을 유지할 수 없다. 팔다리는 움직일 때 무겁게 느껴지고, 힘줄반사는 감소하거나 사라진다. 저긴장증 환자는 중력에 대항하여 자세를 유지하기 어려우며 자세 불안정 부위를 움직이려고 할 때 움직임을 위한 근육 동원이 불충분하다. 근긴장의 부절르 이완(flaccidity)이라고 한다.

저긴장의 병리생리학

저긴장은 다발성경화증, 외상성뇌손상, 뇌졸중과 같은 중추신경계가 손상된 많은 질환에서 볼 수 있다. 급성 손상이 발생하면, 중추신경계는 신경쇼크상태가 될 것이다(Kwakkel 등 2003). 쇼크는 감소된 신경전도(S2.6)와 신경계 안의 의사소통 단절 때문이다. 만약 운동신경이 손상되면, 불충분한 수의 알파운동신경세포가 동원되고 저긴장증이 발생한다. 시간이 지나면, 신경쇼크는 회복되고, 신경전도는 재개되고 근긴장도 돌아온다. 그러나 정상수준으로 회복되지 못한다.

만약 환자가 4주 후에도 저긴장증이 존재하면, "장기간 근이완(prolonged muscular flaccidity)"이라고 한다(Kwakkel 등 2003). 뇌졸중에서, 3개월 이상 지속되면 마지막 성과를 위한 예후가 나쁘다(Formisano 등 2005). 장기간 근이완의 확인된 원인은 현재 불분명하다. 알파운동신경세포의 불충분한 흥분을 야기하는 것은 각성 수준과 중추지배의 감소때문이라고 가정한다. 그러나, 바닥핵과 소뇌를 포함하는 겉질순환로는 장기간 근육이완 환자에서 심하게 손상된 것을 알 수 있었다(Pantano 등 1995).

과긴장

과긴장은 근육의 뻣뻣함이 증가하여 수동적으로 움직일 때 저항이 증가된 것이다.
과긴장 환자는 움직임에 대한 노력이 비효율적이다. 과긴장은 다음과 같이 구분한다:

- 경직
- 강직과 관련된 과긴장

경직의 정의

전형적으로, 경직은 수동 움직임에 대하여 관절가동범위 내내 지속되는 증가된 저항을 말한다. 저항은 수동 움직임의 전범위 내내 발생하고 모든 근육(얼굴을 포함한)에 존재한다. 그 저항을 "납관"(범위내내 지속하는) 혹은 "톱니바퀴"(주어진 기간 이후에 저항)이라고 한다(Fung과 Thompson 2002; Xia와 Rymer 2004). 경직은 모든 근육집단의 손상으로 발생하기 때문에, 종종 환자는 돌림이 부족한데 특히 몸통에서 두드러진다(Wright 등 2007). 최근 연구에서 경직은 점성에 의존한다고 보고되었다 (Mak 등 2007; Xia 등 2009). 수의적인 움직임은 시작하고 멈추기가 모두 어렵다. 힘줄반사는 보통 정상이다.

경직의 병리생리학

경직은 파킨슨병의 대표적인 증상 중 하나이지만, 일반적으로 바닥핵 손상에서 나타난다.
경직에서 수동적 움직임에 대하여, 저항이 증가하는 것은 신경성 요인과 비-신경성 요인으로 발생한다.
신경성 요인 신경성 요인은 바닥핵 손상의 결과이며 (S2.11), 특히 도파민을 생산하는 흑색질 손상으로 나타난다. 흑색질의 도파민계 신경세포는 줄무니체로 투사하고 서로 반대효과를 가지고 있는 바닥핵 안의 직·간접적인 신경길 모두의 활동을 조절한다 (S2.11). 직접 신경길는 과제를 달성하기 위한 올바른 수의적 움직임 프로그램을 시작하고 선택하며, 간접 신경길는 원치 않는 움직임 프로그램을 방지한다. 파킨슨병에서, 흑색질의 도파민계세포 손실은 운동프로그램 선택을 조절하지 못하고 겉질로 보내는 올바른 운동프로그램과 올바르지 않은 운동 프로그램 사이의 부적절한 비교(경쟁)을 한다. 근육 수준에서, 부적절한 상호억제로 발새하는 부적절한 동시-수축으로 나타난다(Xia와 Rymer 2004; Xia 등 2009)(Meunier 등 2000). 결론적으로, 단순히 움직임이 부족해진다는 의미의 저운동성 움직임 질환이 출현한다.
비-신경성 변경된 근활동과 관절움직임은 근육뼈대계에 구조적 및 기능적 변화를 가져온다. 근육은 근절이 손실되고 더 짧아지고, 뻣뻣해지며 콜라겐 생산이 변경되고 탈기관화된다.

표 21.1 강직에 관한 양성 및 음성 특성	
양성 특성	**음성 특성**
과-긴장증 (S3.22)	약화 (S3.30)
과긴장증	분할 불능
큰 패턴 움직임 (S3.18)	불량한 선택적 움직임
연합반응 (S3.18)	
비정상적 동시-수축	
간헐적 경련 (S3.18)	

이 구조적 변화는 수동적 움직임에 저항으로 작용하기 때문에 중요하게 고려된다(Bhakta 2000; Chung 등 2004; Vattanasilp 등 2000).

과긴장(강직과 관련된)의 정의

과긴장(강직과 관련된)은 초보 치료사가 이해하기에는 굉장히 어려운 일이다. 주로 "강직"이란 용어는 임상 연습에서 과긴장과 상호교환적으로 사용된다. 이것은 잘못된 것이다. 강직은 속도와 길이에 민감하게 증가하는 긴장성 신장반사로 과도한 힘줄반사를 동반하며 수많은 양성 반응과 음성 반응이 나타나며(표 2.1), 그 중 하나가 과긴장이다(Lance 1980; Paltz 등 2005; Burridge 등 2005). 따라서 명확하게 본 교재는 과긴장(강직과 관련된)이란 용어를 사용할 것이다. 과긴장(강직과 관련된)은 움직임의 속도가 증가할 때 수동 움직임에 저항이 증가하는 것을 말하며, "접칼반사"라고 설명될 때는 근육이 지속적인 신장을 할 때를 말한다. 임상적 표현은 일부 혹은 전범위 움직임 동안에 느끼는 뻣뻣함을 말하며, 환자의 팔다리는 비정상적인 자세를 지속한다. 과긴장의 유형은 어떤 근육집단에서나 출현하지만, 일반적인 표현은 외의 다른 수준의 손상과 관련이 있다.

겉질제거: 대뇌겉질(S2.7) 수준 혹은 겉질 및 간뇌(S2.9)에서의 손상 과긴장 자세는 항중력근에 영향을 주어 팔은 굽힘유형, 다리는 폄유형이 나타난다(Magee 2002).

대뇌제거: 뇌줄기 수준에서 손상(S2.10) 자세는 폄근이 우세한 경향이 있다(Kandel 등 2000; Magee 2002).

임상적 관찰은 수의적 움직임, 증가된 노력 및 증가된 감각자극이 과긴장을 증가시킬 것이라고 지적한다. 그러나 그 경우는 아니지만, 반사활동에 관한 근거가 있다(Sharp와 Brouwer 1997; Ada 등 1998; Burne 등 2005).

과긴장에 관한 병리생리학(강직에 관한)

과긴장(강직과 관련된)은 중추신경계 손상 환자에서 볼 수 있다. 그러나 병의 본질은 즉시 발병되었는지(외상성 뇌손상) 혹은 천천히 발병되었는지 (뇌졸중, 다발성 경화증, 척수손상)를 지적할 것이다(Edwards 2002). 수동 움직임에 대하여 저항증가의 출현은 신경적 요인과 비-신경적 요인이 결합되어 나타나는 것이다.:

신경적 요인 신경적 요인에서, 과긴장(강직과 관련된)은 척수수준의 알파운동신경에 대한 과흥분으로 나타난다. 이것은 (1) 억제신경길(숨뇌 혹은 안쪽 그물척수로)의 손상 혹은 (2) 흥분 신경길(다리뇌 혹은 가쪽 그물척수로)의 활동 증가의 결과로 발생할 것이다.

억제신경길의 방해(Interruption of the inhibitory pathways). 중추신경계의 손상 특히 겉질-그물신경길의 손상(Rathore 2002)은 그물구성체 안에 억제중추에 대한 겉질의 조절이 감소된 결과이다(S2.10). 그 결과는 부적절한 반응을 의미하는 더 고위 억제 중추 조절(S2.13)로부터 긴장성 신장반사가 출현되고, 근육긴장이 증가한다. 이것이 과긴장이다. 대뇌손상에서 긴장성 신장반사의 출현과 강직이 관련된 강력한 증거이다(Lin과 Sabbahi 1999; Burne 등 2005).

흥분신경길의 활동 증가(Increased activity of the excitatory pathways). 신경계 손상이후, 생존한 인접 신경세포는 구조적 적응으로 인하여 생리학적인 변화를 입는다(Nielsen 등 2007). 이 적응은 탈신경지배 과민감성, 곁가지 재생, 억제 해제 및 연접성 강화를 포함하는 신경가소성 과정의 결과이다. 그러나 이런 과정은 긍정적인 기능성과를 기인하는데 필수적이지 않다. 가소성의 경우에, 남아 있는 신경세포와 인접한 뒤신경뿌리 오름신경길의 곁가지 재생에 대한 연접후 수용기의 증가된 민감성은 알파운동신경의 흥분성 입력을 전반적으로 증가시키고 궁극적으로 과긴장증을 야기하는 것으로 생각된다. 과긴장증에 관한 후반부 설명은 과긴장증이 시간이 지나면서 발달하는 이유를 설명하고 있다(Sheean 2002).

비-신경적 요인 변경된 근육활동과 관절 움직임은 근육뼈대계의 구조적 및 기능적 변화로 발생한다. 근육은 근절이 감소하여 더 짧고, 단단하며 요변성이 더 증가하기 시작하고 교원질 생산은 변경되거나 조직이 파괴된다. 이 구조적 변화는 수동적 움직임에 저항을 현저하게 기여한다고 생각되고 있다(Bhakta 2000; Chung 등 2004; Vattanasilp 등 2000).

이것이 신경적 요인과 비-신경적 요인과 관련 있는 것이라고 확실히 문헌으로 밝혀진 것은 아니다. 근전도 연구들은 근긴장의 반사-조절 증가는 손상 후 1개월에서 3개월 사이에 최고로 달한다고 제언하고(Bhaka 2000; Teasell과 Heitzner 1998), 다른 연구들은 반사활동은 팔다리를 빠르게 움직일 때만 나타난다고 증명한다(Vattanasilp 등 2000). 그러나 3개월 이후, 수동적 신장에 증가된 저항은 근육 내적 비-신경적 뻣뻣함으로 주로 기인된다고 제언한다(Bhakta 2000; Chung 등 2004; Vattanasilp 등 2000).

근긴장을 평가하는 이유는?

근긴장은 기능적 능력에 잠재적인 영향을 주기 때문에 평가하는 것이 중요하다. 저긴장증은 뇌졸중의 부정적인 예후지표로 이며, 재활과정을 연장한다(Formisano 등 2005). 과긴장증과 장애수준 사이에 직접적인 상관성은 성립되지 않으며(Sommerfeld 등 2004) 수축한 근육에 과긴장증에 대하여 알려진 것은 미비하다. 실제로, 일부 근거는 과긴장증이 있는 환자에서 관찰된 움직임 장애는 대항근 안에 과긴장증보다 오히려 작용근의 약화로 발생한다는 것을 암시한다. 그러므로 발생 기전을 불명확하거나, 과긴장이 움직임 장애 자체에 직접적인 기여를 한다는 것인지도 불명확하다. 그러나 기능의 해로운 효과는 통증(Pizzi 2005), 구축(Watkins 등 2002; Pizzi 2005), 움직임 범위 제한(Lin과 Sabbahi 1999) 및 근육 약화(Maruishi 등 2001)를 포함하는 과긴장의 이차적인 부작용과 연관이 있다.

근육긴장을 평가하는 방법은?

관찰

환자

치료사는 어떤 자세에서 근육 긴장에 관한 그들의 평가를 시작하지만 환자의 결함에 관한 진정한 통찰을 얻기 위하여 다양한 자세에서 평가할 필요가 있다.

치료사

1. 치료사는 다음을 관찰해야 한다:
   a. 근육 용적
   b. 피부 주름
   c. 움직임 패턴
2. 평가를 위하여 양쪽 모두 관련성을 비교한다.

> **주의사항**
>
> 종종 뇌졸중을 평가하는 동안 손상측과 비손상측을 비교하도록 추천된다. 그러나 운동/감각신경길가 동측은 남아있기 때문에(즉 교차하지 않음) 주의해야 한다. 이것은 양쪽이 손상으로 모두 손상될 것이라는 것을 의미한다.

왼쪽과 오른쪽의 근육 용적은 유사한가? 증가된 근육 용적은 근비대가 발생하는 과긴장증을 지적하는 것이다. 감소된 근육 용적은 저긴장증을 의미한다. 이 징후들은 다른 요인이 양쪽의 용적에 차이를 만들기 때문에 정의할 수 없다(즉, 우세손과 수준, 기능적 활동의 유형 및 빈도).

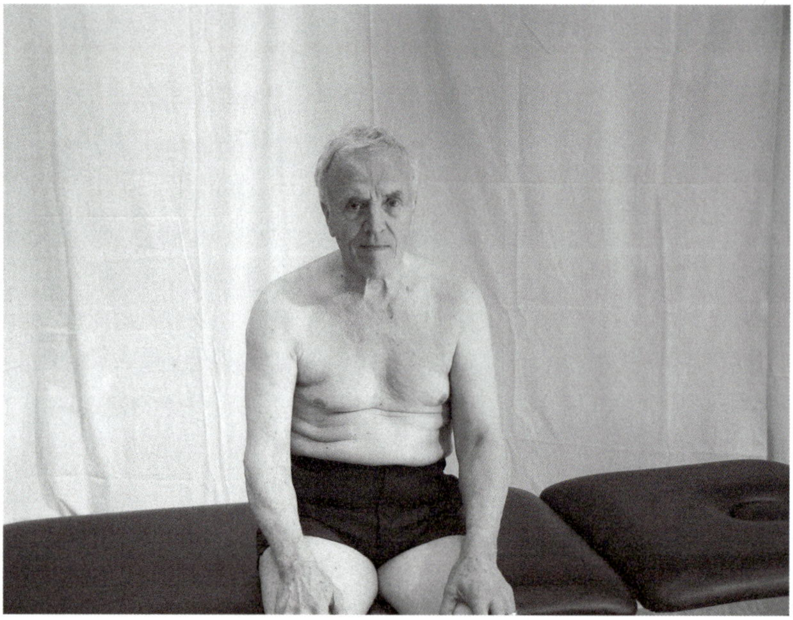

그림 21.1 앉은 자세 피부 주름.

비대칭적으로 과도한 피부 주름이 있는가 (그림 21.1)? 이것은 내재근육이 저긴장증으로 발생한 비정상적인 활동 저하를 지적한다.

환자는 움직임에 비정상적인 패턴이 있는가 (S3.18)? 저긴장증의 징후는 중력의 영향에 대항하여 신체분절을 안정화시키는 능력의 불능으로 자세불안정과 관련이 있다. 종종 치료사는 강직의 징후로써 큰 패턴의 움직임, 증가된 노력 및 연합반응을 찾아서 능동적 움직임을 평가하지만, 과긴장증이 이런 징후와 관련되지만, 직접적인 연관을 제안하는 근거는 없다(Ada과 O' Dwyer 2001; Bhakta 등 2001). 따라서 초보 치료사는 무엇을 평가하는지 그리고 왜 평가하는지 명확해야 한다.

촉진

치료사

1. 근육을 촉진한다.
2. 관련이 있으면, 양쪽을 비교한다.

근긴장은 어떠한가? 과도한 근긴장은 과긴장증과 연관이 있고 감소된 긴장은 저긴장증과 연관이 있다. 그러나 이것은 존재에 관한 근거가 미비하다.

수동 움직임

치료사

이 도구는 수동적인 움직임에 대한 저항을 평가하므로 변경된 근긴장을 정의하는데 사용된다. 치료사는 근육 긴장에 관한 신경적 및 비-신경적 요소를 모두 전반적인 성과로 평가한다. 검사는 휴식하는 근육에 수행하여야 하므로 환자는 편안하고 지지된 자세를 취한다.

> **주의사항**
> 일부 환자는 완전히 이완하기가 너무 어렵다는 것을 발견할 것이다. 환자가 이완되지 않아서 존재하는 긴장은 과긴장증이 아니다.

팔다리 검사

1. 검사하는 팔의 전체를 지지한다(그림 21.2, 21.3).

> **주의사항**
> 모든 수동적 움직임은 처음에 천천히 조심해서 수행되어야 한다. 근긴장이 낮으면, 관절 주변의 연부 조직 구조에 손상을 야기할 위험이 있다.

2. 팔다리는 전관절가동범위를 천천히 움직인다.
3. 움직임은 수동적으로 재-평가한다(환자의 팔다리에 노력 없이)
4. 치료사는 움직임을 반복할 필요가 있지만, 움직임은 과긴장성 근육에서 비-신경적 요소에 영향을 받기 때문에 최소로 유지해야 한다.
5. 과긴장증이 의심되면, 수동 움직임의 속도 증가는 확진하는데 도움이 될 것이다. 이것은 근육 뻣뻣함의 반사적 요소를 특별히 검사한다. 속도-의존성 과긴장성 근육은 더 큰 저항을 제공한다.
6. 팔다리 모두를 포함하는 움직임의 모든 방향과 모든 관절에서 수동적 움직임을 반복한다. 예를 들어, 어깨관절에서, 안쪽/가쪽 돌림, 벌림/모음 및 굽힘/폄을 평가한다.

> **주의사항**
> 이 기술은 잠재적으로 높은 위험의 도수 과제이다. 적절히 위험을 관리하여야 한다.

몸통검사 이것은 환자의 몸통에 대한 수동 움직임을 수행하는 것이다.

1. 환자는 앉은 자세에서 검사할 수 있지만(그림 21.4), 옆으로 누운 자세도 동일하게 유용하다(그림 21.5).

2. 몸통/가슴은 몸통근육에 저항을 평가하기 위하여 골반에 대하여 모든 방향으로 움직여야 한다.
3. 효과적으로 수행하기 위하여, 다른 분절(몸통)이 움직이는 동안 한 분절(골반)은 고정할 필요가 있다.

수동 움직임에 저항이 있는가? 예, 과긴장증을 지적한다. 아니오. 정상긴장 혹은 저긴장증을 지적한다.

움직임에 저항이 느껴지는 지점은? 강직과 연관된 과긴장은 움직임 범위 일부 혹은 움직이는 내내 발생하지만, 경직과 관련된 과긴장증은 전범위내내 발생한다.

출현하는 저항은 뚜렷한 특징이 있는가? 강직과 관련된 접칼반사 혹은 경직과 관련된 톱니바퀴/납자루. 모든 근육집단에서 나타나는 과긴장증은 경직을 지적하고, 특별한 근육 집단에서만 나타나는 과긴장증은 강직으로 인한 것이다.

수동 움직임의 속도가 증가하면 저항이 증가하는가? 속도-의존 변화는 과긴장증을 지적하지만 강직 혹은 경직 일 수 있다.

팔다리가 무겁다고 느끼고, 움직임에 저항이 작거나 없는가? 저긴장증이다.

반사검사

치료사

반사검사(S3.22)는 반사신경길의 통합성과 근육의 반사적 특성을 평가하거나 확인하기 위하여 수행한다. 반사검사는 근긴장의 신경요소에 대하여 알 수 있지만 근육의 전반적인 뻣뻣함을 알 수 없다. 따라서 별개로 근긴장 검사를 위하여 사용하는데는 부적절하다. 저-긴장증은 말초신경계 혹은 중추신경계의 영향이다. 과-긴장성 근육은 강직을 확인할 수 있지만, 과긴장증의 존재와 증가된 힘줄반사 사이에 상관성이 낮다고 지적하는 근거 때문에 과긴장증과 반사검사를 직접적으로 연관짓는 것은 주의해야 한다(S2.22) (Teasell과 Heitzner 1998).

기록

자료를 기록할 때, 치료사는 신체 차트(그림 21.6) 혹은 문서작성(표 21.2)을 사용할 것이다.

예제

그림 21.6과 표 21.2를 참조한다.

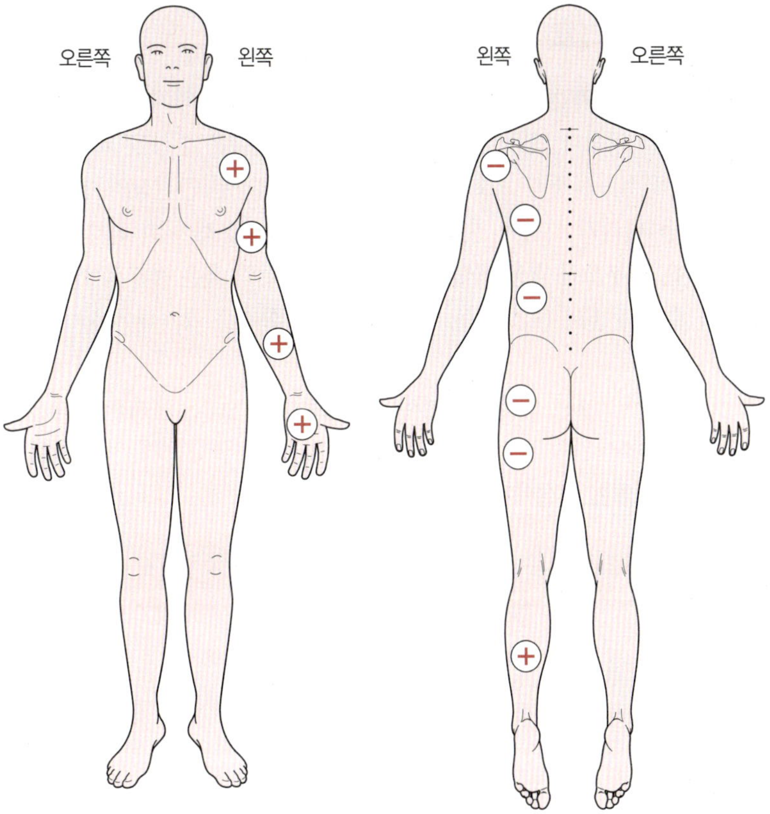

그림 21.6 신체 차트 기록에 관한 예제(근육 긴장).

표 21.2 문서작성 기록의 예제(근육 긴장)

환자는 앉은 자세 :

왼쪽 몸통은 모든 방향에서 움직임에 저항이 없다.

왼 팔 : 어깨위팔관절에 아탈구. 팔이음뼈에 대한 수동 움직임에 저항 없음. 팔꿉관절 폄 그리고 손목관절 및 손가락 폄의 중간범위에서 저항이 증가.

오른 팔 : 정상 긴장.

왼 다리 : 엉덩관절/골반은 움직임에 저항 없고 발등굽힘의 범위에서 저항 증가.

오른 다리 : 정상 긴장.

분석

심각한 저긴장증 혹은 과긴잔증의 출현은 종종 합병증을 동반하지 않는다. 그러나 중등도 및 경증에서, 진단은 더 어렵다. 경직과 강직에 관한 다른 진단은 손상된 뇌 영역에 주로 기초한다. 그러나 신경적 및 비-신경적 요소 모두가 존재하는 변경된 근긴장의 병리생리학에 기초하여, 치료사는 결론을 내리기 이전에 평가도구를 결합하여 사용해야 한다. 치료사는 통증(근육뼈대계 혹은 계통적), 연부조직 적응(불량한 앉기로부터), 투약 혹은 감정적 스트레스와 같은 근긴장에 영향을 줄 수 있는 다른(치료되는) 요소에 대하여 환자를 평가해야 한다. 이것은 우선적으로 경감되어야 한다.

그림 21.6과 표 21.2에서 보여주는 예제의 분석은 왼쪽 몸통, 어깨관절 및 엉덩관절 주변에는 저긴장증이 존재하고 왼쪽 팔굽관절, 손목관절 및 손의 굽힘근과 왼쪽 발목관절의 폄근에는 과긴장증이 존재한다는 가설에서 기인한다.

성과측정

연구

- 근전도
- 호프만 반사

임상

변경된 근긴장은 해당 근육의 뻣뻣함을 정의하므로, 수동 움직임에 대한 저항 측정어 가장 정확하다.

- 수정된 애시워스 척도
- 타르디우 척도
- 수정된 타르디우 척도

참고문헌

Ada L, O'Dwyer N: Do associated reactions in the upper limb after stroke contribute to contracture? *Clinical Rehabilitation* 15:186–194, 2001.

Ada L, Vattanasilp W, O'Dwyer N, et al: Does spasticity contribute to walking dysfunction after stroke? *Journal of Neurology Neurosurgery and Psychiatry* 64:628–635, 1998.

Bhakta BB: Management of spasticity in stroke, *British Medical Bulletin* 56:476–485, 2000.

Bhakta BB, Cozens JA, Chamberlain MA, et al: Quantifying associated reactions in the paretic arm in stroke and their relationship to spasticity, *Clinical Rehabilitation* 15:195–206, 2001.

Brodal P: *The central nervous system: structure and function*, ed 3, Oxford, 2004, Oxford University Press.

Burne JA, Carleton VL, O'Dwyer NJ: The spasticity paradox: movement disorder or disorder of resting limbs? *Journal of Neurology Neurosurgery and Psychiatry* 76:47–54, 2005.

Burridge JH, Wood DE, Hermens HJ, et al: Theoretical and methodological considerations in the measurement of spasticity, *Disability and Rehabilitation* 271/2:69–80, 2005.

Chung SG, van Rey E, Bai Z, et al: Biomechanic changes in passive properties of hemiplegic ankles with spastic hypertonia, *Archives of Physical Medicine and Rehabilitation* 85:1638–1646, 2004.

Corden DM, Lippold OC, Buchanan K, et al: Long-latency component of the stretch reflex in human muscle is not mediated by intramuscular stretch receptors, *Journal of Neurophysiology* 84:184–188, 2000.

Edwards S: *Neurological physiotherapy*, Edinburgh, 2002, Churchill Livingstone.

Formisano R, Pantano P, Buzzi MG, et al: Late motor recovery is influenced by muscle tone changes after stroke, *Archives of Physical Medicine and Rehabilitation* 86:308–311, 2005.

Fung VS, Thompson PD: Rigidity and spasticity. In: Jankovic JJ, Tolosa E, editors. *Parkinson's disease and movement disorders*, ed 4, Philadelphia, 2002, Lippincott Williams and Wilkins, pp 473–482.

Kandel ER, Schwartz JH, Jessell TM: *Principles of neural science*, ed 4, New York, 2000, McGraw-Hill.

Kwakkel G, Kollen BJ, van der Grond J, et al: Probability of regaining dexterity in the flaccid upper limb: impact of severity of paresis and time since onset in acute stroke, *Stroke* 34:2181–2186, 2003.

Lance JW: Spasticity: disordered motor control. In: Feldman RG, Young RR, Koella WP, editors. *Spasticity: disordered motor control*, Chicago, 1980, Year Book Medical, pp 485–494.

Lin F-M, Sabbahi M: Correlation of spasticity with hyperactive stretch reflexes and motor dysfunction in hemiplegia, *Archives of Physical Medicine and Rehabilitation* 80:526–530, 1999.

Magee DJ: *Orthopaedic physical assessment*, ed 4, Canada, 2002, Elsevier Sciences.

Mak MK, Wong EC, Hui-Chan CW: Quantitative measurement of trunk rigidity in parkinsonian patients, *Journal of Neurology* 254:202–209, 2007.

Maruishi M, Mano Y, Sasaki T, et al: Cerebral palsy in adults: independent effects of muscle strength and muscle tone, *Archives of Physical Medicine and Rehabilitation* 82:637–641, 2001.

Meunier S, Pol S, Houeto JL, et al: Abnormal reciprocal inhibition between antagonist muscles in Parkinson's disease, *Brain* 123:1017–1026, 2000.

Moore DP, Kowalske KJ: Neuromuscular rehabilitation and electrodiagnosis of myopathy, *Archives of Physical Medicine and Rehabilitation* 81:S-32–S-35, 2000.

Nielsen JB, Crone C, Hultborn H: The spinal pathophysiology of spasticity – from a basic science point of view, *Acta Physiologica* 1892:171–18010, 2007.

Pantano P, Formisano R, Ricci M, et al: Prolonged muscular flaccidity after stroke: morphological and functional brain alterations, *Brain* 118:1329–1338, 1995.

Platz T, Eickhof C, Nuyens G, et al: Clinical scales for the assessment of spasticity associated phenomena and function: a systematic review of the literature, *Disability and Rehabilitation* 271/2: 7–18, 2005.

Pizzi A, Carlucci G, Falsini C, et al: Evaluation of upper-limb spasticity after stroke: a clinical and neurophysiologic study, *Archives of Physical Medicine and Rehabilitation* 86:410–415, 2005.

Rathore SS, Hinn AR, Cooper LS, et al: Characterization of incident stroke signs and symptoms: findings from the Atherosclerosis Risk in Communities Study, *Stroke* 33:2718–2721, 2002.

Sharp SA, Brouwer BJ: Isokinetic strength training of the hemiparetic knee: effects on function and spasticity, *Archives of Physical Medicine and Rehabilitation* 78:1231–1236, 1997.

Sheean G: The pathophysiology of spasticity, *European Journal of Neurology* 9:3–9, 2002.

Simons DG, Mense S: Understanding and measurement of muscle tone as related to clinical muscle pain, *Pain* 75:1–17, 1998.

Sommerfeld DK, EekE U-B, Svensson A-K, et al: Spasticity after stroke: its occurrence and association with motor impairments and activity limitations, *Stroke* 35:134–140, 2004.

Teasell RW, Heitzner JD: The painful hemiplegic shoulder, *Physical Medicine and Rehabilitation: State of the Art* 12:489–500, 1998.

Vattanasilp W, Ada L, Crosbie J: Contribution of thixotropy spasticity and contracture to ankle stiffness after stroke, *Journal of Neurology Neurosurgery and Psychiatry* 69:34–39, 2000.

Watkins C, Leathley M, Gregson J, et al: Prevalence of spasticity post stroke, *Clinical Rehabilitation* 165:515–522, 2002.

Woollacott AJ, Burne JA: The tonic stretch reflex and spastic hypertonia after spinal cord injury, *Experimental Brain Research* 1742:386–396, 2006.

Wright WG, Gurfinkel VS, Nutt J, et al: Axial hypertonicity in Parkinson's disease: direct measurements of trunk and hip torque, *Experimental Neurology* 208:38–46, 2007.

Xia R, Rymer WZ: Reflex reciprocal facilitation of antagonist muscles in spinal cord injury, *Spinal Cord* 43:14–21, 2004.

Xia R, Sun S, Threlkeld J: Analysis of interactive effect of stretch reflex and shortening reaction on rigidity in Parkinson's disease, *Clinical Neurophysiology* 120:1400–1407, 2009.

22 반사 Reflexes

반사검사란?

일반적으로 힘줄반사라고 하는 반사검사는 신장반사신경길(S2.13)의 긴장성 요소에 관한 반응을 포함하는 것이다. 반사검사는 치료사가 힘줄에 빠르고 날카로운 신장을 적용하면 그 근육 안에 있는 대부분의 혹은 모든 신장수용기(근방추)가 동시반응하는 신장을 만들기 때문에 힘줄반사라고 하는 것이다. 그 결과 알파운동신경세포에서 흥분성 활동전위의 일시적 가중(S2.6)으로 근육 수축이 발생한다.

반사를 평가하는 이유?

반사 평가는 다음과 같은 중요한 정보를 치료사에게 제공할 것이다:

신경통합성

반사활의 검사로, 치료사는 척수에서 근육으로 그리고 근육에서 척수로 연결하는 신경길의 통합성을 평가한다. 이것은 척수손상, 운동신경질환 혹은 길랑-바레증후군과 같은 아래운동신경세포 신경길 혹은 말초신경계에 영향을 주는 상태에 관한 중요한 정보이다. 무반응은 신경길를 따라서 어딘가 혹은 근육 자체에 완전한 손상을 지적하는 것이다.

근육의 반사성 특성

신경길가 완전히 성립된 상태에서, *근육반응*은 치료사에게 유용한 정보를 제공할 것이다.

과-반사증

검사에 관한 활발한 반응은 비정상적 반사 혹은 과-반사증이라고 하며 강직(S3.21)의 양성 징후중 하나이다. 과-반사증은 대뇌겉질 특히 겉질-그물척수로의 손상과 관련된 내림성 억제의 감소로 발생한다고 생각된다(Rathore 등 2002). 따라서 과-반사증의 출현은 중추신경계 손상을 뜻하며 중추신경계 손상은 초기부터 의심되지 않는 장애에서 문제의 원인이 된다.

저-반사증

검사에 대한 감소된 반응은 저-반사증이라고 하며 중추신경계 혹은 말초신경계에 영향을 미치는 병에서 관찰된다. 더 특별하게 저-반사증은 내림신경길 혹은 근육 자체를 조절하는 반사궁의 하나 이상의 요소에 손상과 관련이 있다(Kandel 등 2000).

> **주의사항**
>
> 주의사항은 근육 반사성의 이러한 특성은 긴장과 걱정과 같은 많은 다른 요인에 영향을 받는 다는 것을 특성을 분석할 때 염두해 두어야 한다는 것이다.

반사 평가방법?

힘줄반사

환자

검사는 휴식상태에서 근육에 적용하므로 환자는 편안하게 이완해야 한다. 따라서 자세는 검사하는 근육에 따라 달라질 것이다.

치료사

1. 반사는 반사 망치를 사용하여 평가한다(그림 22.1).
2. 반사 망치가 접촉할 지점을 찾기 위하여 검사하고자 하는 힘줄을 촉진하다.
3. 망치는 자유롭게 흔들리는 모멘툼을 위하여 손잡이 끝은 편안하게 잡는다.
4. 그리고 망치의 머리는 해당 근육의 힘줄에 신장을 적용하기 위하여 부드럽게 사용한다.

위팔두갈래근(C5, C6)(그림 22.2)

a. 환자의 팔은 손바닥을 위로하고 팔꿉관절을 굽혀야 한다.

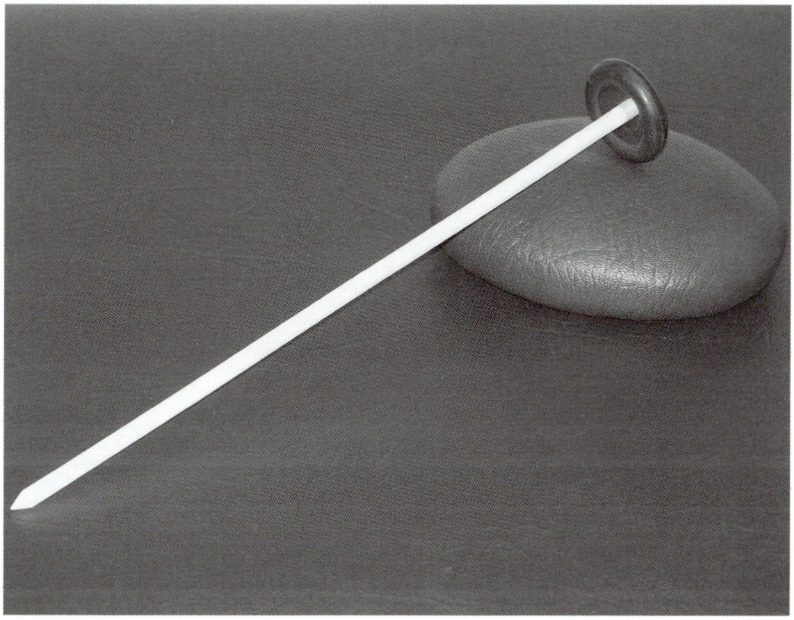

그림 22.1 반사 망치.

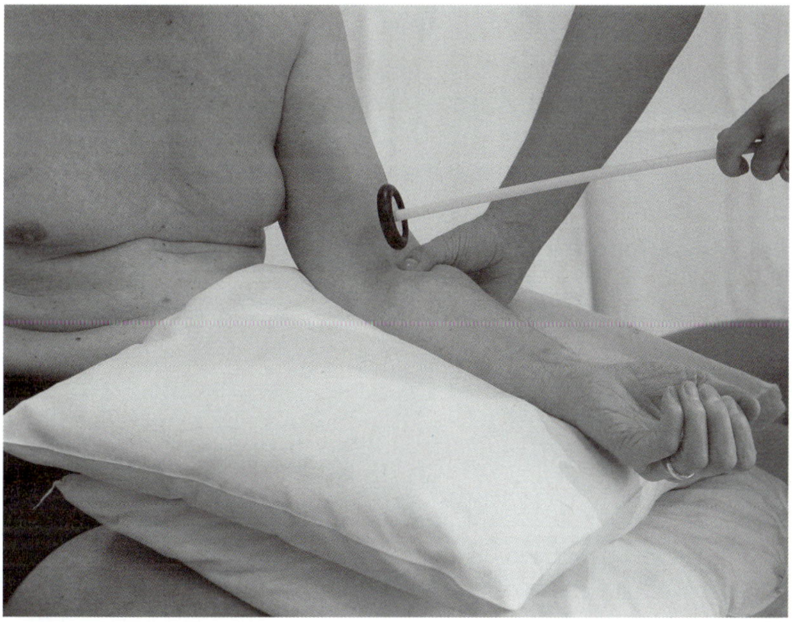

그림 22.2 위팔두갈래근 힘줄반사검사.

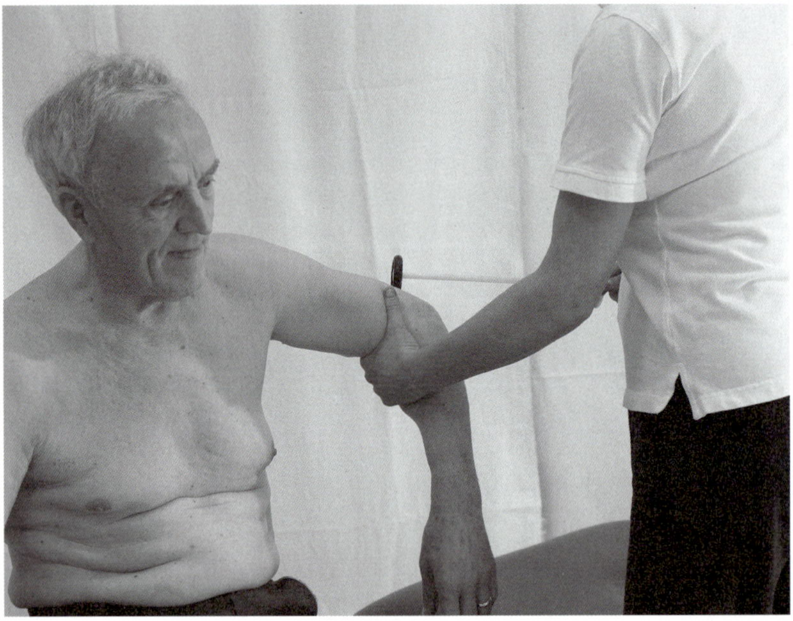

그림 22.3 위팔세갈래근 힘줄반사검사.

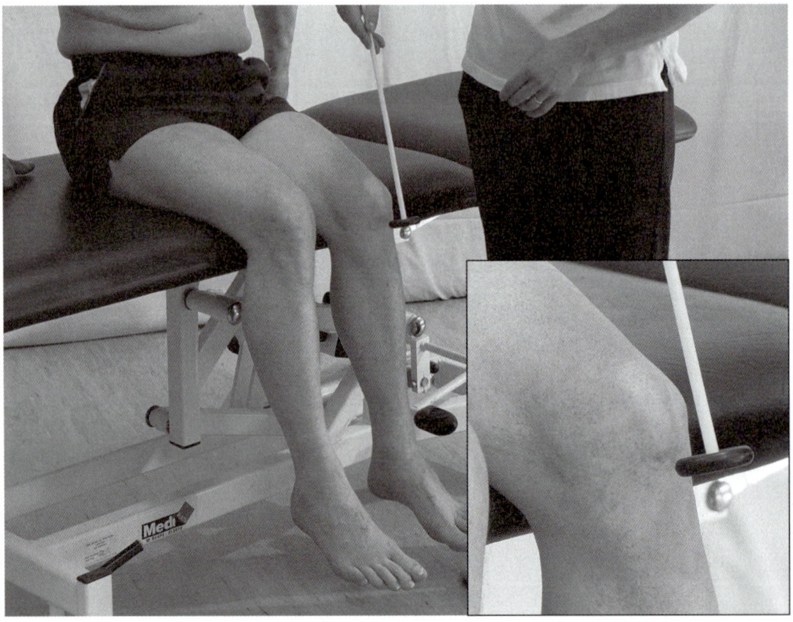

그림 22.4 넙다리네갈래근 힘줄반사검사.

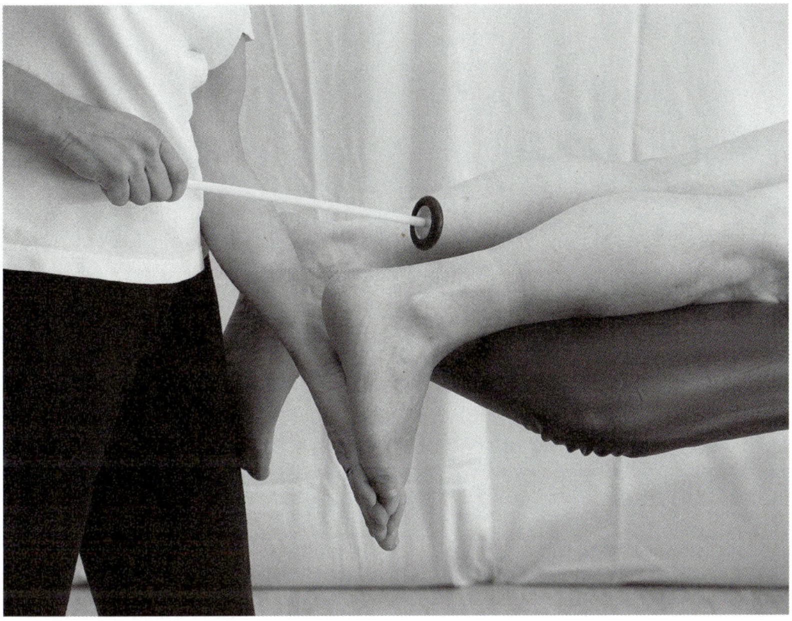

그림 22.5 발바닥굽힘근 힘줄반사검사.

b. 엄지나 손가락으로 위팔두갈래근 힘줄을 단단히 잡는다.
c. 반사 망치로 당신의 손가락을 친다.
d. 팔꿉관절 굽힘이 발생하는지 관찰한다.

위팔세갈래근(C6, C7)(그림 22.3).

a. 위팔은 90° 벌림한 자세로 지지한다. 그리고 환자의 아래팔은 자유롭게 매달린 자세이다.
b. 망치로 팔꿉관절 위의 위팔세갈래근 힘줄을 친다.
c. 팔꿉관절 폄이 발생하는지 관찰한다.

넙다리네갈래근(L2, L3, L5)(그림 22.4)

a. 환자는 앉거나 바로 누운 자세에서 무릎관절을 이완하고 굽힌다.
b. 무릎뼈 바로 아래에서 무릎힘줄을 친다.
c. 무릎관절 폄이 발생하는지 관찰한다.

발바닥굽힘근(S1, S2)(그림 22.5)

a. 환자는 긴 앉은 자세 혹은 엎드린 자세를 취한다. 발목관절에서 발을 발등굽힘한다.
b. 아킬레스힘줄을 친다.
c. 발목관절에서 발바닥굽힘이 발생하는지 관찰한다.

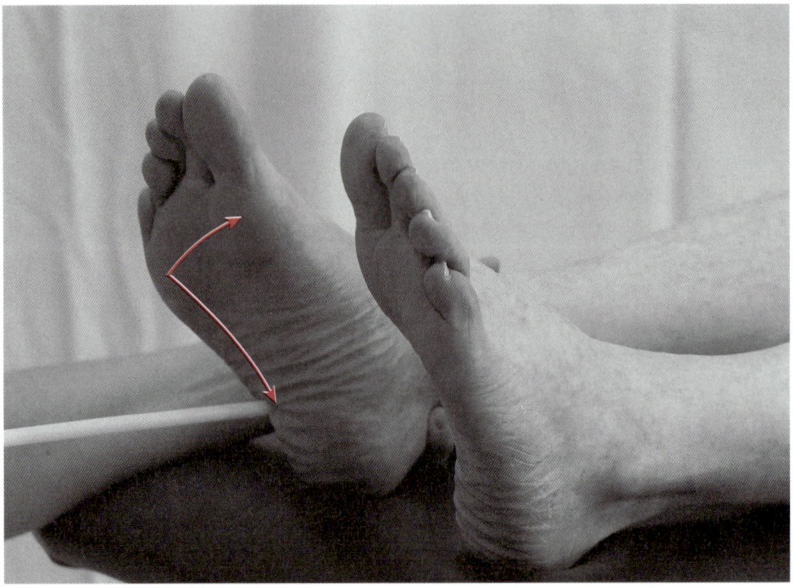

그림 22.6 바빈스키 징후 검사.

주의사항

반사 반응은 당신이 자극하는 힘에 따라 달라진다. 자극강도는 당신이 해당 반응을 유발하는데 필요한 정도이며 그 이상의 강도는 사용하지 않는다.

5. 반응은 다음과 같이 등급을 매길 수 있다:
   - 혹은 0 무반응
   - 혹은 1 감소된(저하) 반응
   + 혹은 2 정상/평균반응
   ++ 혹은 3 활발한(항진) 반응
   +++ 혹은 4 과장된(비정상) 반응

검사한 근육은 반응합니까? 예, 신경길와 근육은 해당하는 척수뿌리수준이 손상되지 않았다는 것이다. 예를 들어, 위팔두갈래근의 적당한 반응은 $C_5/_6$수준이 정상이라는 것이다. 반응이 없으면, 같은 수준에 신경길 손상을 의심해야 한다.

근육은 얼마나 반응합니까? 2보다 큰 반응은 과-긴장증을 지적하며 강직(즉, 과진장증)의 다른 징후을 찾아볼 필요가 있다. 감소된 반응은 저-긴장증을 지적한다.

발바닥반응(바빈스키징후) (그림 22.6)

환자

환자는 바로 누운 자세 혹은 긴 앉은 자세를 취하고 검사는 휴식상태에서 다리의 근육에 실시하기 때문에 잘 지지한다.

치료사

1. 반사 망치의 끝을 사용한다.
2. 발의 가쪽 모서리를 따라서 끝의 위쪽을 당긴다.
3. 5번 발가락의 바닥에서 발의 뒤꿈치를 가로질러 안쪽으로 움직인다(그림 22.6).
4. 연속적으로 완전히 빠른 속도로 움직임을 수행한다.
5. 발가락의 움직임을 주목한다.
6. 정상 반응은 굽힘이다(소실). 엄지발가락이 폄되고 다른 발가락이 흩어지면 비정상이다. 이것은 양성 바빈스키 징후이며 중추신경계 손상을 뜻한다.

기록

치료사에 의한 기록은 보통 검사한 근육과 반응으로 구성하는 단순한 목록으로 구성된다. 예를 들어,:

- 위팔두갈래근 – 항진 혹은 ++ 혹은 3
- 넙다리네갈래근 – 감소 혹은 – 혹은 1
- 바빈스키징후 – 음성

분석

반사검사 결과는 다른 평가 결과와 함께 고려할 필요가 있다는 것을 기억하는 것이 중요하다. 예를 들어, 말초신경계 손상 병에서 분석은 근육분절(S3.31)과 피부분절(S3.24)로부터 얻어진 결과와 공동으로 해야 한다. 중추신경계 손상 병에서 분석은 근육긴장(S3.21)의 평가와 관련된 자료와 공동으로 해야 한다.

성과측정

연구

- 호프만 반사

임상

- 힘줄검사
- 바빈스키 징후

참고문헌

Kandel ER, Schwartz JH, Jessell TM: *Principles of neural science*, ed 4, New York, 2000, McGraw-Hill.

Petty NJ: *Neuromusculoskeletal examination and assessment: a handbook for therapists*, Edinburgh, 2006, Churchill Livingstone.

Rathore SS, Hinn AR, Cooper LS, et al: Characterization of incident stroke signs and symptoms: findings from the Atherosclerosis Risk in Communities Study, *Stroke* 33:2718–2721, 2002.

제 23 장

23 감각
Sensation

감각이란?

감각은 몇 가지 유형으로 구성되어 복잡한데, 즉 4개의 특별한 감각들(시각, 청각, 후각, 미각) 그리고 몸감각(촉각[가벼운 촉진과 압각], 고유수용성감각, 온각, 유해자극/통각) 등이다. 우리의 감각경험은 이 감각 유형들에 목적을 지각하고 첨부하는 뇌를 구성한다. 비록 모든 감각 유형이 기능과 삶의질에 관련이 있을지라도, 이 단원에서는 몸감각만을 설명한다. 몸감각 정보는 환경을 경험하도록 하고, 잠재적인 위험을 경고하며 각성을 유지하고 움직임 조절에 근본이 된다.

감각수용기

몸감각은 다른 감각 수용기, 온각수용기(온각), 기계수용기(신체 비틀림), 그리고 화학수용기(화합물)로부터 들어오는 다양한 자극들에 반응한다. 각각 감각 유형은 그 수용기장 안에 특별한 한 자극이 역치 강도로 도달할 때 활성화되는 유일한 감각 수용기이다. 이 수용기장은 통증경험(S3.29) 및 비정상적인 감각이 발생할 때 병의 결과로써 변경될 것이다. 수용기의 밀도는 자극의 위치 능력(인식)과 두 자극 사이의 구별하는 능력(식별)과 관련이 있다.

감각 경험의 기간은 '적응' 이라고 명명된 감각수용기의 그 이상의 특징과 관련되어 있다. 빠르게 적응하는 수용기는 변화에 반응을 하고 그 자극의 시작과 끝에서 활성화된다. 천천히 적응하는 수용기는 끊임없는 자극에 연속적으로 반응한다. 이것은 특별한 유형의 수용기를 평가할 때 마음에 두어야 한다. 그림 23.1은 주요 몸감각수용기이고, 표 23.1은 이런 수용기의 기능적 특성을 정의한 것이다.

감각신경길

말초의 감각 수용기로부터 들어오는 정보는 척수(S2.13)에서 오름신경세포를 따라 전도하고 오름신경길(S2.15)를 따라서 시상(S2.9), 뇌줄기(S2.10), 그리고 고위중추(S2.7)로 전달된다. 감각 입력은 반대쪽 일차 몸감각겉질(마루엽)에 체계적으로 위치하고, 그 후에 몸감각연합영역(마루엽), 바닥핵(S2.11), 그리고 소뇌(S2.12)에 의하여 동작을 수행하기 이전에 다른 관련 정보를 처리하고 통합한다.

임상적 제언과 조언

기능적으로 관련 정보는 동일한 해부학적 오름신경길(S2.15) 안으로 종종 전달되지만, 분리된 평행 신경길이다. 예를 들어, 물체를 들 때, 질감(가벼운 촉각) 및 모양(고유수용성감각)과 관련된 정보는 뒤기둥 안으로 모두 전달된다. 이 기능적 일치는 손상이후 임상적으로 중요하고, 인접한 보존된 신경길이 상실된 기능을 보조할 수 있을 것이다.

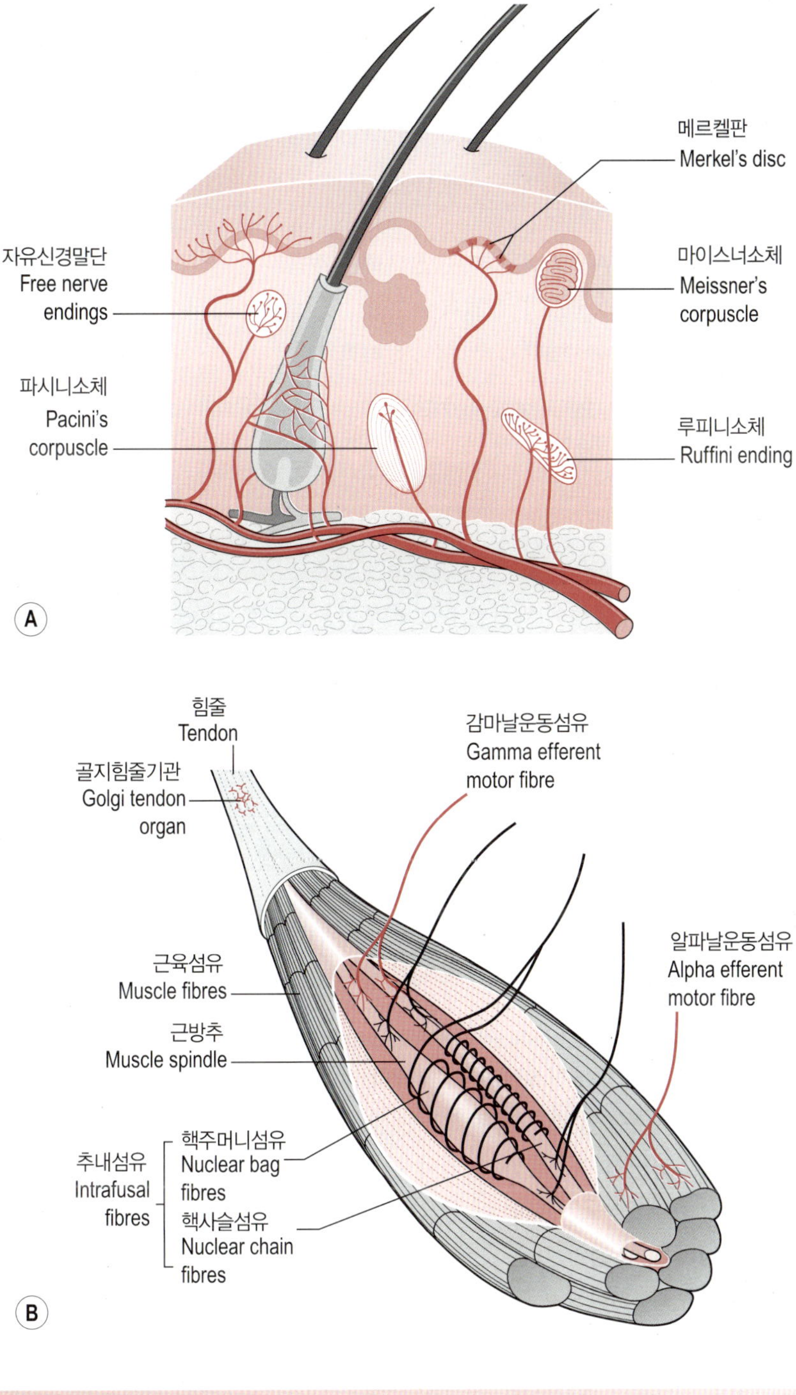

그림 23.1 피부와 근육의 감각 수용기.

표 23.1 몸감각 수용기에 관한 특징 요약

감각 수용기	기능	빠른 적응/느린 적응	수용장
루피니소체(피부밑)	피부 신장 및 기능적 잡기동안 피부 미끄러짐 모니터	느린 적응	큼
마이스너소체(표면)	피부의 가벼운 촉진. 진동에 대해 매우 민감	빠른 적응	작음
파시니소체(피부밑)	피부의 압각	빠른 적응	큼
메르켈판(표면)	피부의 지속적인 가벼운 촉진과 압각	느린 적응	작음

감각유형

표 23.2는 아래 설명된 유형에 관련된 기능 해부학을 요약한 것이다.

촉각

촉진에서, 감각 기능의 계층은 Fess(1990)가 제안하였다. 가장 낮은 수준은 단일 자극을 확인하는 능력(인식)이다. 계층은 두 자극 사이를 구별하는 능력(식별), 한 자극의 다른 특성이나 세기를 구분하는 능력(정량화)으로 진행하고, 가장 높은 수준은 촉각만으로 물체를 인식하는 능력(재인식)이다. 이 계층은 가장 높은 수준이 정상이면 낮은 수준은 평가할 필요가 없다고 주장했다.

가벼운 촉진 가벼운 촉각은 촉각 자극을 인식하도록 하는데, 우리가 입고 있는 옷은 거슬리지 않지만, 절박한 손상에 관하여 우리에게 경고하는 역할을 한다. 신경학적 손상이후, 옷조차 감각 경험과 부적절한 운동반응으로 시작할 때 환자는 촉각에 과민해질 것이다. 이 변경된 감각은 통각, 감각이상 혹은 지각부전(S3.29)로 지각할 것이다. 가벼운 촉진에 감각저하된 환자 특히 팔다리 인식이 부족할 경우 연부조직 손상을 야기할 것이다.

압박/깊은 촉진 가볍게 촉진하면, 압박에 관한 감각은 조직 손상을 피하고, 잡기와 체중부하 활동과 같은 기능적 활동을 수행할 때 중요하지만, 고유수용성감각에 도움이 될 것이다.

이점식별력 이것은 한 점이 아닌 별개의 두 점으로 피부에 접촉하는 두 물체를 확인하는 능력이다. 감각겉질의 손상은 정상 거리(손가락끝 2-4 mm; 손바닥 8-15 mm; 손등 30-40 mm) 안에 두 지점을 구별하기 어려워지며, 증가된 이점식별력은 불뇌혈관사고의 회복에 대한 불량한 예후를 지적하는 것이다.

서화감각 이것은 촉진에 관한 중간매체를 통하여 순수하게 피부로 쓰기를 인식하는 능력이다. 이 능력은 다른 감각정보와 과거 경험(기억)에 관하여 고위중추에 의해 통합을 요구한다.

표 23.2 감각유형과 그들의 관련 기능해부학

유형	하위유형	감각수용기	신경섬유	오름신경길
촉각	가벼운 촉진	마이스너소체, 메르켈판	Aβ	뒤기둥
	깊은 촉진(압각)	파시니안 소체	Aβ	뒤기둥
고유수용성감각	위치감각	근방추(일차 및 이차종말) : 루피니소체 : 관절 수용기의 소수 기능	Aβ	뒤기둥, 척수소뇌로
	움직임 감각	근방추(일차 종말), 피부의 루피니소체	Aβ	
	힘	근방추(일차 및 이차 종말)	Aβ, Aγ	
유해자극	통각	자유신경종말		척수시상로
	온각	기계적 및 열성(날카로운 통증)	Aδ	척수그물로
	촉각(거친)	기계적, 열성(〉45°) 및 화학적(느리게 타는 통증)	C섬유	척수덮개로

임상적 제언과 조언

촉각 구별은 정상 몸감각계통과 다른 정보/계통의 입력과 함께 입력을 처리하고 통합하는 능력이 요구된다. 그러므로 구별 기술의 결함은 중추신경계의 다양한 영역과 관련이 있다.

유해자극

통각(S3.29) 통각은 발생한 조직 손상에 대하여 신경계에 통보하는 것이다. 비록 통각은 조직 손상 없이도 발생하지만(신경성 통증)(S3.29), 유해수용성 통증은 여기에 초점을 남겨둘 것이다. 유해자극에 민감한 감각 수용기는 자유신경종말이지만, 자극에 대한 반응이 상당히 주관적이기 때문에, 모든 유해자극은 통증으로 지각하지 않는다. 자유신경종말은 다른 수용기보다 더 적게 특성화되었고 기계자극, 온도자극 혹은 화학자극에 반응할 것이다.

온각

피부 온각은 조직 손상을 피하기 위한 보호작용이며 자율적이고 기능적으로 근접하게 통증과 관련되어 있다.

고유수용성감각

고유수용성감각은 복잡하고 몇 개 원천, 시각(S2.10, S3.27), 안뜰계(S2.10), 그리고 몸감각계통으로부터 들어오는 정보의 통합이다. 이 교재에서, 고유수용성감각은 3가지 하위 유형으로 구성되었다고 정의한다(Riemann과 Lephart 2002a,b); 감각의 능력은 다음과 같다:

- 위치감각(신체부위 및 각각 다른 신체부위와 관련성)
- 움직임 감각(때때로 운동감각이라고 함)
- 힘

또한 고유수용성감각은 조작(입체감각)을 통하여 촉각을 사용하여 물체를 인식하는 능력을 지배한다. 이 감각은 뒤기둥을 통하여 조절되지만, 물체를 인식하는 능력은 기타 감각정보와 과거 경험(기억)에 관하여 고위중추에 의한 통합을 요구한다.

역사적으로, 관절 수용기는 고유수용성감각에 중요한 역할을 한다고 고려하지만, 최근 연구는 대부분 관절의 경우 그렇지 않다는 것을 보여준다(Proske와 Gandevia 2009). 실제로, 자세와 운동감각에 포함된 주요 감각수용기는 근방추와 피부에 신장 수용기(루피니소체)이다. 피부 수용기는 움직이는 관절(즉, 손가락)에서 먼 곳에 위치한 근육을 조절하는(Collins 등 2005) 그리고 두 관절 근육(Sturnieks 등 2007)의 상황에서 더 큰 역할을 한다. 루피니소체는 손가락 관절각도 변화가 2° 안에 정확히 찾아내며, 결함은 뇌졸중을 대상으로 잡기의 타이밍과 힘의 변경을 야기한다(Blennerhassett 등 2007).

감각 평가 이유는?

몸감각계의 손상은 신경학적으로 손상된 환자에서 크게 영향을 줄 것이다. 예를 들어,:

- 환경과 상호작용 불능
- 연부조직 손상의 위험
- 숙련된 움직임을 생산하는 불능(Campbell 2000)
- 기능적 능력(Fang 등 2003, Tyson 등 2008)과 삶의질(Forsaa 등 2008)의 중요한 감소
- 중추신경병성 통증(S3.29)을 생산(Widerstrom-Noga 등 2002).

또한 감각결합의 발생률은 이런 환자집단에서 높다. 파킨슨병에서, 비정상 감각과 같은 비-운동증후군은 현재 진단된 운동 결함을 실제로 앞선다는 것을 제한하는 근거가 증가하고 있다. 파킨슨병 환자의 50%~100%는 감각결함(Rahman 등 2008), 가장 중요한 점으로 이점식별력 및 고유수용성감각의 감소(Zia 등 2000)를 보인다. 이것은 바닥핵(S2.11)에 의해 처리하는 감각운동 손상으로 야기된다(Juri 등 2009).

뇌혈관사고와 다발성경화증에서, 손상은 몸감각계통 혹은 처리 중추에 직접적으로 영향을 주기 때문에 몸감각 유형의 기능부전의 결과이다. 발생률은 뇌혈관사고의 60%가 가장 일반적으로(Schabrum과 Hillier 2009) 회복에 불량한 예후지표로 고려된다(Tyson 등 2008).

감각 평가 방법은?

신경학적 평가의 일부이어야 하는 주요 유형은 가벼운 촉진, 깊은 촉진/압박, 온각, 통각, 그리고 고유수용성감각을 포함한다(Cassiopeia 와 Okun 2002). 시간을 절약하기 위하여, 임상인은 통각 혹은 온각(앞척수시상로), 가벼운 촉진 혹은 깊은 촉진(뒤기둥) 그리고 고유수용성 감각을 선택한다.

환자는 주관적인 평가동안에 무감각 혹은 변경된 감각 부위에 대해 인식하는 것을 보고할 것이다. 비록 다음 절차는 본질적으로 주관적이지만, 그들은 현재 임상 연습을 반영하는 것이다.

촉각 – 가벼운 촉진

환자

편안하게 지지된 자세에서 환자의 지지는 인간의 존엄을 유지하는 동안 가능한 한 많은 피부를 평가하기 위하여 적절하게 옷을 벗는다.

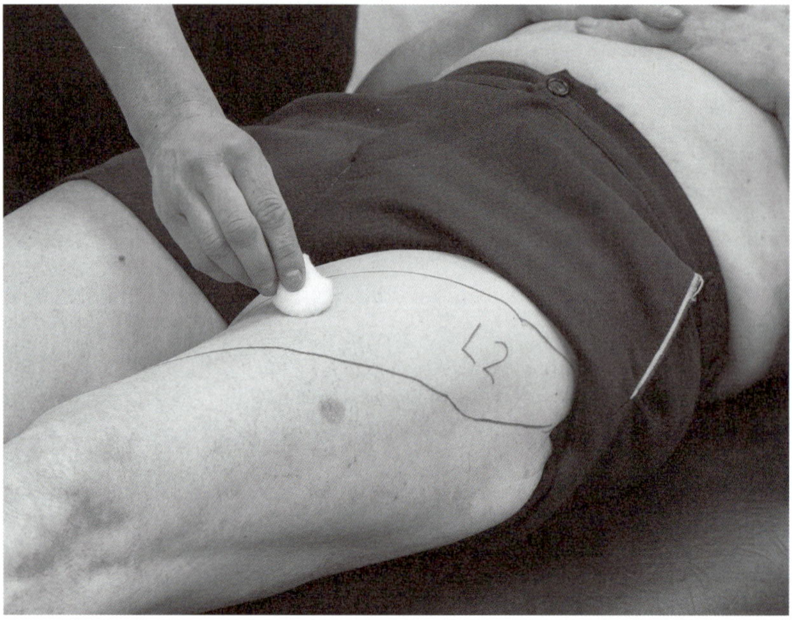

그림 23.2 가벼운 촉진을 위한 피부분절 검사.

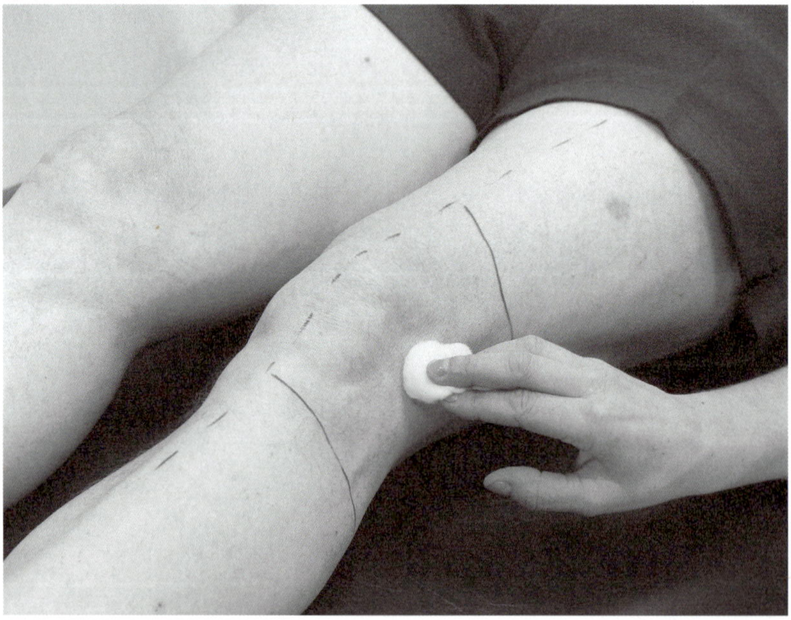

그림 23.3 가벼운 촉진을 위한 말초신경 검사.

치료사

1. 검사에 대한 분배를 결정한다.
   - *말초신경계 손상. 피부분절*(S3.24)(그림 23.2) 혹은 말초신경 분류(그림 23.3)의 검사는 치료사에게 가장 유용한 정보를 줄 것이다.
   - *중추신경계 손상.* 감각 손실은 감각소인에 영향을 주는 손상으로 발생할 것이고 몸 분절과 관련이 있는 것이다. 그러므로 말초신경 분포 혹은 피부분절 검사는 필수적이지도 관련있지도 않다. 특별한 신체 분적에 관한 다른 측면(안쪽, 가쪽, 앞쪽, 뒤쪽)에 관한 피부 영역 검사는 병리생리학에 관하여 더 정확하고, 환자가 자극의 위치를 보고하므로 명확한 표지를 제공한다. 예를 들어, 팔꿉관절 앞(그림 23.4), 손목관절 뒤, 무릎관절 안쪽, 발목관절 바깥쪽.
2. 환자가 눈을 뜬 상태에서 환자에게 절차를 설명하고 보여준다.
3. 환자가 이해하고 기대하는 것을 수행하기 위하여 정상으로 생각되는 피부 영역을 검사한다.
4. 환자에게 눈을 감으라고 지시한다.
5. 솜뭉치를 사용하여, 평가하고자 하는 피부 영역을 촉진한다(그림 23.2–23.4). 가벼운 두드림은 빠르게 적응하는 마이스너 소체를 활성화시키고 솜뭉치를 지속적으로 적용하면 느리게 적응하는 메르켈판이 자극될 것이다.
6. 반대 측 피부의 동일한 부위도 비교한다.

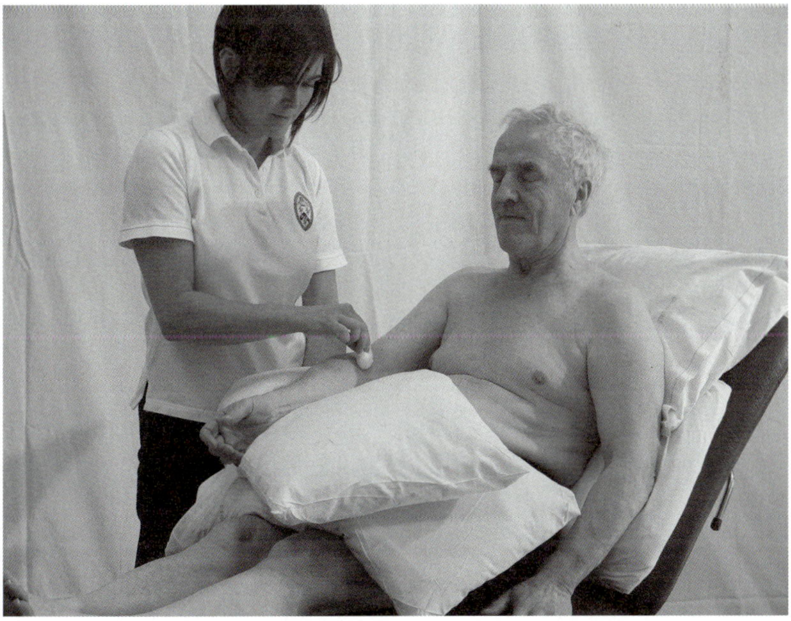

그림 23.4 가벼운 촉진을 위한 분절 분포 검사.

주의사항

털주머니 안에 감각수용기를 자극하고 환자에게 부수적인 감각정보를 제공하기 때문에 솜뭉치를 끌면 안 된다. 그러므로 치료사는 가벼운 촉진을 실재로 반영할 수 없을 것이다.

임상적 제언과 조언

감각 검사는 양쪽에 수행되어야 한다. 그러나 양쪽이 영향을 받은 질병에서, 치료사는 기대되는 정상수준과 비교해야 한다.

7. 치료사는 환자가 정확하게 확신하지 못하면 추론하지 않도록 독려해야 한다. 이것을 염두해 두고, 치료사는 검사하는 몸분절에 관한 검사지점과 검사 타이밍을 무작위로 해야 한다.
8. 다음 반응에 대하여 환자에게 질문한다:
   환자는 당신이 촉진하는 것을 느낄 때마다 '예' 라고 말한다. 이것은 감각인식을 평가한다. 옳은 "예 '반응은 감각신경길 자체가 정상이라는 것을 지적한다. 만약 반응이 없으면, 그 영역은 마취되었을 가능성이 있다(감각 부족). 이것은 말초신경계 혹은 중추신경계의 기능부전을 지적한다.

임상적 제언과 조언

구두의사소통 결함이 있는 환자를 위하여, 눈 깜박임 혹은 손가락 들기와 같은 전략은 대용될 것이다. 가능하면 환자는 감각을 국소화하는 능력이 성립되었다는 것을 지적하는 것이다.

9. 동일 검사 지점에서 다음 질문은 치료사가 후에 임상적 추론을 보조할 수 있는 더 자세한 정보를 달성하도록 한다.
   그 느낌은 정상인가? 아니오, 그것은 이상한 느낌이다. 이것은 말초 혹은 중추 신경병성 통증을 말하며 더 탐구할 필요가 있다(S3.29).
   반대쪽도 동일한 느낌인가? 아니오. 무엇이 다른가? 어느 쪽 느낌이 정상인가? 이것은 같은 쪽 말초신경계 손상 혹은 반대쪽 중추신경계 손상을 의미한다.
   내가 촉진하는 부위를 말한다. 이 검사는 감각의 국소화(위치 확인)하는 능력을 검사한다. 자극 국소화 불능은 일차몸감각겉질(마루엽)의 손상을 지적한다.
10. 정상 감각의 상실 혹은 변화를 기록한다.
11. 아무것도 상실되지 않았다면, 그 절차는 전신(팔다리와 몸통)을 포함하는 양쪽으로 반복해야 한다. 그러나 뇌혈관사고 환자를 대상으로 한 Busse 와 Tyson(2009)에 의한 최근 연구는 팔다리의 한쪽이 완전히 부재 혹은 정상인지 평가된다면 더 이상 팔다리의 평가가 요구되지 않는다. 그러나 그 분절은 부분적으로 손상을 평가한다면, 전체 팔다리를 평가해야 한다.

12. 그리고 치료사는 다음 검사를 수행한다:
    - 이점식별력(구별)
    - 다른 질감(정량화). 환자는 다른 질감의 특성을 구별하도록 부탁함
    - 서화감각(인식)

이점식별력 몸감각 수행력에 관한 리버메드 평가(Rivermead Assessment of Somatosensory Performance)(그림 23.5)를 함께 제공한 특별한 도구는 검사를 위한 표준화된 도구를 제공하지만, 만약 유용하지 않다면 2개의 종이클립을 사용할 수 있다.

1. 치료사는 손과 손가락의 바닥 표면위에 지속적이고 부드러운 압력과 함께 환자의 피부를 대항하여 도구를 유지해야 한다.
2. 그 도구의 한 점 혹은 이점(5 mm, 4 mm, 3 mm 간격)을 무작위로 적용하는데, 더 큰 간격으로 시작한다. 손가락 패드의 이점식별을 위한 정상범위는 2-4 mm이고 손바닥은 8-15 mm이다.
3. 환자는 그들이 한 점 혹은 이점으로 느껴지는지 보고하라고 부탁받는다.
4. 환자가 이점을 구별할 수 있는 거리를 기록한다. 이것은 손에 도표로 쉽게 기록할 수 있다.

서화감각

1. 치료사는 환자의 손바닥 위에 숫자 혹은 철자를 그리기 위하여 무딘 물체를 사용한다.
2. 환자는 그 숫자/철자를 확인하도록 부탁한다.

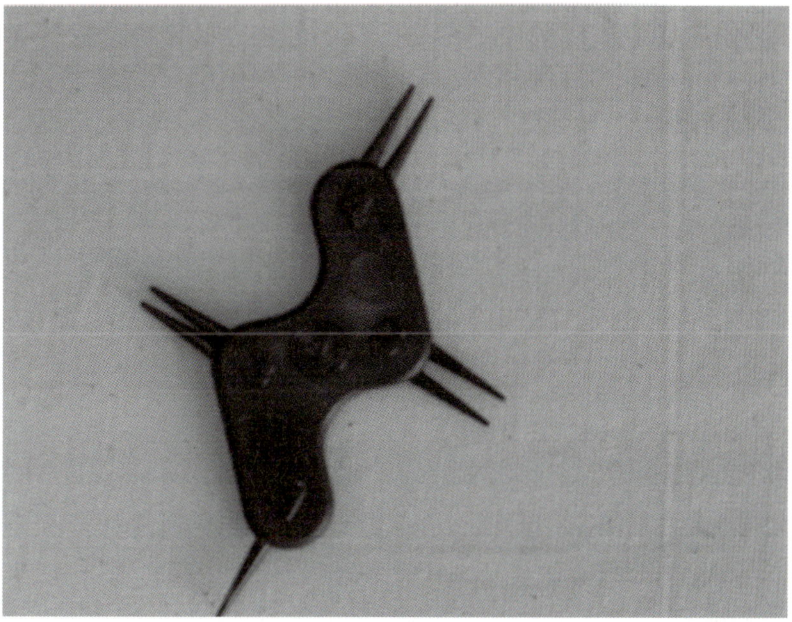

그림 23.5 이점식별검사를 위한 도구(RASP).

촉각 – 깊은 촉진/압박

치료사는 가벼운 촉진과 동일한 평가절차를 따라야 하지만, 압력에 관한 자극을 생산하기 위하여 도구로서 뉴로팁의 무딘 끝 혹은 적용의 더 표준화하기 위하여 압력펜을 사용해야 한다(그림 23.6). 파시니안소체는 빠른 적응 수용기이므로, 뉴로팁은 연속적으로 적용하기 보다는 간헐적으로 적용해야 한다.

촉진압박역치

압력펜을 사용하여 적용하는 다양한 표준화된 수준의 압력은 정량화 능력을 평가하는데 사용될 수 있다.

> **주의사항**
> 건강과 안전(감염 조절) – 솜뭉치와 뉴로팁은 한 환자에게 사용한 후 버려야 한다.

통증(바늘 찌르기)

치료사는 가벼운 촉진과 같은 평가절차를 따라야 하지만, 통증 자극을 위하여 도구로 뉴로팁의 날카로운 끝을 사용해야 한다(그림 23.7). 주의 : 피부를 뚫지않도록 매우 주의해야 한다.
팁은 45° 로 사용한다.

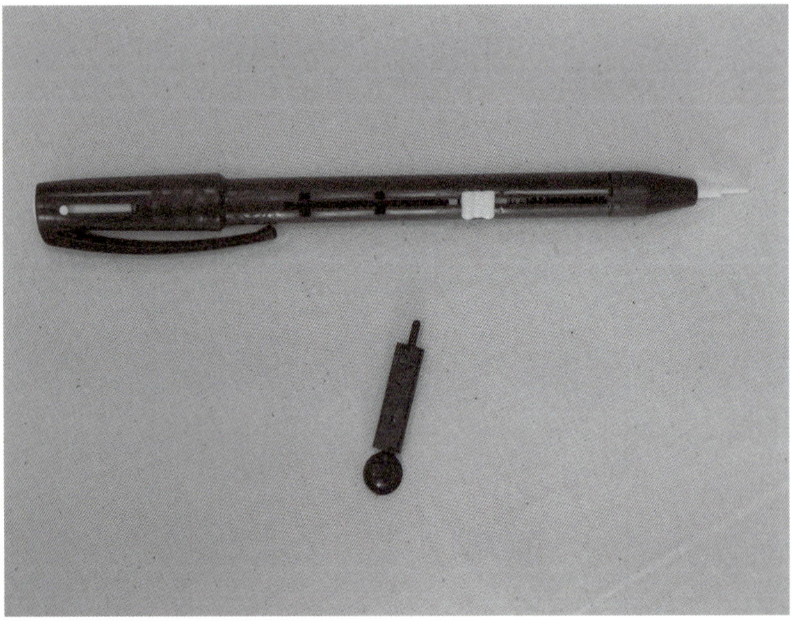

그림 23.6 압각검사 도구(압력펜과 뉴로팁).

날카롭고 무딘

이 기술은 통증의 다른 특성과 관련된 정량화 능력을 평가하고, 뉴로팁의 날카로운 끝과 무딘 끝을 사용하여 수행한다(그림 23.6, 23.7).

1. 치료사는 사용하는 패턴을 예견하는 것을 피하기 위하여 검사 영역에 대한 날카로운 자극과 무딘 자극은 무작위로 적용한다.
2. 치료사는 자극이 '날카로운지 혹은 무딘지' 보고하라고 지시한다.
3. 이론적으로, 이 검사는 빠른 통증과 느린통증을 구별하는 능력을 검사한다(정량화).

온각(온각과 비-유해성 냉각)

치료사는 가벼운 촉각과 같은 평가절차를 따라야 하지만, 온감과 비-유해성 냉감에 관한 자극을 생산하는 도구로 차갑고(6-10℃) 뜨거운(44-48℃) 두 개의 온도조절 검사관을 사용해야 한다(그림 23.8). 이 절차는 온감과 냉감을 분리하여 모두 온도 인식과, 두 감각사이를 구별하는 능력(뜨거운지 혹은 차가운지?)을 검사해야 한다.

고유수용성감각

고유수용성감각을 평가하는 방법은 몇 가지이다. 전형적으로 이 기술은 환자의 눈을 감은 상태에서 수행되기 때문에, 시각을 제외하고, 평가하는 것에 관한 더 정확한 기술은 관절위치감각과 움직임 감각이다.

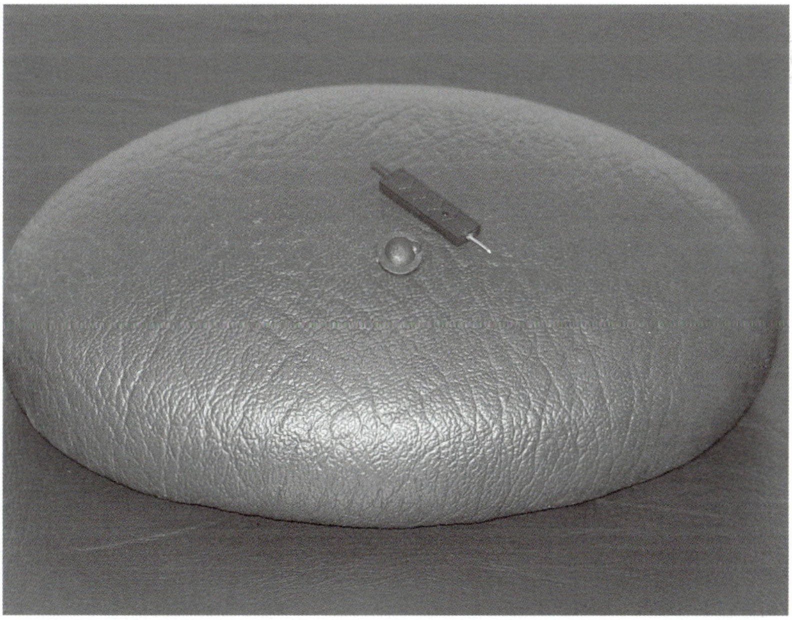

그림 23.7 통각 검사 도구(바늘).

미러링

환자 환자는 앉은 자세 혹은 바로누운자세를 취한다.

치료사

1. 절차를 설명하고 시범을 보인다.
2. 환자에게 눈을 감으라고 지시한다.
3. 치료사는 팔다리를 잡고 자세를 고정한다(그림 23.9).
4. 환자는 반대쪽 팔다리로 그 자세를 모방하라고 지시하고, 치료사는 반응의 정확성을 판단한다(그림 23.9).
5. 부정확한 반응은 관절위치감각의 결함을 지적한다.

임상적 제언과 조언

뇌혈관사고같이 주로 한쪽 기능부전을 가진 환자를 위하여, 치료사는 모방할 자세를 손상측 팔다리를 위치시켜야 한다. 환자에게 운동기능부전이 없는 비손상측을 사용하여 모방을 시도하도록 한다.

그러나 이 방법은 다음과 같은 몇 가지 단점이 있다:

- 움직이는 팔다리의 일정 수준의 운동 능력을 환자에게 요구하므로, 운동능력이 동시에 평가된다.

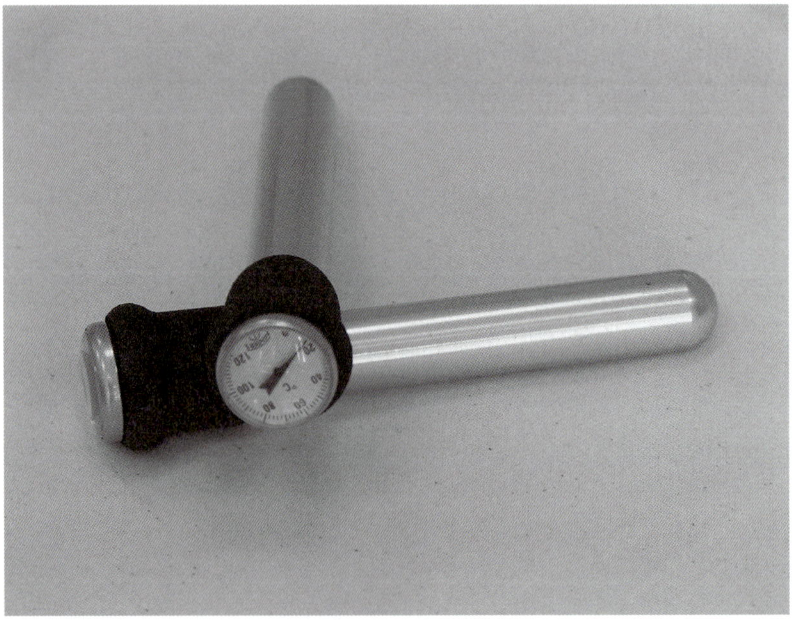

그림 23.8 온각 검사 도구.

- 다발성경화증 같은 양측성 기능부전 질환의 경우, 그 검사는 정확한 검사가 불가능하므로 부적절하고 타당하지 않다.
- 동시에 여러 관절을 평가한다.
- 자세 감각을 평가하는 것이지 움직임 감각을 평가하는 것이 아니다.

특별한 관절 자세 감각

환자 바로 누운 자세는 팔다리를 평가하기에 더 편리할 것이다.

치료사

1. 환자에게 검사절차를 설명하고 시범을 보인다.
2. 비전문적 용어로 의사소통을 하는 것이 이 방법을 성공시키는데 필수적이다. 예를 들어, 평가하는 자세가 팔꿉관절 굽힘과 폄이면, 환자에게 그 용어는 '구부리고'(굽힘을 위하여) '펴는'(폄을 위하여) 것이다. 이것은 각 관절을 검사하기 이전에 명확해야하고 동의되어야 한다.
3. 환자는 눈을 감으라고 지시한다.
4. 치료사는 한 자세의 끝에(즉 팔꿉관절 완전굽힘) 평가하는 관절을 놓고 그것을 유지한다 (그림 23.10).

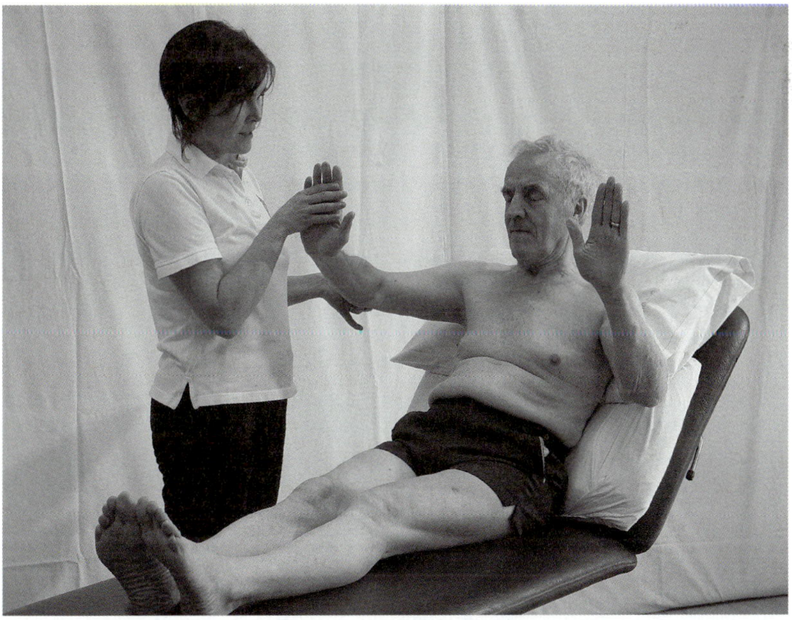

그림 23.9 고유수용성감각 검사(미러링).

임상적 제언과 조언

손의 위치 – 가능하면, 치료사는 (a) 움직임을 평가하는 환자의 자세는 중력이 배제된 자세이고, (b) 관절은 가쪽을 손으로 잡는다(그림 23.9). 이것은 치료사의 움직임으로 환자에게 신호를 주는 것을 최소화하여 자료를 더 정확하게 한다.

5. 환자에게 관절자세를 확인하라고 지시한다(즉, 팔꿉관절이 굽혀졌거나 펴졌다면).
6. 이 과정은 동일한 움직임의 양쪽 끝에서 반복되어야 한다(즉, 팔꿉관절의 완전 굽힘과 폄).
7. 결함이 관찰되면, 추가적인 세부정보는 그 문제점의 분석을 보조하기 위하여 수집된다 :
   - 큰 위치감각. 치료사는 자세에서 큰 변화를 만든다. 환자에게 질문은 팔꿈치가 '더 굽혀졌습니까' 혹은 '더 펴졌습니까?'
   - 작은 위치감각. 치료사는 위치에 작은 변화를 만들고 치료사에게 '팔꿈치가 더 굽혀졌습니까' 혹은 '더 펴졌습니까?라고 질문한다.
8. 움직임 감각. 치료사는 신체분절을 움직이는 동시에 환자에게 팔꿈치가 '굽혀지고 있습니까' 혹은 '펴지고 있습니까' 라고 질문한다. 또한 크고 작은 움직임 범위에서 사용하여 검사해야 한다.

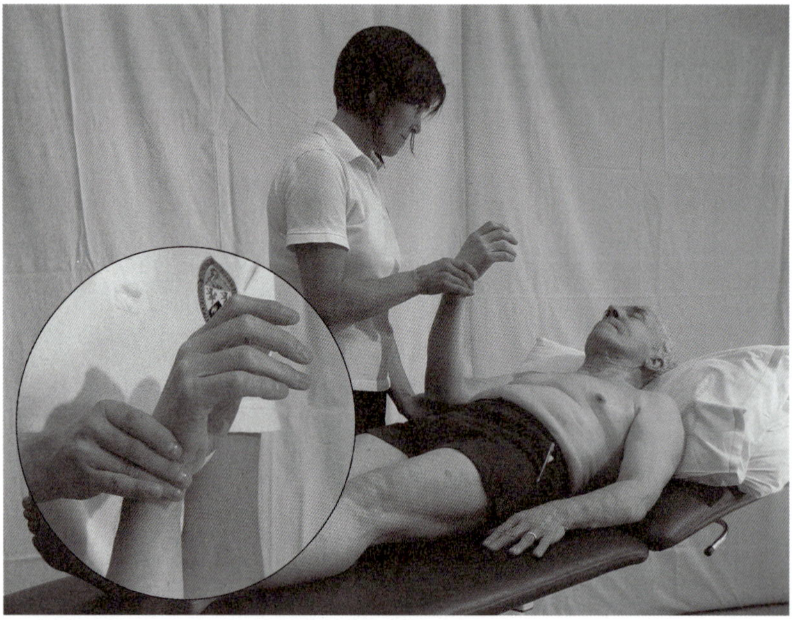

그림 23.10 고유수용성감각 검사(개별 관절들).

임상적 제언과 조언

다른 감각 수용기로부터 들어오기 때문에 치료사는 위치감각과 움직임감각을 모두 평가해야 한다.

9. 그리고 그 절차는 모든 관절에서 반복해야 하고 각 관절에서 움직임은 적어도 한 방향에서 실시해야 한다.

입체지각

1. 치료사는 물체 조작을 위하여 환자의 손에 친숙한 물체를 놓는다.
2. 환자는 눈을 감고 물체를 확인하라고 지시받는다.

기록

신체차트는 대부분의 감각자료를 표현하는데 명확하고 시간적으로 효율적인 방법을 제공한다:

- 가벼운 촉진/압각
- 통각/온각
- 고유수용성감각

신체 차트의 동일한 위치에 표시된 존재하는 결함만을 기록하는 것이 일반적이다. 다른 유형을 확인하기 위해 사용된 표시를 확인하는 요점은 부가되어야 한다. 인식, 구별, 그리고 정량화는 그 차트기 합법적인 한 적절히 추가될 수 있다. 통증에 관한 신체차트(S3.29)를 예제로 확인한다.

서화감각과 입체감각에 의한 인식은 정상, 손상 혹은 부재로 기록할 수 있다. 물론 위에서 설명한 내용은 완전히 받아들여진다.

예제

감각검사 가벼운 촉진/압각 그리고 온각/통증은 완전히 정상이다.

큰 위치감각과 움직임감각(고유수용성감각)은 정상이지만, 작은 위치감각은 왼손에서 감소되고, 이점식별력은 왼손 손가락 바닥에서 8–10 mm로 증가되어 있다. 왼손의 입체감각은 불량하다.

분석

신경학적으로 손상된 환자에서 인식 결함, 불량한 자세와 낙상, 작은 손가락 기능 감소 때문에 감각결함은 잠재적인 연부조직 손상으로부터 광범위한 영향을 받는다. 그러므로 환자의 특별한 감각결함과 움직임과 기능이 가지고 있는 영향을 이해하는 것은 치료사에게 중요하다. 또한 뇌졸중 이후에 성공적인 감각회복을 지지하는 몇 가지 근거도 있고(Schabrun과 Hillier 2009), 평가의 정확성은 탁월하다.

위의 예제로부터, 왼손의 감소된 손가락 관절 위치감각과 이점식별력은 손가락 기능과 잡기를 감소시킬 것이다. 이것은 환자가 왼손잡이라면 더 크게 영향을 줄 것이다. 불량한 입체감각은 감각통합문제 이전에 반영하며, 더 탐구가 필요하다.

성과측정

연구

- KinCom(IsoKinetic International, Harrison, TN)은 고유수용성감각을 정량화하는데 이용될 수 있다.
- 미국척수손상협회점수(American Spinal Injury Association Score, ASIA). ASIA는 서열체계(0=없음, 1=비정상, 2=정상)에 기초하여 점수를 제공한다(Bromley 2006). 이 점수는 척수손상에서 피부분절 분포검사를 위하여 널리 사용되지만, 특별한 분포검사가 불필요한 뇌졸중, 다발성경화증, 파킨슨병과 같은 질환에서는 상대적으로 사용이 미비하다.
- 몸감각수행에 관한 리버메드평가(Rivermead Assessment of Somatosensory Performance, RASP). RASP는 몸감각손상에 표준화된 정량화 평가방법을 제공한다. 점수는 신체의 특별한 영역에 대하여 계산되고 뇌졸중에서는 타당한 평가도구이다(Winward 등 2002). 정확한 교육은 그 도구를 가지고 해야 한다.

임상

- 노팅엄감각평가(The Nottingham Sensory Assessment)
- 몸감각수행에 관한 리버메드평가(Rivermead Assessment of Somatosensory Performance, RASP)
- ASIA 점수

참고문헌

Blennerhassett JM, Matyas TA, Carey LM: Impaired discrimination of surface friction contributes to pinch grip deficit after stroke, *Neurorehabilitation and Neural Repair* 213:263–272, 2007.

Bromley I: *Tetraplegia and paraplegia: a guide for physiotherapists*, ed 6, Edinburgh, 2006, Churchill Livingstone.

Busse M, Tyson SF: How many body locations need to be tested when assessing sensation after stroke? An investigation of redundancy in the Rivermead Assessment of Somatosensory Performance, *Clinical Rehabilitation* 231: 91–95, 2009.

Campbell M: *Rehabilitation for traumatic brain injury: physical therapy practice in context*, Edinburgh, 2000, Churchill Livingstone.

기록

모든 치료사의 자료에 관한 단순한 제목과 내용 기술은 신체 차트의 주요 내용을 기록하고 받아들여야 한다.

예제 몸통 안정성 : 환자는 모든 팔운동 동안에 과장된 자세 동요가 나타난다. 자세 동요는 눈을 감으면 증가한다. 환자는 노력하고 주의집중하여 앉은 자세에서 적절하게 국소 안정자를 모두 분리할 수 있다. 몸통의 근긴장은 정상이지만, 고유수용성감각은 감소된다.

분석

몸통 안정성에 관한 평가 자료는 다른 평가도구와 관련하여 고려되어야 한다(S3.19–34), 그리고 특히 자세 조절/균형은 크게 통합된다. 모든 정보에 관한 분석과 합성은 치료사가 몸통 불안정성에 관한 가능한 원인을 예측하도록 한다.

위의 예제에서, 증가된 자세 동요의 원인은 변경된 감각 되먹임(고유수용성감각)이 가능하다. 이것은 시각을 배제하면 강해지고 환자는 동요가 증가된다.

성과측정

연구

- EMG

임상

- 몸통 조절 검사
- 몸통 손상 척도

참고문헌

Bergmark A: Stability of the lumbar spine: a study in mechanical engineering, *Acta Orthopaedica Scandinavica* 230(Suppl):20–24, 1989.

Brown TD: Getting to the core of the matter, *Strengthening and Conditioning Journal* 282:1524–1604, 2006.

Cholewicki J, McGill S: Mechanical stability of the in vivo lumbar spine: implications for injury and chronic low back pain, *Clinical Biomechanics* 11:1–15, 1996.

Cristea MC, Mitnitski AB, Feldman AG, et al: Interjoint coordination dynamics during reaching in stroke, *Experimental Brain Research* 1513:289–300, 2003.

Dibble LE, Lange M: Predicting falls in individuals with Parkinson disease: a reconsideration of clinical balance measures, *Journal of Neurologic Physical Therapy* 30:60–67, 2006.

Dickstein R, Sheffi S, Markovici E: Anticipatory postural adjustment in selected trunk muscles in post stroke hemiparetic patients, *Archives of Physical Medicine and Rehabilitation* 85:228–234, 2004.

Hsieh CL, Sheu CF, Hsueh IP, et al: Trunk control as an early predictor of comprehensive activities of daily living function in stroke patients, *Stroke* 33:2626–2630, 2002.

Karatas M, Cetin N, Bayramoglu M, et al: Trunk muscle strength in relation to balance and functional disability in unihemispheric stroke patients, *American Journal of Physical Medicine and Rehabilitation* 83:81–87, 2004.

Lanzetta D, Cattaneo D, Pellegatta D, et al: Trunk control in unstable sitting posture during functional activities in healthy subjects and patients with multiple sclerosis, *Archives of Physical Medicine and Rehabilitation* 85:279–283, 2004.

MacDonald DA, Moseley GL, Hodges PW: The lumbar multifidus: does the evidence support clinical belief? *Manual Therapy* 11:254–263, 2006.

Marshall P, Murphy B: The validity and reliability of surface EMG to assess the neuromuscular response of the abdominal muscles to rapid limb movement, *Journal of Electromyography and Kinesiology* 13:477–489, 2003.

Massion J, Alexandrov A, Frolov A: Why and how are posture and movement coordinated? *Progress in Brain Research* 1432:13–27, 2004.

Mergner T, Mauer C, Peterka RA: Multisensory posture control model of human upright stance, *Progress in Brain Research* 142:189–201, 2003.

Nardone A, Schieppati M: Balance in Parkinson's disease under static and dynamic conditions, *Movement Disorders* 21:1515–1520, 2006.

O'Sullivan PB, Dankearts W, Burnett AF, et al: Effect of different upright sitting postures on spinal-pelvic curvature and trunk muscle activation in a pain free population, *Spine* 3119: E707–E712, 2006.

Palmer E, Downes L, Ashby P: Associated postural adjustments are impaired by a lesion of the cortex, *Neurology* 46:471–475, 1996.

Peterka JR: Sensorimotor integration in human postural control, *Journal of Neurophysiology* 883:1097–1118, 2002.

Raine S, Meadows L, Lynch-Ellerington M: *Bobath concept theory and clinical practice in neurological rehabilitation*, Oxford, 2009, Wiley Blackwell.

Ryerson S, Byl NN, Brown DA, et al: Altered trunk position sense and its relation to balance functions in people post-stroke, *Journal of Neurologic Physical Therapy* 321:14–20, 2008.

Slijper H, Latash M, Rao N, et al: Task specific modulation of anticipatory postural adjustments in individuals with hemiparesis, *Clinical Neurophysiology* 113:642–655, 2002.

Vaugoyeau M, Viel S, Assaiante C, et al: Impaired vertical postural control and proprioceptive integration deficits in Parkinson's disease, *Neuroscience* 146:852–863, 2007.

26 협응력 Coordination

협응력이란?

성공적인 움직임은 근육 동원에 관한 적절한 순서, 타이밍 및 등급에 통하여 성취된 다양한 관절과 근육의 복잡한 협응력을 포함한다(Shumway-Cook과 Woollacott 2007; Berthier 등 2005). 비록 단순 팔뻗기 과제가 중추신경계와 말초신경계의 모든 수준에서 이 감각운동계통의 통합을 포함하지만, 주로 소뇌(S2.12)에서 발생한다(Fuller 2004). 부드럽고 정확한 움직임은 손-눈 협응력, 팔다리간 및 몸통 협응력의 상호작용으로 가능하다.

비협응 움직임

비협응력은 팔다리와 몸통 근육 모두 포함하고 종종 서툴고 고르지 못한 부드러운 순서적 움직임이 부족한 것을 말한다. 비협응력은 근육이 파열로 인한 근육간의 공동적인 상호작용의 결함으로 나타난다 :

- 활동
- 순서

- 타이밍
- 등급

협응된 움직임을 촉진하는 조절은 매우 복잡하고 많은 신경계 구조를 포함하므로, 비협응력은 다음 구조들 가운데 하나의 손상의 결과를 뜻하는 것이다. 그 구조들은 다음과 같다:

- 소뇌(S2.12)
- 운동 겉질(S2.7)
- 바닥핵(S2.11)
- 감각 되먹임 : 고유수용성감각(S2.23) 혹은 시각(S2.10, S3.27)
- 운동 출력 : 변경된 근긴장(S3.21) 혹은 근육 약화(S3.30).

실조증

실조증은 소뇌(S2.12)의 손상으로 결함이 발생한 환자에서 출현하는 운동 비협응력을 설명하는데 사용되는 용어이다. 실조증은 안구진탕증, 감소된 도수민첩성, 불량한 균형 및 변경된 보행 (Bakker 등 2006; Ilg 등 2008), 구음장애 및 측정장애 (Thoma 등 2008)과 같은 증상을 포함한다. 측정 장애는 움직임 거리를 판단하는데 문제가 발생하는 것으로 목적성 떨림에서 종종 출현한다. 성과측정은 과제를 수행하는 동안 지나침(과측정)과 못미침(저측정)으로 부정확한 움직임이 나타난다. 실조증은 손상이 중심선 혹은 소뇌반구인지에 따라서 몸통(몸통 실조증) 혹은 팔다리(팔다리 실조증), 혹은 몸통과 팔다리 모두에 영향을 미칠 수 있다. 출현하는 비협응 움직임은 환자가 술 취한 활보보행과 모든 기능적 활동을 수행할 때 가동성에 영향을 미친다. 실조성 움직임은 근 활동성의 타이밍과 기간, 혹은 힘 생산의 크기와 정도에 손상으로 발생하는 것으로 사료된다(Ausim 2007).

주의사항

소뇌성 실조증을 흉내내는 비협응 움직임은 감각 손실(감각 실조증)의 결과로 발생한다.
그 원인은 매우 다양하다.

협응력 평가 이유?

비협응 움직임은 종종 부정확하고, 노력이 필요하여 궁극적으로 기능적 성과의 감소를 야기한다. 이러한 현상은 질병이 중추신경계이든 말초신경계이든 상관없이 많은 신경학적 손상 환자에서 관찰된다.

협응력 평가 방법?

기능 과제 관찰

보통 협응력 평가는 움직임에 관한 정확도, 속도, 그리고 궤도를 주목하는 방법으로 단순한 기능적 과제 (S3.18)를 수행하는 환자의 능력을 관찰하면서 시작된다.

관찰된 활동은 팔다리 및 몸통 모두에 도전적이어야 한다. 별개로 몸통 결함을 정의하기 위하여, 환자는 몸통의 정적 자세 동요에서 팔다리를 유지하고 지지하지 않고 앉는다. 몸통의 과도한 움직임은 비협응력을 지적한다. 그러나 치료사는 몸통 협응력, 몸통 안정성(S3.25) 그리고 균형(S3.32)에 관한 개념 사이에 중첩을 크게 다루어야 한다는 것을 명심해야 한다. 또한 치료사는 몸통의 협응력과 관련된 어떤 문제가 팔다리 움직임의 정확도에 영향을 미칠 것이라는 것을 인식해야 한다.

팔다리 협응력 단순 검사들

수행하는 동안 우세손을 파악하기 위하여 오른쪽과 왼쪽을 비교해야 한다.

건측이 우세손이면, 그 절차의 이해를 위하여 처음으로 수행되어야 한다.

환자에게 다음과 같이 점수를 준다:

5 – 정상

4 – 최소 손상

3 – 중등도 손상

2 – 심한 손상

1 – 수행 불능(Schmitz 2001).

손가락-코 검사

환자 환자는 앉은 자세를 취한다.

치료사

1. 치료사는 환자와 얼굴을 마주하고 앉는다.
2. 치료사는 환자의 눈높이에 손가락을 가져다 둔다(대략 치료사의 팔길이).
3. 눈을 뜨고 환자에게 검지를 사용하여 환자의 코에 대고 난 후 치료사의 손에 대라고 지시한다(그림 26.1).
4. 이것은 수 회 반복하고 부드럽고 쉽게 수행되어야 한다.
5. 수행이 정확하면, 환자에게 더 빠르게 움직임을 반복하라고 지시한다.
6. 치료사의 손가락 위치를 변경하고 검사를 반복하여 움직임의 다른 면을 검사한다.
7. 이 검사는 환자에게 눈을 감고 자신의 *코에 손가락을 대는 동작을 반복*하라고 할 수 있다.

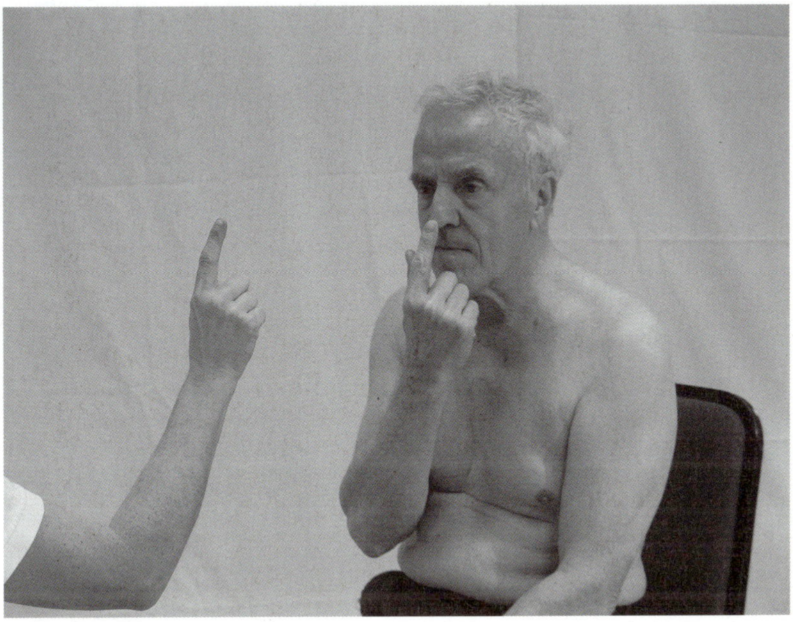

그림 26.1 손가락-코 검사.

뒷꿈치-정강이 검사

환자 환자는 침대에 눕거나 의자에 앉은 자세를 취한다.

치료사

1. 환자에게 한 다리의 뒤꿈치를 반대쪽 다리의 무릎에 대라고 지시한다.
2. 환자에게 뒤꿈치를 내려서 정강이를 따라 발목관절까지 움직이라고 지시한다(그림 26.2). 이것은 부드럽고 쉽게 수행되어야 한다.
3. 수행이 정확하면, 속도를 증가시켜서 수회 반복할 수 있다.
4. 눈을 감곡 반복한다.

주의사항

협응력이 매우 불량한 환자는 손-코검사와 뒤꿈치-정강이검사 모두 주의깊게 수행하여 눈이나 다리의 피부손상을 피하도록 조언해야 한다.

교대운동장애

이것은 빠르게 교대움직임을 수행하지 못하는 것이다.

환자 환자는 앉은 자세를 취한다.

치료사

1. 환자는 팔 위에 한손을 두고 시작해야 한다(손바닥을 아래로).

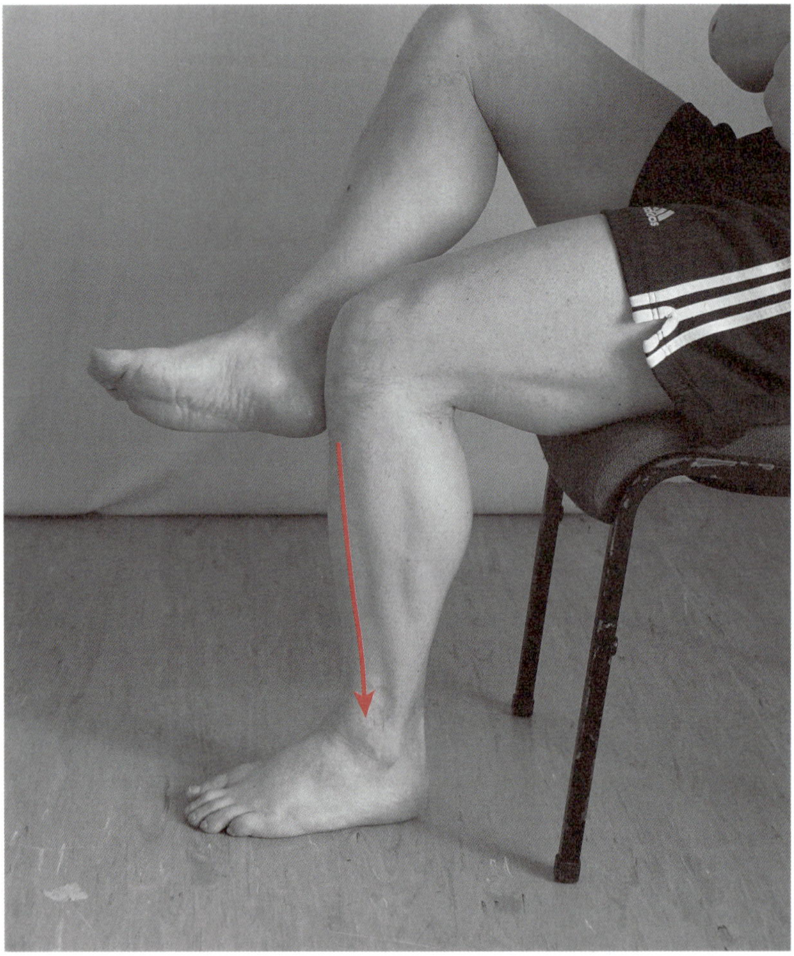

그림 26.2 뒤꿈치-정강이 검사.

2. 환자는 손바닥을 위로 돌리고, 동일한 속도로 손바닥을 위아래로 교대로 움직인다 (그림 26.3).
3. 다른 손도 반복한다.
4. 이 검사는 환자는 어깨관절 90° 굽힘 자세에서 과제를 수행하거나, 다른 말초 관절 주변의 다른 반대 근육집단을 고대운동을 한다(즉 무릎관절의 굽힘과 폄).

주의사항

교대운동장애는 일반적으로 실조증의 일부로 보이지만(소뇌 손상) 과긴장증과 저긴장증(S3.21) 환자에서는 수행하기가 어렵다.

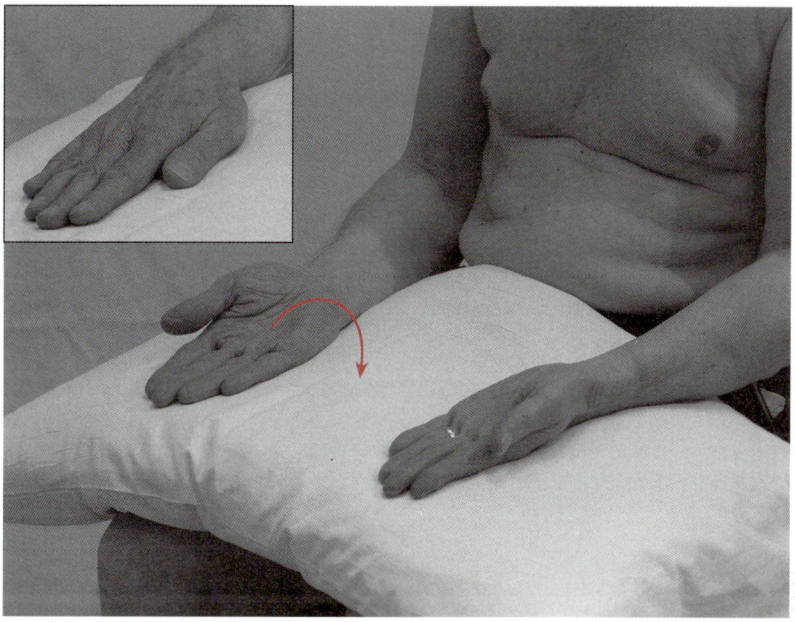

그림 26.3 교대운동장애 검사.

손 '플립' 검사

환자 환자는 앉은 자세를 취한다.

치료사

1. 환자는 무릎 위에 왼손 바닥을 놓고 시작한다(고정 손).
2. 환자에게 오른손 손가락의 앞쪽을 왼손등위에 올려놓으라고 지시한다(그림 26.4).
3. 그리고 왼손을 뒤집고(손바닥을 위로) 환자는 오른손 손가락 뒤쪽을 손바닥에 댄다(그림 26.4).
4. 이것은 가능한 한 빨리 수회 반복한다.
5. 오른손을 고정하고 검사를 반복한다.
6. 눈을 감고 반복한다.

기타 단순검사

- 팔 혹은 다리로 공중에서 원 그리기
- 손 두드리기
- 발 두드리기

기대된 부드럽고 정확한 움직임에서 얼마나 편위됩니까?
정강이 앞쪽에서 뒤꿈치가 떨어집니까?
손이 만진다기보다 때리는 느낌입니까?
속도가 증가되면 수행이 나빠집니까?

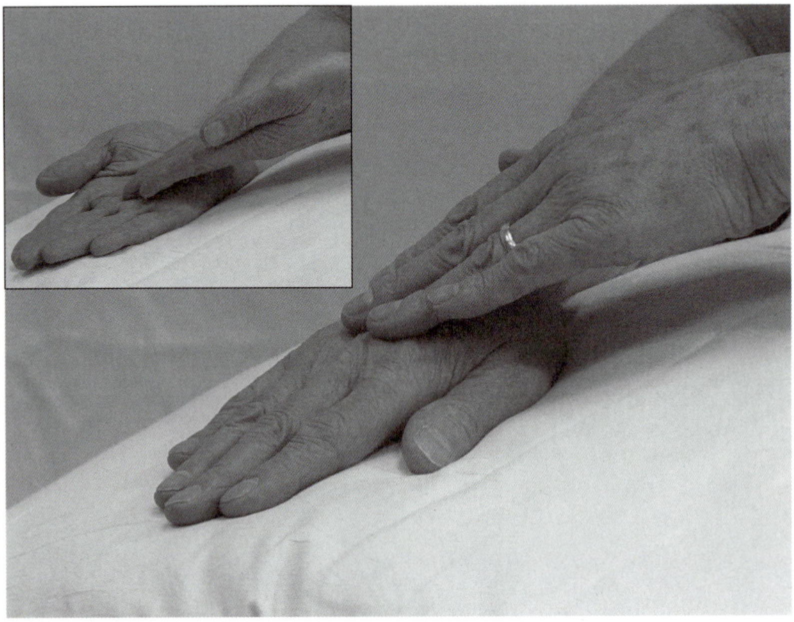

그림 26.4 손 '플립' 검사.

환자는 표적을 지나치거나 못미칩니까? 예, 이것은 측정장애이다.

눈을 감으면 수행이 유의하게 나빠집니까? 만약 원래 과제가 정확하면, 고유수용성 감각의 결함이다.

과제를 수행하는 동안 과도한 몸통 움직임이 있습니까? 이것은 몸통의 손상을 지적하는 것이다. 환자는 지지하고 앉아서 재검사를 실시한다.

기록

검사와 자료에 관한 단순한 문서화는 충분하다.

예제 손가락-코 검사

- 왼손 : 발견된 비정상 없음
- 오른손 : 부정확하고 느림.

분석

협응력 검사는 움직임 기능부전의 존재에 관하여 치료사에게 정보를 제공하지만 원인은 알 수 없다. 향후 관찰은 다른 객관적인 평가도구(S3.19–34)를 사용하여, 환자의 병적 상태에 관한 지식을 통합하므로 원인 요인의 분석을 촉진할 것이다.

참고문헌

Ausim AS: And the olive said to the cerebellum: organization and functional significance of the olivo-cerebellar system, *Neuroscientist* 13:616–626, 2007.

Bakker M, Allum JH, Visser JE, et al: Postural responses to multidirectional stance perturbations in cerebellar ataxia, *Experimental Neurology* 202:21–35, 2006.

Berthier NE, Rosenstein MT, Barto AG: Approximate optimal control as a model for motor learning, *Psychological Review* 112:329–346, 2005.

Crawford JD, Medendorp WP, Marotta JJ: Spatial transformations for eye–hand coordination, *Journal of Neurophysiology* 92110–92119, 2004.

Fuller G: *Neurological examination made easy*, ed 3, Edinburgh, 2004, Churchill Livingstone.

Ilg W, Giese MA, Gizewski ER, et al: The influence of focal cerebellar lesions on the control and adaptation of gait, *Brain* 131:2913–2927, 2008.

Johansson RS, Westling G, Bäckström A, et al: Eye–hand coordination in object manipulation, *Journal of Neuroscience* 2117:6917–6932, 2001.

Schmitz TJ: Coordination assessment. In O'Sullivan SB, Schmitz TJ, editors: *Physical rehabilitation assessment and treatment*, ed 4, Philadelphia, 2001, FA Davis.

Shumway-Cook A, Woollacott MH: *Motor control translating research into clinical practice*, ed 3, Philadelphia, 2007, Lippincott Williams and Wilkins.

Thoma P, Bellebaum C, Koch B, et al: The cerebellum is involved in reward-based reversal learning, *Cerebellum* 7:433–443, 2008.

제 27 장

27 시각
Vision

시각의 어떤 측면을 검사하는 필요성?

시각검사는 보통 뇌신경(S2.10) 평가의 일부로 의료진에 의해 실시된다. 시각민첩성은 시각명료도검사(Snellen eye chart)를 사용하여 안과전문의가 평가해야 한다. 그러나 다음과 같은 평가는 치료사에게 단순하고 관련성 있는 것이다.

시야

중심시야와 주변시야(S2.10)는 외부 환경에 관한 하나의 완벽한 그림을 제공하는데 중요하다. 그러므로 시신경길을 포함한 어떤 손상은 기능적 능력을 방해하는 불완전한 입력을 야기한다. 시신경길을 따라 다른 지점에서 손상이 존재하는 것을 표 27.1에서 설명하고 있다.

> **임상적 제언과 조언**
>
> 시각신경길와 결합된 손상에 관한 성과는 명확하게 사용되어야 한다(S2.10 안에 그림 10.1 참조).

표 27.1 시야 결손에 관한 시신경길의 다른 부위 손상(X는 결합부위를 뜻한다)					
손상부위	왼쪽 눈		오른쪽 눈		기능적 성과
	가쪽 시야	안쪽 시야	가쪽 시야	안쪽 시야	
왼쪽 시신경	X	X			왼쪽 눈 시각장애
시신경교차	X			X	시야 협착증 (양가쪽 반맹)
왼쪽 시신경길		X		X	동측성 반맹
왼쪽 시각부챗살		X		X	동측성 반맹
왼쪽 뒤통수엽		X		X	동측성 반맹
안쪽 시야로부터 교차 하지 않은 정보		X	X		양안쪽 반맹

고정과 주사

시각 민첩성은 망막의 적절한 부위로 시각자극을 수집하기 위하여 머리와 몸통 움직임사이에 협응력이 요구된다. 이것은 고정(S2.10)와 주사(S2.10)을 통하여 가능하다. 이 능력에 영향을 미치는 손상은 활동하는 동안 불량한 균형과 부정확한 움직임을 생산한다.

시각의 이런 측면을 검사하는 이유?

시각 결함은 뇌졸중 환자 40%와 외상성뇌손상 환자 50%에서 나타난다(Kerty 2005). 시각은 균형과 움직임에 중요하고, 어떤 결함이든지 활동을 위한 환자의 능력에 지대한 효과를 미친다.

시각의 이런 측면을 검사하는 방법?

시야

환자

환자는 앉은 자세를 취한다.

치료사

1. 환자의 얼굴 앞에서 주변에 팔뻗기를 할 때 팔이 보이는 것을 피하기 위하여 긴 물체(룰러와 같은)를 사용하여 검사를 한다.
2. 치료사는 환자의 뒤에 서야 한다. 또한 평가하고 환자가 집중하는 시각적 표적을 제공하고 프로토콜을 준수하는지 알아보기 위하여 환자 앞에 앉아서 보조를 하는 것이 바람직하다.

3. 계속 환자는 앞을 똑바로 응시하라고 지시한다.
4. 그들의 시각적 환경에서 어떤 변화를 볼 때 손을 올리거나 말로 표현하라고 환자에게 지시한다.
5. 치료사는 환자의 머리 뒤에서 환자의 얼굴 앞을 향하여 룰러를 움직이기 시작하고, 환자와 동일한 거리를 유지한다(그림 27.1).
6. 환자가 자극을 확인하면, 치료사는 룰러를 그대로 유지하고 난후 짧은 거리에서 뒤쪽과 앞쪽으로 무작위로 움직여서 관찰을 확인한다.
7. 시작 자세로 되돌아간다.
8. 완전한 그림을 제공하기 위하여, 이 아치모양 움직임은 왼쪽과 오른쪽에서 그리고 위와 아래 사분위에서 반복할 필요가 있다.
9. 치료사는 환자가 자극을 예견하기 못하도록 검사 순서를 혼합해야 한다.

모든 시야가 정상인가? 아니오, 시각신경길의 결합이다. 한쪽 눈의 정상 시야 범위는 안쪽 60°, 가쪽 90°, 위쪽 50°, 아래 70°이다(그림 27.2). 어떤 결합 패턴은 손상 위치를 진단하는데 도움이 된다(표 27.1). 이 결합이 관리되지 않으면, 의료진에게 의뢰해야 한다.

주의사항

공간 부주의와 무시(S3.33)는 유사하게 나타나며 구분하기가 어렵다.

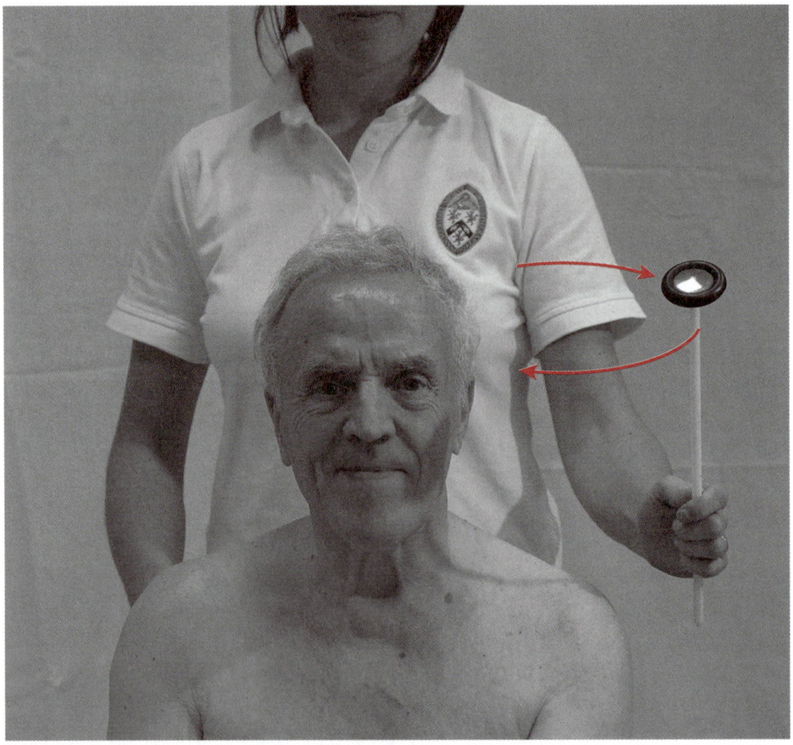

그림 27.1 시야 검사.

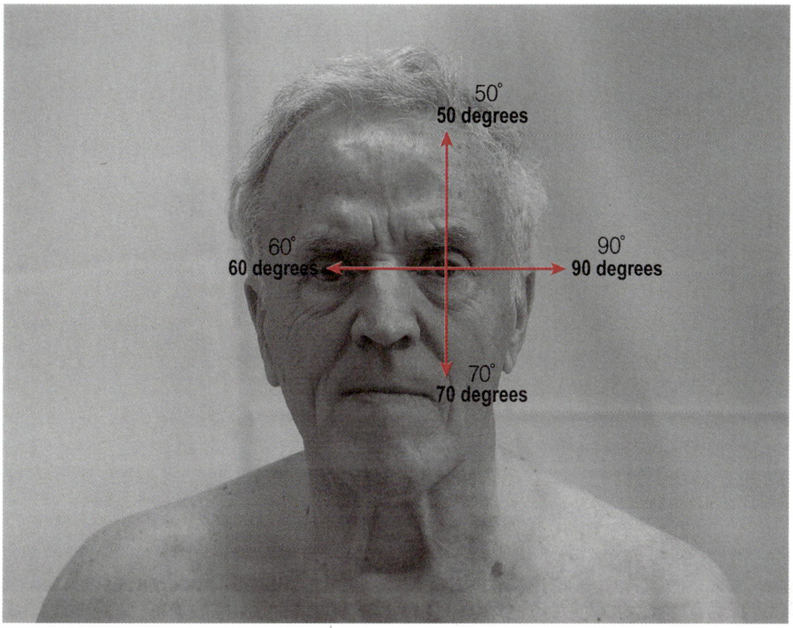

그림 27.2 한쪽 시야의 양극단.

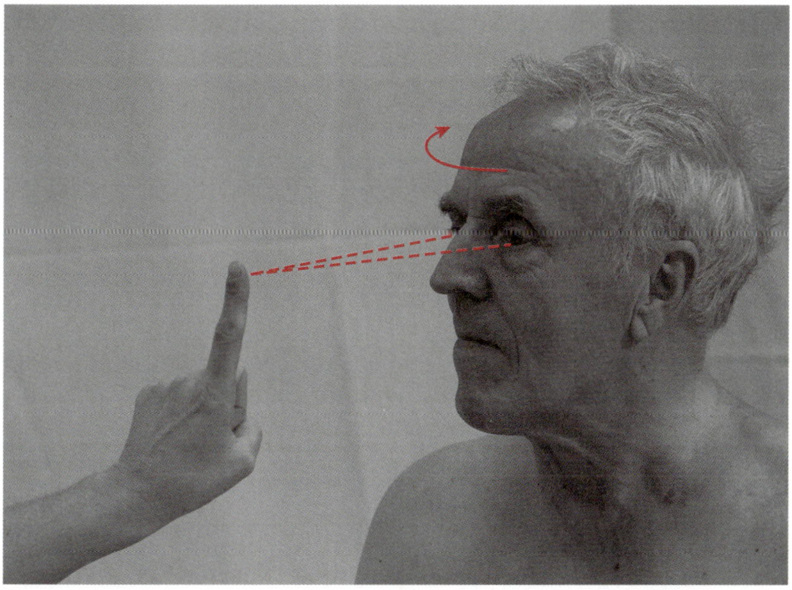

그림 27.3 시야 고정 검사.

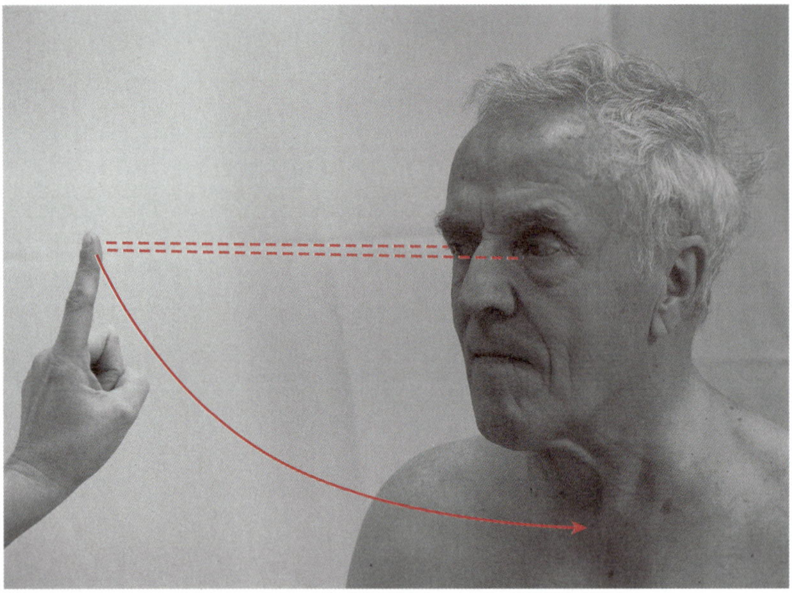

그림 27.4 시야 주사 검사.

고정(그림 27.3)

환자

환자는 앉은 자세를 취한다.

치료사

1. 치료사는 환자에 얼굴을 마주보고 3–6피트 떨어져 앉는다.
2. 치료사는 환자의 얼굴 앞에 환자의 코에서 2 피트 떨어진 지점에 손가락을 놓는다.
3. 손가락을 유지하고, 환자는 그들의 눈을 손가락에 유지한 채 오른쪽으로 향하여 머리를 돌린다.
4. 환자는 머리를 중심으로 다시 돌리고 왼쪽도 반복한다.

주사(그림 27.4)

환자

환자는 앉은 자세를 취한다.

치료사

1. 치료사는 환자에 얼굴을 마주보고 3–6 피트 떨어져 앉는다.
2. 치료사는 환자의 얼굴 앞에 손가락을 놓는다.
3. 환자는 머리는 치료사를 향하고 그 절차내내 완전히 유지한다.

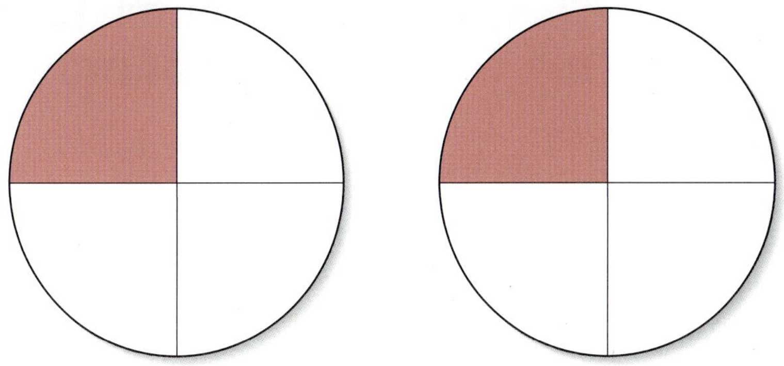

그림 27.5 기록한 시야의 예제.

4. 치료사는 손가락을 가쪽으로 움직이고 환자에게 손가락의 움직임을 따라서 눈을 움직이라고 지시한다. 손가락을 따라서 다시 중심으로 돌아오라고 지시한다.
5. 치료사는 6개 방향 모두 혹은 'H' 패턴으로 평가를 반복해야 한다.

그들은 그 범위 내내 주사를 할 수 있는가? 만약 아니라면, 그것은 뇌신경 3번, 4번, 혹은 6번의 손상을 말한다.

뒤쪽과 가쪽 주시동안 눈은 진동합니까? 이것은 안구진탕증입니다. 이것은 눈 움직임을 조절하는 근육의 비협응력으로 나타난다. 종종 실조증(S3.26)과 동반되며, 소뇌 손상을 지적한다.

기록

고정과 주사에 관한 자료 기록은 현저한 결함에 관한 단순한 문서화에 이용된다.
그러나 원의 사분위 검사에서 나타난 시야 결함을 지적하는게 더 효과적이다(그림 27.5).

예제

시각 검사 :

- 고정(VOR) : 정상
- 주사
  - 왼쪽 : 정상
  - 오른쪽 : 오른 눈은 가쪽 시야에 관한 가쪽 범위에서 안구진탕증이 나타난다.
- 시야(그림 27.5 참조)

참고문헌

Kerty E: Vision rehabilitation after brain injury, *Tidsskr Nor Laegeforen* 125(2):146, 2005.

제 28 장

28 움직임 범위
Range of movement

움직임 범위란?

관절 기능은 분절간의 자유 움직임 충돌에서 완전 범위를 허락하는 것이다. 관절의 완전 움직임 범위(full range of movement, FROM)는 부가 움직임(개별적으로 분리하여 생산될 수 없는)와 생리적 움직임 모두 협력한다.

능동 생리적 움직임

관절의 생리적 움직임은 개인이 스스로 수행할 수 있는 능동적인 수의적 움직임이다. 능동 생리적 움직임을 수행할 때, 관절, 근육, 그리고 운동조절이 개입이 결합된다. 그러므로 기능부전에 관한 모든 잠재적 원인이 있다. 더 일반적인 것은 가동범위 감소이지만 불안정, 고유수용성감각 손실 및 불량한 조절은 과도한 가동범위를 만든다. 신경학적으로 손상된 환자에서, 변경된 능동 가동범위의 잠재적 원인은 다음과 같다:

- 변경된 근긴장(S3.21)
- 변경된 감각(특히, 고유수용성감각)(S3.23)

- 변경된 운동조절(S2.7)
- 비협응력/실조증(S3.26)
- 통증(S3.29)
- 인지/지각 결함(S3.33)
- 자신감 결함
- 연부조직 구축
- 약화(S3.30)

임상적 제언과 조언

능동가동범위는 연령, 성별, 직업, 우세손, 시간, 운동, 감정상태 및 기타 병리학과 같은 요인에 영향을 받을 수 있다는 것을 기억한다.

수동 생리적 움직임

수동 생리적 움직임은 분절에 관한 제한되지 않은 가동범위 안에서 전적으로 외력에 의해 생산되는 움직임으로 정의된다. 척추관절에서, '수동 생리적 척추간 움직임' 으로 말한다. 비록 움직임을 생산하는데 능동적으로 포함되지 않을지라도, 근육과 관절 주변의 기타 연부조직은 수동 생리적 움직임을 감소시킬 것이다. 과도한 수동 생리적 움직임은 특히 저긴장증과 관련된 신경학적으로 손상된 환자에서 일반적인데 어깨관절의 아탈구가 일례이다. 물론 운동조절은 이런 경우 영향을 주지 않는다.

부가 움직임

수동 부가범위 움직임은 모든 관절에서 달성되기 위한 완전 가동범위를 위하여 중요하다. 척추 관절에서 '수동 부가 척추간 움직임' 이라고 한다.

움직임 범위 평가 이유?

신경 혹은 근육뼈대계에 관한 기능부전은 연부조직 손상, 통증 그리고 기능 손실로 결론지을 수 있는 과기동성(과도한 움직임) 혹은 저기동성(감소된 움직임)을 기인한다. 가동범위 평가는 치료사가 기능적 능력에 대한 잠재적 제한을 정의하고 능동 생리적 움직임과 수동 생리적 움직임에 관한 자료 결합은 치료사가 관련된 구조를 가정하도록 한다(다른 진단).

움직임 범위 평가 방법?

능동 움직임 범위

능동 생리적 움직임은 수동 생리적 움직임을 검사하기 전에 평가해야 한다.

환자

환자의 자세는 가능하면 전가동범위를 허락하는 자세를 취해야 하므로 검사하는 관절에 따라 달라진다. 예를 들어, 엉덩관절 굽힘의 전가동범위(엉덩관절 폄에서 엉덩관절 굽힘)는 바로 선 자세에서만 가능하다. 부동 환자와 같은 연습할 수 없는 환경에서, 움직임은 두 편측을 평가하는 것이 필요할 것이다.

치료사

치료사는 기능적인 활동(S3.18)에 관하여 수행하는 동안 환자의 일반적 능동 생리적 움직임을 미리 관찰해야 할 것이다. 그러나 기능은 많은 관절의 결합된 움직임이므로, 개별 분절에 관한 더 특별한 평가가 요구되어야 할 것이다. 움직임에 관한 모든 중요한 면의 평가는 비록 임상적 판단은 모든 관절과 모든 방향을 평가할 필요가 있는지에 관하여 사용되어야 할 때 고려해야 한다. 예들 들면, 엉덩관절에서 중요한 면은 굽힘, 폄, 벌림, 모음, 그리고 안쪽/가쪽 돌림이다.

> ***임상적 제언과 조언***
>
> 주관적 평가와 기능적 객관적 평가에 기초하여, 치료사는 모든 관절과 모든 면을 평가할 필요가 있는지 임상 판단을 사용할 필요가 있다.

팔다리 검사

1. 환자는 다리를 평가하는 동안 보조 혹은 침상 지지가 필요할 것이다.
2. 검사는 한 번에 한쪽 팔다리(만약 관련성이 있으면 처음에는 비손상측 팔다리)를 수행하고 일반적인 각도계를 사용하여 측정한다.
3. 측정한 관절에 따라 적절한 크기의 각도계를 선택한다.
4. 움직임을 올바르게 수행하도록 평가하는 움직임을 설명한다.
5. 환자는 전 가동범위가 허용되는 자세를 취한다.
6. 시작 자세에서, 관절 위에 각도계의 축(각도기의 중심)을 놓는다(그림 28.1).
7. 팔다리 움직임 동안에 움직이지 않는 몸쪽 뼈의 표지에 각도계의 고정팔을 놓는다(그림 28.1).
8. 움직일 팔다리 위에 뼈 표지에 움직임팔을 놓는다(그림 28.1).
9. 팔다리 움직임을 수행하도록 환자에게 지시한다.
10. 환자의 가동범위 제한에서, 원래 뼈 표지에 위치한 움직임 팔을 이동하고 각도를 읽는다(그림 28.2).
11. 각도기에서 올바른 점수를 읽도록 한다.
12. 치료사 검사범위가 감소되면 반복 움직임을 수행하여 선택한다. 이것은 능동 생리적 움직임에 변화, 준비운동의 증가 혹은 피로로 인한 감소를 유도해 낼 수 있다.

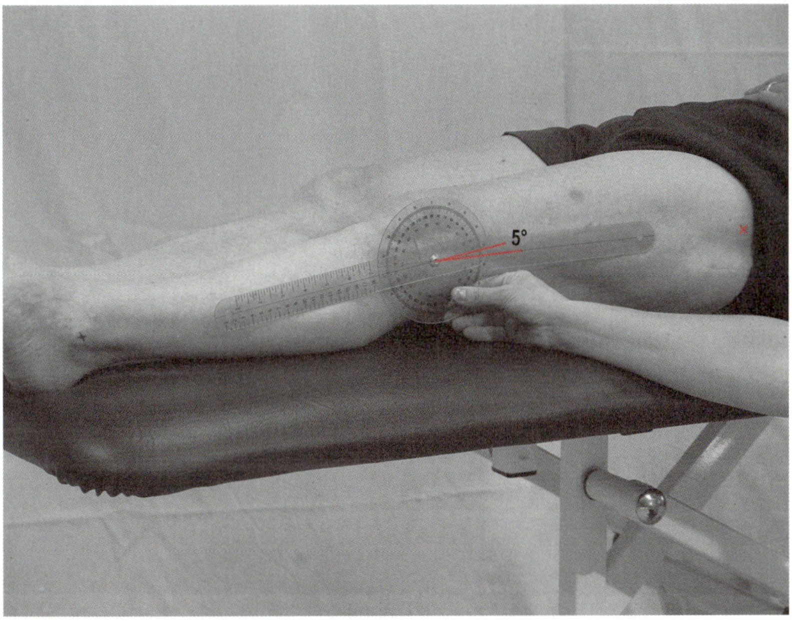

그림 28.1 다리 가동범위 측정 : 시작자세에서 일반적인 각도계의 올바른 사용법.

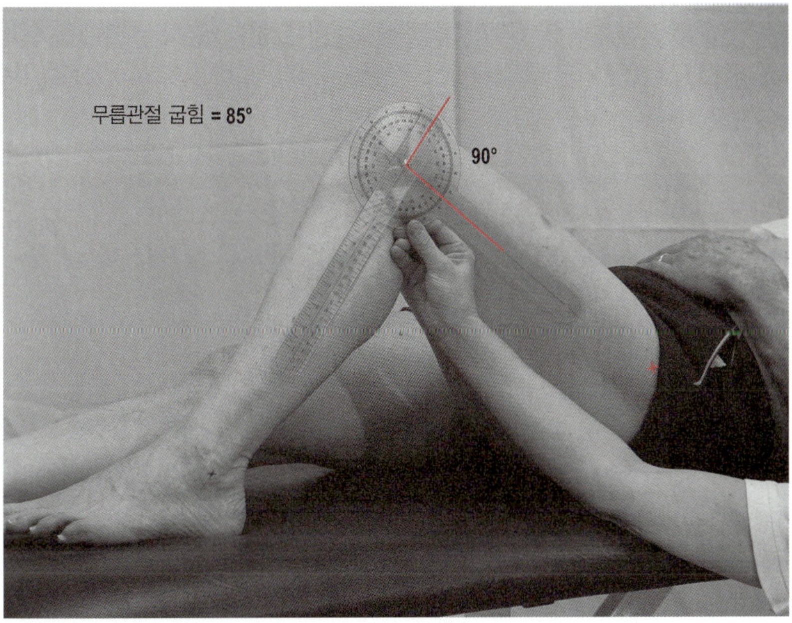

그림 28.2 다리 가동범위 측정 : 끝 자세에서 일반적인 각도계의 올바른 사용법.

척추관절 검사 척추의 능동 생리적 움직임은 각각의 개별 척추관절의 복합 움직임이 포함되므로 각도계를 사용한 측정은 불가능하다. 그러므로 능동 척추 움직임은 세계적으로 줄자를 사용하여 측정한다.

1. 환자는 중립 바로 선 자세에서 시작한다.
2. 3개의 표지를 만든다(그림 28.3):
   - 양쪽 위뒤엉덩뼈가시(posterior superior iliac spines)에 수평선
   - 이 수준에서 5 cm 위
   - 이 수준에서 10 cm 위
3. 환자는 끝자세(즉 척추 굽힘)로 움직이라고 지시한다.
4. 끝자세에서, 양쪽 위뒤엉덩뼈가시로부터 거리를 다시 측정하고 기록한다(그림 28.4).
5. 같은 방법으로 폄, 옆굽힘을 반복한다.

주의 : 또한 척추 측정은 중지 끝에서 바닥까지의 거리를 측정할 수 있다.

환자는 전 능동 움직임 범위를 달성합니까? 치료사는 모든 관절에 관한 전 능동 생리적 움직임의 정상 값을 알아야 한다.

능동 생리적 움직임은 정상보다 과도하거나 감소되어 제한되었습니까?

움직임 패턴은 정상입니까? 큰 움직임 패턴은 강직(S3.21)을 지적할 것이다.

움직임 이전, 동안, 이후에 통증 행동에 관한 근거가 있습니까? 유해 통증은 전범위 혹은 일부범위, 얼굴 표정 혹은 통증에 관한 구두표현으로 알 수 있다. 신경학적 통증은 움직임에 특별한 관련이 없다(S3.29).

움직임 범위를 성취하는데 사용되는 보상 움직임이 있습니까? 보상 활동은 일반적인 근육이 과제를 완성할 수 없거나(저긴장증, 과긴장증, 약화) 관절 범위가 변경되면(연부조직 적응) 사용될 수 있다.

수동 움직임 범위

환자

환자의 자세는 가능하면 전가동범위를 허락하는 자세를 취해야 하므로 검사하는 관절에 따라 달라진다.

치료사

척추관절검사 만약 척추관절 움직임에 제한이 의심되면, 치료사는 수동 생리적 척추간 움직임(passive physiological intervertebral movement, PPIVMs)과 수동 부가 척추간 움직임(passive accessory intervertebral movements, PAIVMs)을 검사해야 한다. 이 평가기술은 본 교재에서 설명하지 않는다.

팔다리 검사 비록 임상 판단은 모든 관절과 모든 방향을 평가할 필요가 있는지를 결정해야

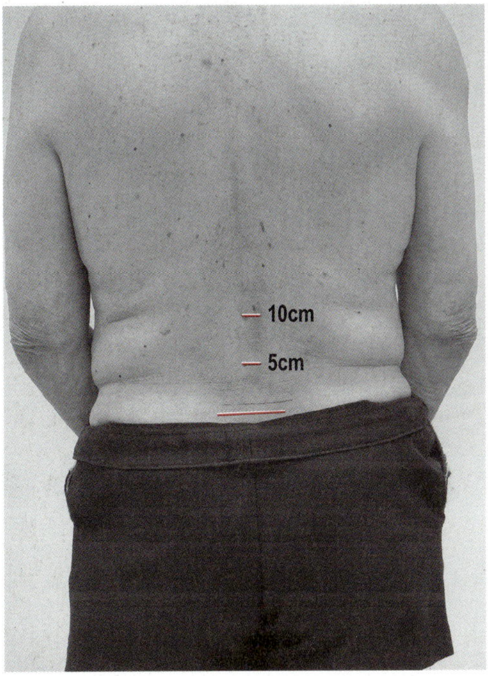

그림 28.3 척추 관절 가동범위 측정 : 시작 자세.

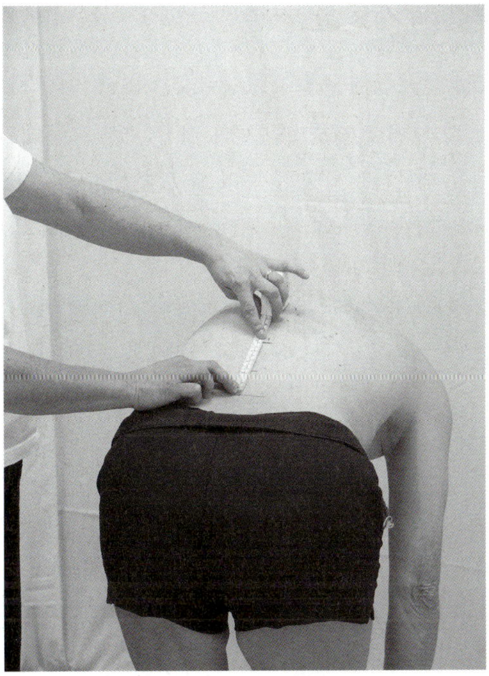

그림 28.4 척추 관절 가동범위 측정 : 끝 자세.

하지만, 움직임에 관한 모든 중요한 면의 평가를 고려해야 한다. 수동 움직임 범위 검사는 고-위험 도수과제이므로 환경/침대 높이를 고려하는 것이 필수적이다.

1. 치료사는 움직임은 전적으로 치료사가 수행하는 것이라고 설명해야 한다.
2. 환자가 완전히 이완하도록 팔다리를 견고하고 자신있게 잡는다.
3. 치료사는 유용한 완전 가동범위 내내 각 분절을 움직여야 한다.
4. 치료사가 환자의 가동범위에 제한범위에 도달할 때, 측정은 일반적인 각도계로 정확하고 객관적으로 수행되어야 한다. 그러나 더 경험있는 치료사는 시각 평가를 사용한다. 각도계의 올바른 사용에 관한 지시는 능동 움직임 범위와 마찬가지다.

치료사는 전 수동움직임 범위를 달성합니까? 치료사는 모든 전 수동가동범위의 정상수치를 알고 있어야 한다.

수동움직임범위와 능동움직임범위는 차이가 있습니까? 예, 분석 단원을 참조한다.

움직임 이전, 동안, 혹은 이후에 통증 행동에 관한 근거가 있습니까? 유해성 통증은 수동 움직임 범위에 관한 검사를 하는 동안 근방호/근경련이 존재할 것이다. 신경성 통증은 움직임과 특별한 관련이 없다(S3.29).

끝느낌 감소된 수동가동범위를 수동 생리적 움직임을 사용하여 확인되고 환자의 통증 증상이 심각하지 않으면, 치료사는 가동범위가 제한된 구조들이 분석하는 동안 차이가 있을 수 있기 때문에 관절의 끝느낌을 계속 관찰한다.

1. 유용한 범위의 끝에서 치료사는 움직임 검사로 동일한 방향에서 관절에 과도한 압력을 제공해야 한다.
2. 추가적인 힘은 천천히 부드럽게 정확하게 제공해야 한다.
3. 치료사는 알고 있는 그 관절의 정상 끝느낌과 검사할 때 끝느낌을 비교해야 한다. 정상 끝느낌은 관절을 제한하는 구조에 때라 다르다(Magee 2006).
   a. 부드러운 끝느낌 : 관련된 연부조직의 만남(즉, 무릎관절 굽힘)
   b. 딱딱한 끝느낌 : 뼈와 뼈의 만남(즉, 팔꿉관절 폄)
   c. 단단한/튀는 듯한 끝느낌 : 관련 조직 신장(즉, 발목관절 발등굽힘)
   d. 관절주머니 제한(즉, 어깨관절 및 엉덩관절의 가쪽 돌림)

주의 : 과긴장은 수동가동범위의 끝범위 이전에 능동가동범위를 제한한다. 가능하면, 치료사는 연부조직 적응의 존재를 검사하기 위하여 과긴장 제한범위를 넘어서 끝느낌을 검사할 필요가 있다.

그 범위의 끝에서 관절의 끝느낌은 어떻습니까? 정상 끝느낌이 없거나 정상범위보다 너무 조기에 저항이 느껴지면, 저항은 비정상으로 고려한다(Petty 2006).

기록

이 자료의 기록은 광범위하다. 따라서 목록이나 표형식으로 자료를 정리하는 것이 바람직하다.

분석

가동범위에 관한 치료사의 분석은 기타 객관적인 평가 범위에서 제공될 것이다. 예를 들어, 발목관절 발등굽힘근의 감소된 능동가동범위는 비정상적인 보행과 불량한 균형을 설명한다. 이 평가도구의 목적은 환자의 가동범위를 측정하고 가능한 제한 요인에 관하여 가정을 시작하기 위함이다. 감소된 가동범위의 경우, 이것은 능동가동범위 및 수동가동범위 평가를 모두 실시하여 얻은 자료를 비교하여 달성할 수 있다. 예를 들어, 능동가동범위보다 수동가동범위가 더 크면 근육 수축에 관한 결함을 의심해야 한다. 이것은 근육 약화, 저긴장증, 과긴장증, 혹은 감각손실이 원인이 될 수 있다. 그러나 수동가동범위와 능동가동범위가 모두 감소되었다면, 그 제한은 연부조직 적응과 관련이 더 클 것이다. 주의 : 통증은 이런 시나리오의 일반적인 원인이 되며 향후 관찰이 더욱 필요하다.

성과측정

연구

- Silicon COACH
- VICON

임상

- 각도계
- Silicon COACH

참고문헌

Fox J, Day R: *A physiotherapist's guide to clinical measurement*, Edinburgh, 2009, Churchill Livingstone/Elsevier.

Magee DJ: *Orthopaedic physical assessment*, ed 4, Canada, 2006, Elsevier Sciences.

Petty NJ: *Neuromusculoskeletal examination and assessment: a handbook for therapists*, Edinburgh, 2006, Churchill Livingstone.

제 29 장

29 통증 Pain

통증이란?

'실제 혹은 잠재적 조직 손상과 관련된 혹은 그런 손상에 관하여 기술된 불쾌한 감각과 감정적인 경험' (국제통증학회 2007)

통증은 생리학적, 감각적, 감정적, 인지적, 행동적 및 심리사회적으로 포함되는 많은 상호작용 차원과 매우 복잡하다. 통증에 관련된 근거는 다른 전공분야, 통증의 유형간에 불분명한 구분, 손상된 생리학적 과정 및 출현하는 징후 및 증상에 따라 다른 용어를 사용하기 때문에 초보 치료사에게는 종종 혼돈을 야기한다. 이 단원은 신경학적으로 손상된 환자와 관련된 조직 주변 통증을 요약할 것이다. 더 심도있는 학습을 위하여, 치료사는 국제통증학회(International Association for the Study of Pain, IASP)의 웹사이트(www.iasp-pain.org)를 참조한다.

통증의 유형

신경학적으로 손상된 환자가 경험하는 통증은 3개의 주요 유형으로 되어 있으며, 환자들은 하나 이상의 유형이 출현한다.

- 침해성(이상긴장증을 포함하는 S3.18)
- 심인성
- 신경병성

침해성

침해성 통증은 생리학적이며, 화학적, 열적 혹은 기계적 사건이후에 *통각수용기의 활성화* (통증수용기)의 결과로 나타난다. 실재 혹은 잠재적인 조직손상 자극에 의한 일차 통각 오름신경의 활성화는 침해성 계통 안에서 처리된다(Treede 등 2008). 침해성 통증은 근육뼈대계에서 나타나지만 내장에서 발생하기도 한다. 모든 통각수용기의 활성화가 '통증'으로 개개인에게 지각되지 않는다는 것을 주목해야 한다. 불쾌한 경험(통증)의 지각은 매우 주관적이다. *이상긴장성* 통증은 근육 안에 통각 오름신경의 활성화로 조절되는 비정상적이고 지속되는 근육 수축(S3.18)과 관련되어 있다.

심인성

심인성 통증은 인지적, 감정적 혹은 행동적 요인에 의하여 발생하고 증가하고 연장되는 것이다. 국제통증학회(2007)는 심인성 통증을 다음과 같이 기술하였다:

> '조직손상이나 가능한 병생리학적 원인 없이 보고된 통증. 보통 주관적으로 보고되는 조직 손상으로 기인된 경험을 구별하는 방법이 없다. 통증 경험을 간주하고 조직 손상에 의한 통증과 동일한 방법으로 보고된다면, 통증으로 인정해야 한다'.

신경병성

신경병성 통증은 말초 *감각신경말단 (통각수용기)의 적당한 자극없이* 침해성 계통 안에서 활성화된 활동으로 발생하며, 신경계 안에 일차적 손상 혹은 기능부전이 원인이 된다(IASP 2007). 일부 저자들은 몸감각계통의 손상으로 발생하는 기능부전을 더 감소시킨다(Treede 등 2008). 이것은 오름신경세포, 오름신경길 및 내림신경길, 숨뇌, 시상 혹은 대뇌겉질을 포함한다. 따라서 신경병성 통증은 손상의 해부학적 위치에 관하여 하위분류가 된다 (Dworkin 등 2003).

말초신경병성 통증 이것은 말초신경계의 손상으로 인한 것이다.

중추신경병성 통증 이것은 중추신경계의 손상으로 인한 것이다.

통증 생리학

통증 경험은 절박하거나 현재 조직손상 그리고 최소 손상을 유지하는 신경계 안에서 신호를 통한 반응에 관하여 우리에게 경고하는 보호 역할을 한다. 이것은 염증성 및 인접한 조직에서 일시적인 통증 과민성을 일으킨다(말초 민감성). 이 과정은 접촉으로 치유를 보조하고 움직임을 피할 것이다. 그러나 영구적인 통증은 이득이 없고 지나치게 쇠약하게 만들 것이다. 적응되지 않는 통증은 종종 말초신경, 척수, 혹은 중추신경계의 손상 이후에 발생하고, 신경병성 통증이라고 한다(Woolfe와 Mannion 1999). 그림 29.1은 정상 통증 신경길과 병적 통증을 포함한 과정에 대하여 윤곽을 그린 단순한 흐름도를 표시한 것이다.

통증과 관련된 증상

침해성 통증 및 말초 신경병성 통증

통증에 관한 이런 유형과 연관된 증상은 많은 기본적인 생리학 교재에서 포괄적으로 설명하고 있다. 더 자세한 안내는 평가와 치료에 관한 근육뼈대계 교재에서 찾아볼 수 있다.

중추신경병성 통증

불행하게도, 중추신경병성 통증의 임상적 출현에 관한 일정한 예상 징후는 없으며 그 기술은 종종 환자마다 매우 다양하다. 그 결과, 종종 기타 원인을 배제하고 진단한다.

중추신경병성 통증의 증상은 중추신경계 손상 특히 몸감각계의 손상으로 탈억제 및 중추 민감성을 야기하여 발생한다(그림 29.1). 통증신경길이 현재 부적절하게 활동하면, 활동 의존 신경 가소성 변화는 전체 신경길 안에 연접에서 발생하고 통증부위에 관한 겉질 표현(감각 소인)에 증가를 야기할 것이다. 신경학적 변화가 발생하고 증상의 발달하는 시간은 다른 연구마다 1개월에서 5–6년까지 불분명하다.

증상은 다음과 같은 탈억제와 중추 민감성에 의한 결과로 나타난다:

통각과민 이것은 통증에 대한 증가된 민감성을 말한다.

이질통 이질통은 정상적으로 유발된 통증이 아닌(즉, 촉진, 열, 혹은 비–유해성 냉) 비–유해성 자극이후에 지각된 통증이다. 이것은 일반적으로 중추성 신경병성 통증에서 나타난다(90%) (Widar 등 2002).

통각과잉 통각과잉은 불쾌하고, 연장된 자극 후 반응이다.

감각이상 감각이상은 불쾌한 비정상 감각이다. 예를 들어, 타는, 축축한, 따끔거리는, 전기 자극, 핀과 바늘로 인한 자극 등이다. 이것은 중추성 신경병성 통증에서 일반적이다(80%) (Attal 등 2008).

지각이상 이것은 비정상이지만, 불쾌한 감각은 아니다.

중추성 신경병성 통증 증상에 관한 행동 중추성 신경병성 통증의 증상은 명확한 원인 없이, 광범위한 자극에 대한 *과잉반응*으로 유발된, 영구적인(일관되거나 영구적인) 혹은 발작적인 (일시적인) 원인으로 출현한 때 자발적으로 나타난다.

신경병성 통증의 분포 *말초 신경병성 통증 :* 말초신경계 손상에서, 통증 분포는 말초신경, 팔신경얼기 혹은 허리신경얼기 가지, 혹은 척추 신경뿌리의 피부 신경지배(피부분절)와 일치한다. 그러나 중추성 민감은 신경병성 통증에 기여하는 한 기전이므로, 비정상적인 감각지도 전개를 기대해야 한다.

통증의 기전

침해성 통증

1. 말초 민감화

일차 통각과민 – 치유과정동안에 이완된 화학물질에 대한 반응으로 손상된 부위에 인접한 유해수용기(통증 수용기)의 민감도 증가. 이것은 향후 손상을 피하기 위한 정상적인 안전 기전이다.

이차 통각과민 – 이것은 일차 통각과민에 의해 손상된 신경세포 가지에 의하여 지배되는 초기손상으로부터 약간 떨어진 침해수용기의 민감도를 포함한다. 이것은 시간이 약간 경과 후에 나타나지만, 기간은 절대적이지 않다(Kandel 등 2000).

신경병성 통증

말초성 혹은 중추성

1. 연장된 말초 민감화

2. 중추성 민감화는 뒤뿔로 들어오는 통증 정보에 관한 증가된 보호반응 때문에 늦게 발생한다. 결과적으로, 층판 II 안에 있는 통증 오름신경은 가지를 내고, 기존 연접은 더 효과적으로 발달된다(신경가소성). 결과적으로 통증신경길가 강화되고 통증의 동일한 경험을 생산하는데 더 적은 자극이 필요하다 (Loeser와 Treede 2008). 촉각 신호를 전달하는 층판 III 와 IV는 통증신경길와 인접하여 지나가므로, 결과적으로 이 신경가소성 적응에 의해 유사하게 영향을 받는다. 궁극적으로 이 촉각신경길의 증가된 민감화는 비정상적으로 지각하는 촉각이나 통증을 야기할 수 있다.

3. 탈억제 혹은 내림신경길 억제 손실 – 내림 통증신경길, 몸감각겉질, 중뇌 혹은 척수를 포함한 중추신경계의 손상은 뒤뿔에서 PAG 억제 조절의 손실을 야기할 것이다. 결과적으로 통증자극을 반영하지 않는 통증에 관한 부적절하게 강화된 지각이 될 것이다.

통증 신경길

화학적, 열적, 혹은 기계적 사건에 의한 침해수용기의 자극 잠재적인 조직 손상

↓

척수의 뒤뿔로 통증을 전달하는데 활성화되는 일차 침해성 오름신경길 (A-δ와 C섬유). 층판 I, II, V-VII에서 주로 연접.

↓

통증은 척수시상로, 척수그물로, 그리고 척수중뇌로를 따라서 상행한다. 통증은 중뇌수도관중뇌)에 의해 조절된다. 중뇌수도관은 자극강도에 따라 활동이 결정된다.

↓

중뇌수도관은 지나서 고위중추로 가는 중요하지 않은 자각을 직접적으로 차단할 수 있다.

자극이 의미있다면, 중뇌수도관은 거친 통증을 지각하는 시상과 통증을 국소화할 수 있는 마루엽에서 몸감각겉질로 통증 정보가 지나갈 것이다.

↓

자극이 중요하다면, 중뇌수도관은 신로를 척추 의 뒤뿔로 돌려보내서 엔돌핀과 엔케팔린을 분비할 것이다. 이 신경전달물질은 뒤뿔 안에 있는 억제성 사이신경을 활성화시키는데, 들어오는 통증정보의 전달을 감소시켜서 통증 지각을 감소시킨다.

그림 29.1 통증의 병태생리학.

중추성 신경병성 통증 : 중추신경계 손상에서 통증 분포는 손상된 뇌영역의 영역적 표현(즉 감각 소인)과 일치한다. 그러나 중추성 감각은 신경병성 통증에 기여하는 여러 기전 중 하나이므로, 감각 지도의 비정상적 확장을 예상하여야 한다.

신경학적으로 손상된 환자의 중추 신경병성 통증

비록 신경학적 상태가 매우 다른 병태생리학을 야기하지만, 손상된 병리학적 과정은 중추성 신경병성통증을 생산하는데 원인으로 확인된다. 예를 들어, 다발성경화증의 탈수초화, 뇌졸중의 손상된 순환 그리고 척수손상의 척수 전달 차단은 모두 몸감각계통에 손상을 야기하고 중추 신경병성통증을 야기한다.

또한 최근 연구들은 중추신경계 손상 이후에 신경아교세포의 활동을 포함하는 중추신경병성통증을 야기하는 향후 과정에 중점을 두고 있다. 척수손상과 다발성경화증에서, 세포 손상에 대한 반응으로 시작된 염증성 변화는 염증매개체의 이완과 신경아교세포의 성장호르몬 이완을 증진시킨다. 만약 이런 화학 매개체가 통증신경길에 영향을 미치면, 중추성 민감성이 향상될 것이다(Svendsen 등 2005). 비록 뇌졸중에서 보고되지는 않았지만, 초기손상과 결과적인 염증반응 이후에 유사한 기전이 발생한다.

파킨슨병에서, 중추신경병성통증의 기전은 다르다. 건강한 사람의 바닥핵(S2.11)은 감각 정보의 통합과 통증 조절에 중요한 역할을 한다고 생각된다(Juri 등 2009). 파킨슨병에서, 통증에 대한 병태생리학은 적절한 움직임 프로그램을 선택하기 위하여 광대한 양의 감각정보를 여가하는 바닥핵(줄무늬체)의 파괴와 연관이 있다. 이 여과는 정상적으로 억제성 도파민계 신경세포에 의해 촉진되지만, 후기에는 그 효과가 감소되어 파킨슨병에서 신경퇴행이 진행된다. 이것은 통증이 'on' 기간(즉, 레버-도파 복용 중)에 경감되는 이유를 설명한다.

통증 평가하는 이유는?

통증, 통증생리학 및 병태생리학에 관한 유용한 지식이 지난 20년 동안 막대하게 증가하는 동안, 신경학적 결함이 있는 환자에 관해서는 대단히 무시되어 왔다. 신경학적 손상자의 통증은 환자의 삶의 질과 재활과정에서 유의하게 영향을 미치는 것으로 인식할 필요가 있다(Henon 2006).

신경학적으로 손상된 환자의 통증 발병률은 높은데, 뇌졸중 환자 74%, 다발성경화증 환자 50%-85%, 그리고 파킨슨병 환자 40%-75%까지 보고된다. 이런 질환에서 출현하는 다른 유형의 통증에 관한 그 이상의 쇠약은 표 29.1-29.3에서 설명하고 있다.

통증 평가하는 방법은?

신경학적으로 손상된 환자의 통증은 종종 복잡하고 철저하게 평가되어야 한다. 다음은 통증을 평가할 때 주요 고려사항에 관한 간단한 개요를 제공한다. 초기에 치료사는 환자가 경험한 통증의 유형을 확립하고, 이 환자들은 하나 이상의 통증을 가지고 있다는 것을 기억해야 한다.

표 29.1 뇌졸중에서 통증의 유형별 발생률	
침해성 통증	5%-84%
어깨 통증	30%-40%
만성 통증	11%-55%
중추성 신경병성 통증	2%-35%
중추성 뇌졸중 후 통증	8%-46%

Widar 등 2002; Jonsson 등 2006; Lindgren 등 2007; Kong과 Woon 2004; Appelros 2006; Kumar와 Soni 2009.

표 29.2 파킨슨병에서 통증의 유형별 발생률	
침해성 통증	40%-70%
비-이상긴장성	37.8%
이상긴장성	6.7%-40%
말초 신경병성 통증	10%
중추 신경병성 통증	4.5%-30%

DeFazio와 Tinazzi 2009; Beiske 등 2009; Djaldetti 등 2004.

표 29.3 다발성 경화증에서 통증의 유형별 발생률	
침해성 통증	21% (강직관련 1%)
말초 신경병성 통증	1%
중추 신경병성 통증	27.5% (다리 87%, 팔 31%)
통증과 온도에 대한 비정상 반응	98%

Osterberg 등 2005.

주관적 평가

다음과 관련된 조사가 요구된다:

통증 발현

발현 시간과 발현과 관련된 원인 사건을 질문한다.

통증 부위

환자의 통증 위치를 확인한다. 이것은 일정한 구조에 초점을 두고 시작하는 것이 도움이 될 것이다. 그러나 통증의 원인으로부터 멀리 떨어진 연관통은 이러한 정보가 완전히 신뢰할 수 없다는 것을 의미한다. 통증보고가 산발적이고 광범위하게 퍼져 있으면, 치료사는 중추성 신경병성 통증이나 심인성 통증을 의심하기 시작한다.

증상에 관한 행동

이 질문은 24시간동안 통증의 패턴과 증상을 증가시키거나 감소시키는(알려진 악화요인과 완화요인) 어떤 요인을 포함해야 한다. 두문자어 SIN은 종종 찾아야 하는 다른 정보를 표현하는데 유용하다:

통증의 정도(강도)(Severity of the pain, intensity). 아래 시각사상척도를 참조한다.

통증의 민감도(Irritability of pain)는 자극이 제거된 후 통증이 이전 수준으로 감소되는데 얼마나 오래 걸립니까?

통증의 본질(Nature of the pain), 경험한 통증의 증상을 기술.

환자는 일반적으로 생리학적 기전과 관련된 형용사를 사용하여 통증을 설명합니까? 예를 들어, 국소화가 어려운 둔한 통증(근육, 인대, 관절 주머니 통증), 움직이면 개선되는 아침 통증(만성염증/부종), 핀과 바늘로 찌르는 듯한 엉뚱한 통증, 축축함(중추성 신경병성 통증), 날카롭거나 타는 듯한 통증 혹은 직선 통증(말초 신경병성 통증).

환자는 통증행동 패턴을 보고합니까? 통증행동의 특별한 패턴 기술은 유해 자극의 기시를 확인하는데 도움이 된다. 통증행동의 패턴은 중추 신경병성 혹은 심인성 기인을 지적하지 않는다.

환자는 민감한 상태를 보고합니까? 치료사는 증상이 악화되지 않도록 평가와 치료를 하는 동안 관리가 요구된다.

시각사상척도

시각사상척도는 치료사가 환자가 지각하는 통증의 강도/정도를 평가하는데 사용한다.

시각사상척도는 초기평가와 치료효과에 관하여 통증 수준을 모니터하기 위하여 예후 치료동안에 수행할 수 있다.

환자 환자는 테이블에 편안하게 앉는다.

치료사

1. 치료사는 종이에 10 cm의 수평선을 그린다. 왼쪽 끝에는 0점(통증 없음) 그리고 오른쪽 끝에는 10점(상상할 수 있는 최악의 통증)을 뜻한다(그림 29.2).

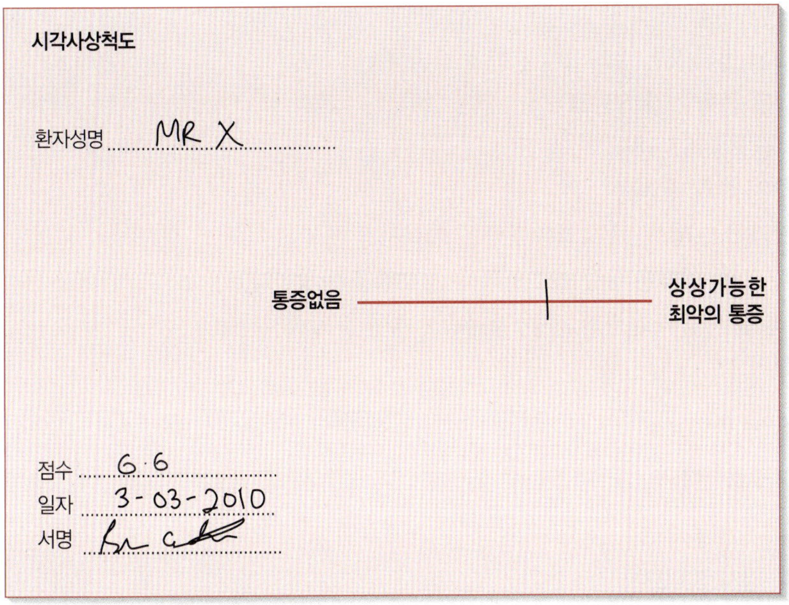

그림 29.2 시각사상척도.

2. 환자는 두 극단점 사이의 선 위에 한 점을 표시하여 *그 순간에* 자신이 *지각한 통증* 강도를 평가하도록 한다.
3. 치료사는 환자가 표시한 점이 0점에서 얼마나 떨어졌는지를 측정할 수 있다. 이 수치는 향후 평가를 위하여 정량적 표시로 사용할 수 있다.

신경병성 통증증후군척도(NPSI)

신경병성 통증증후군척도(Bouhassira 등 2004)는 중추성 신경병성 통증의 광범위한 개요를 설명하고, 주관적인 평가로부터 중추성 신경병성 통증의 징후를 확인하는데 초보자를 보조하는 참고 원인으로서 사용하는데 유용하다. 비록 과거력의 기초에 신경병성 통증을 진단하는게 가능하다면, 임상검사는 필수적이다(Treede 등 2008).

객관적 평가

관찰

통증의 지각이 주관적이므로, 치료사는 통증을 지적하는 다른 징후와 행동을 관찰해야 한다. 이 과정은 환자들이 입원해서 퇴원할 때까지 계속될 수 있다:

a. 한 부위를 보호하는 근경련
b. 얼굴 찡그림 그리고 움직임 동안 증가된 혹은 감소된 발성

c. 불량한 자세
d. 감소된 범위 혹은 움직임에 관한 변경된 패턴
e. 변경된 근육 긴장(S3.21)
f. 이상긴장증(S3.18)
g. 변경된 식욕 및 체중
h. 걱정과 스트레스. 이 요인은 통증을 악화시킨다.
I. 피로/고갈. 이것은 통증으로 인해 수면 부족을 반영한다.
j. 가라앉은 마음과 불량한 집중. 우울증도 통증을 악화시킨다.
k. 사회적으로 고립

통증 및 기타 감각의 분포

다음을 평가한다:

- 핀 찌르기 검사(S3.23)
- 온도 검사(S3.23)
- 가벼운 촉진 검사(S3.23)

환자는 통증에 대한 민감도가 증가하였다고 표현합니까? 이것은 통각과민이다.
환자는 통증에 대한 민감도가 감소하였다고 표현합니까? 이것은 통각감퇴증이다.
환자는 비-유해자극에 비정상적인 반응이 출현합니까? 이것은 이질통이다.
환자는 불쾌한 비정상적인 감각을 보고합니까?(즉, 타는듯한, 축축한, 찌르는, 전기자극, 핀과 바늘). 이것은 감각이상이다.
통증패턴은 피부분절 혹은 말초신경의 특별한 분포로 확인할 수 있습니까? 예. 이것은 말초신경병성 통증이다. 만약 그렇지않다면, 중추신경병성 통증을 반영하는 것이다.

침해성 통증에 관한 감별진단

이 단계에서, 치료사는 환자가 경험한 통증 유형(침해성, 말초성 혹은 중추성 신경병성)에 대하여 적절한 결정을 해야 한다.

환자의 통증이 침해성으로 발생되었다면, 능동가동범위(S3.23)와 수동가동범위(S3.23)를 비교하고 치료사는 손상된 구조를 구별하기 위하여 특별한 임상검사를 실시한다. 이런 경우, 치료사는 원인을 확인하기 위하여 환자의 통증을 유발하여 평가한다. 더 포괄적이고 자세한 감별진단은 근육뼈대계에 기초한 교재를 참조한다.

주의사항

평가하는 동안 환자의 통증을 유발해야 하지만, 통증의 강도가 악화되지 않도록 주의해야 한다.

기록

당신의 주관적인 보고에서 구분한 구역은 '통증'이라고 쓰고 위의 교제에서 제언한 것처럼 하위제목을 작성한다. 객관적인 자료를 위하여, 통증의 분포를 표시하는 신체차트는 명확하고 쉽게 정보를 표현할 수 있어야 한다(그림 29.3). 다양한 증상을 강조하기 위하여 다른 기호를 사용한다. 시각사상척도(그림 29.2)가 포함되어야 하고 당신의 노트에 숫자로 기록한다.

예제 오른쪽 마루엽 (안쪽으로) 손상으로 뇌졸중을 진단받은 환자.

통증 발현은 뇌졸중 발병이후 6/52(6주)이었다. 통증 1은 가벼운 촉진으로 시작되고, 통증 2는 핀 찌르기 검사에서 민감도가 증가한 것이다. 그림 29.3은 통증1과 통증2의 분포를 보여준다. 이것은 통증행동의 인식할 수 없는 패턴으로 나타난다. 통증은 자발적이고 움직임이나 자세로 인해 영향을 받지 않는다.

분석

환자의 진단과 통증평가자료에 기초하여, 치료사는 통증의 유형, 침해성 혹은 신경병성 원인을 구별하기 위하여 임상적 추론기술을 사용할 수 있어야 한다. 손상된 병적 과정의 이해는 더

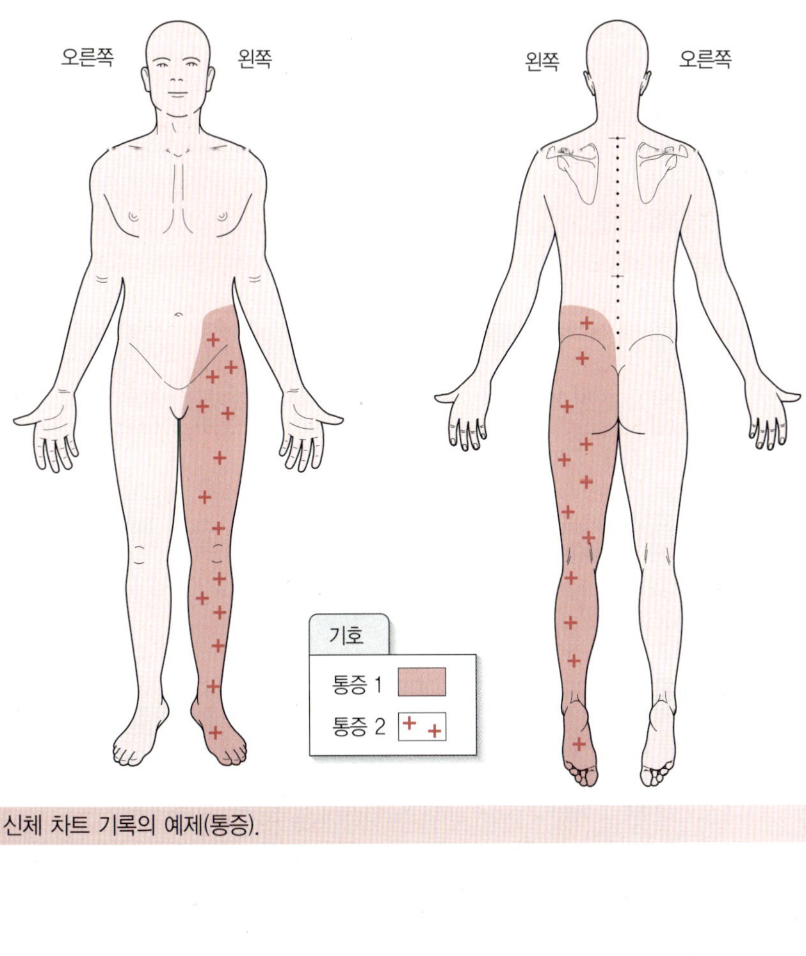

그림 29.3 신체 차트 기록의 예제(통증).

효과적이고 중점적인 치료를 촉진하는데 중요하다.

중추신경병성 통증은 일반적으로 투약치료를 하기 때문에, 증상이 이미 관리되지 않는다면 의료팀 의뢰가 필요하다. 인지/행동치료와 거울상치료는 치료사가 고려할 수 있는 선택사항이다.

침해성 통증을 위하여, 치료사는 적절하게 치료에 중점을 두기 위하여 침해성 활동에 대한 책임있는 구조를 확인하는데 목적을 두어야 한다. 이것은 해부학 지식을 포함한 추론과정, 다른 구조에 대한 손상 가능 기전 그리고 치유를 포함하는 생리학적 과정을 요구한다. 향후 안내를 위하여, 독자는 Grieve (2006)를 참조한다. 통증의 원인은 본질적으로 본능적이라는 것을 기억한다.

위의 예제에서, 환자는 통각과민과 이질통을 왼쪽 다리에서 호소한다. 통증행동의 패턴에 관한 근거가 없고 위치는 몸감각겉질 손상에 관한 부위를 반영하기 때문에, 이것은 중추성 신경병선 통증으로 가정된다.

성과측정

연구

- 통각측정
- 통증 대항자

임상

- 시각사상척도
- 맥길-멕잘 통증질문지
- 신경병성 통증 증상척도

참고문헌

Appelros P: Prevalence and predictors of pain and fatigue after stroke: a population-based study, *International Journal of Rehabilitation Research* 29:329–333, 2006.

Attal N, Fermanian C, Fermanian J, et al: Neuropathic pain: are there distinct subtypes depending on the aetiology or anatomical lesion? *Pain* 138:343–353, 2008.

Beiske AG, Loge JH, Ronningen A, et al: Pain in Parkinson's disease: the hidden epidemic, *Pain* 141:173–177, 2009.

Bouhassira D, Attal N, Fermanian J, et al: Development and validation of the neuropathic pain symptom inventory, *Pain* 108:248–257, 2004.

Day R, Fox J, Paul-Taylor G: *Neuro-musculoskeletal clinical tests: a clinician's guide*. Edinburgh, 2009, Churchill Livingstone/Elsevier.

DeFazio G, Tinazzi M: Central pain and Parkinson's disease, *Archives of Neurology* 66:282–283, 2009.

Djaldetti R, Shifrin A, Rogowski Z, et al: Quantitative measurement of pain sensation in patients with Parkinson's disease, *Neurology* 62:2171–2175, 2004.

Dworkin RH, Backonja M, Rowbotham MC, et al: Advances in neuropathic pain: diagnosis mechanisms and treatment recommendations, *Archives of Neurology* 60:1524–1534, 2003.

Ehde DM, Gibbons LE, Chwastiak L, et al. Chronic pain in a large community sample of persons with multiple sclerosis, *Multiple Sclerosis* 9:605–611, 2003.

Finnerup NB: A review of central neuropathic pain states, *Current Opinion in Anaesthesiology* 21:586–589, 2008.

Grieve DJ: *Orthopaedic physical assessment*, ed 4. Canada, 2006, Saunders Elsevier.

Henon H: Pain after stroke: a neglected issue, *Journal of Neurology Neurosurgery and Psychiatry* 77:569, 2006.

IASP, International Association for the Study of Pain: wwwiasp-painorg/AM/Templatecfm?Section=Pain_DefinitionsandTemplate=/CM/HTMLDisplaycfmandContentID=1728, 2007.

Jönsson AC, Lindgren I, Hallstrom B et al: Prevalence and intensity of pain after stroke: a population based study focusing on patients' perspectives, *Journal of Neurology, Neurosurgery and Psychiatry* 77:590–595, 2006.

Juri C, Rodriguez-Oroz M, Obeso JA: The pathophysiological basis of sensory disturbances in Parkinson's disease, *Journal of Neurologic Science* 289:60–65, 2009.

Kandel ER, Schwartz JH, Jessell TM: *Principles of neural science*, ed 4. New York, 2000, McGraw-Hill.

Kong KH, Woon VC, Yang SY: Prevalence of chronic pain and its impact on health-related quality of life in stroke survivors, *Archives of Physical Medicine and Rehabilitation* 85: 35–40, 2004.

Kumar G, Soni CR: Central post-stroke pain: Current evidence, *Journal of Neurologic Science* 284:10–17, 2009.

Lindgren I, Jönsson AC, Norrving B et al: Shoulder pain after stroke: a prospective population-based study, *Stroke* 38:343–348, 2007.

Loeser JD, Treede RD: The Kyoto protocol of IASP basic pain terminology, *Pain* 137:473–477, 2008.

Osterberg A, Boivie J, Thuomas K-A: Central pain in multiple sclerosis: prevalence and clinical characteristics, *European Journal of Pain* 9:531–542, 2005.

Svendsen KB, Jensen TS, Hansen HJ, et al: Sensory function and quality of life in patients with multiple sclerosis and pain, *Pain* 114:473–481, 2005.

Treede RD, Jensen TS, Campbell JN, et al: Neuropathic pain: redefinition and a grading system for clinical and research purposes, *Neurology* 7018:1630–1635, 2008.

Widar M, Samuelsson L, Karlsson-Tivenius S, et al: Long-term pain conditions after a stroke, *Journal of Rehabilitation Medicine* 34:165–170, 2002.

Woolfe CJ, Mannion RJ: Neuropathic pain: aetiology, symptoms, mechanisms and management, *The Lancet* 353:1959–1964, 1999.

제 30 장

30 근력
Strength

근력이란?

정상근력은 근육의 최대 힘이 하나의 특별한 움직임 패턴을 생산할 수 있는 것으로 정의된다(Knuttgen과 Kraemer 1987). 근육 약화는 주어진 상황에서 한 과제를 완성하는데 충분한 힘을 생산하는데 불능으로 해석된다. 즉, 근육 자체는 일정한 상황아래 충분한 힘을 동원할 수 있지만, 그렇지 않으면 약화가 존재할 것이다. 내용과 과제 자체뿐만 아니라, 근육의 힘 생산은 근육과 근육을 조절하는 신경계의 해부학 및 생리학과 연관된 많은 요인들에 영향을 받는다:

- *운동단위*(알파운동신경세포와 그것이 지배하는 근섬유들)
  - 동원되는 수. 동원되는 수가 많을수록 더 큰 힘을 생산한다.
  - 동원 순서. 부드럽고 협응된 근수축을 생산하기 위하여, 작은 운동단위는 큰 운동단위보다 먼저 동원된다. 이것은 크기원리(size principle) 혹은 헤네맨원리(Henneman principle)이라고 한다.
  - 운동단위 크기. 이것은 근섬유 유형과 관련이 있는데, 2형섬유(빠른 당분해성)는 더 큰 운동단위와 연결되어있고 1형섬유(느린 산화성)는 더 작은 운동단위가 지배한다.
  - 흥분률의 빈도. 신경근연접에서 근육의 활동전위의 빈도 증가는 신호의 가중(S2.6)을 야기한다.

  일반적으로, 더 큰 힘은 운동단위의 수와 크기를 증가시키고 흥분률을 증가시킨다.

- 동기부여와 감정과 같은 *심리학적 요인*은 힘 생산에 영향을 미친다.
- *단면적* : 근육의 단면적이 클수록 근섬유수, 운동단위 그리고 궁극적으로 *평행*하게 동원될 수 있는 근육원섬유마디(sarcomeres)가 더 커지고, 생산되는 힘이 더 커진다. 한 줄을 사용하여 자동차를 당길 때와 10개의 줄을 사용하여 당길 때를 비교해 보자. 그러나 단면적은 수축성 조직과 비-수축성 조직을 포함하고 있으며, 비-수축성 구조는 힘을 생산하는데 관여하지 못한다.
- *신경적 조절* : 주어진 근육의 힘 생산은 과제를 수행하는데 필요한 다음의 내용에 따라 달라진다 :
  - 타이밍
  - 패턴
  - 힘의 수준

학습된 움직임 과제를 위하여, 이런 요인은 과제에 관하여 저장된 움직임 계획안에 통합하고 힘 요구에 관한 미리먹임 예측을 제공한다. 그러나 힘생산도 말초로부터 계속되는 감각입력에 따라 조절된다.

- 기타 요인
  - 근육 안에 길이-장력관계는 액틴과 마이오신의 교차결합형성(cross-bridge formation)을 위한 잠재력과 관련이 있다. 근육의 중간범위에서 일하기는 유용한 교차결합의 최적의 수를 제공하고 가장 큰 힘을 생산하도록 한다.
  - 개별근육 안에 근섬유의 해부학적 배열도 힘 생산에 영향을 미친다(Palastanga 등 2006).
  - 근육 일의 유형 즉, 구심성 수축, 원심성 수축 혹은 등척성 수축

근육 약화

근육 약화는 다음으로 발생할 수 있다:

- 말초신경의 부분적 혹은 전체 손상
- 염증, 부종 그리고 통증을 야기하는 근육뼈대계의 손상
- 근수축을 억제하는 원인이 되는 통증(S3.29)
- 근육뼈대계 혹은 신경계에 손상에 의해 제한된 근육의 역할 변화는 근섬유 유형을 변화시킬 것이다.
- 운동단위 동원에 영향을 미치는 변경된 신경조절
- 다음으로 인한 근육의 사용 감소:
  - 근육 길이 감소, 즉 길어지거나 짧아짐
  - 근육 위축, 근육 단백질(액틴과 마이오신 근육섬유)이 상실된다. 국소적으로 근섬유 안에 근육원섬유마디가 감소되고, 전체적으로는 근육덩이 감소(Ryan 등 2002), 그리고 단면적이 감소된다.

신경학적 질환에서 약화 길랑-바레 증후군과 운동신경질환과 같은 말초 신경계에 영향을 미치는 장애는 종종 일차 증상으로 근육 약화가 출현한다. 알파운동신경세포의 손상은 신경전도를 방해하여, 궁극적으로 충분한 운동단위를 동원하지 못하고 근육 약화를 야기한다는 것을 의미한다. 이차적으로, 더 나아가 근육 약화는 무용을 야기하여 근육원섬유마디의 상실을 야기하고 근육덩이의 감소 (위축)를 야기한다(Ryan 등 2002). 말초신경계의 손상 이후에, 운동단위는 손상된 신경세포에 관한 재생을 통한 재-신경지배를 할 수 있다. 그러나 신경손상이 완전히 탈신경지배된 운동단위로부터 멀다면, 인접한 알파운동신경세포로부터 축삭 가지가 나와서 재-신경지배를 할 것이다. 이 새로운 가지가 이형이면(동일한 근육섬유 유형이 아니면), 환자는 기능부전성 비협응된 움직임이 출현할 것이다(Lieber 2002). 이것은 운동단위 동원(크기원리)에 파괴를 야기한다. 작은 단위(1형)의 동원 이후에 더 큰 단위의 동원(2x형)은 수축력을 느리고 부드럽게 강화되도록 한다. 그러나 새로운 가지가 1형 운동단위를 신경지배하는 신경세포에서 2x형 운동단위를 재-신경지배하도록 발생하면, 성과는 동원순서가 너무 조기에 힘생산을 크게 증가시킬 것이고 결과적으로 비협응된 움직임이 나타난다.

뇌졸중, 파킨슨병 그리고 다발성경화증과 같은 중추신경계의 장애에서, 근육 약화 기전은 고위중추의 손상 혹은 운동조절을 포함하는 신경길의 손상으로 발생한다. 이것은 척수 안에 있는 알파운동신경풀로 내려가는 신경길의 변경된 신호전달을 야기하고 결과적으로 동원되는 운동단위의 수 혹은 운동단위 동원에 관한 타이밍 혹은 패턴의 기능부전을 야기한다. 그러나 궁극적으로 이런 요인들은 주어진 내용에서 운동단위를 불충분 혹은 부적절하게 동원하게 만들고 궁극적으로 과제에 저항을 극복하는데 충분한 힘을 생산하지 못하거나 약화(불완전마비)를 야기한다. 오랜시간동안, 감소된 힘 생산은 근육원섬유마디의 감소 그리고 무용의 결과로 근육 덩이의 감소(위축)을 야기할 것이다(Ryan et al. 2002). 이차성 근육 약화는 신경학적으로 손상된 환자에서 흔한 증상이며, 움직임 기능부전과 무용을 야기하는 환경에서 출현하지만, 운동손상뿐만 아니라 감각손상(S3.23)과 인지/지각결함(S3.33)에서도 발생한다.

중추신경계 손상에서, 근육 약화는 저긴장(근육긴장 감소)과 고긴장(근육긴장 증가; S3.21)와 연관이 있다는 근거가 있다. 이런 개념간의 관련성은 복잡하지만, 힘 생산에 부정적으로 영향을 미치는(약화) 기여 요인으로 변경된 근긴장 상태 모두가 가능성이 있다. 또한 근육긴장의 변경을 정의하는 병태생리학은 운동단위 동원에 관한 타이밍 혹은 패턴, 혹은 동원될 수 있는 운동단위 수의 기능부전을 야기한다. 그러므로 움직임 동안에 근육 약화는 명백해진다. 평가를 위하여, 근긴장과 약화에 관한 개념적인 정의 비교는 치료사에게 구별가능한 단순한 도구를 제공한다. 근육긴장은 수동적인 움직임에 대한 저항으로 정의되고, 근육 안에 장력 혹은 굳음(stiffness)의 기초 수준을 표현한다(Moore와 Kowalske 2000). 그러므로 휴식 시에 근육을 평가해야 한다. 반면에 근육 약화는 한 과제의 저항을 극복하는데 충분한 힘을 생산하지 못하는 것으로 정의되며, 정의에 따라 움직임 활동 동안에 평가해야 한다.

근력을 평가하는 이유?

정상 근력은 일상생활동장 안에 기능을 위하여 요구된다. 어떤 약화는 통증과 움직임 회비를 야기하는 연부조직 구조에 과도한 스트레스를 유발하는 잠재력과 비효과적이고 실패한 움직임을 야기할 것이다. 전체 혹은 개별 근력의 평가로, 치료사는 그들의 전체 잠재력을 성취하는데 환자를 보조하는 근력 체제에 중점을 둘 것이다. 그러나 특별히 약화된 근력에 중점을 두는 동안, 기능적 활동 안에 근력강화된 근육을 동시에 재-교육하고 통합하는 것이 중요하다.

뇌졸중에서, 근육 약화는 기능적 활동을 제한하는 주요 기여인자로 알려져 있다(Chae 등 2002; Kim과 Eng 2003; Mercier와 Bourbonnais 2004). 그러나 저항운동은 근육 긴장을 증가시키므로, 중추신경계 장애환자는 피해야 한다는 것이 아직도 광범위하게 받아들여진다. 몇몇 연구는 뇌졸중 (Sharp와 Brouwer 1997; Brown과 Kautz 1998; Badics 등 2002; Sterr와 Freivogel 2004; Morris 등 2004; Ada 등 2006)과 다발성경화증 (Taylor 등 2006)에서 강직의 중요한 증가없이 근력의 유의한 회복을 보고하였다. 또한 연구는 저항훈련을 통한 근력 증가는 뇌졸중 (Yang 등 2006; Ada 등 2006; Bale와 Strand 2008)과 다발성 경화증 (Taylor 등 2006)에서 일부 기능적 개선으로 전이되었다고 보고한다.

근력을 평가하는 방법?

치료사에 의해 측정되는 근력은 등척성(정적), 등속성/등장성(역동적-구심성 및 원심성) 검사, 기능적 활동 혹은 무게 들기(1RM) 등이 포함된다. 평가의 선택은 검사 요구에 따라 달라질 것이다.

근육 단면적(팔다리 둘레 측정)

근육의 크기는 근력과 비례하기 때문에, 근육용적의 단순한 측정은 치료사에게 신체의 다른 쪽과 비교할 때 비대 혹은 위축에 대한 근력의 암시를 제공한다. 그러나 우세손을 고려해야 할 필요가 있다. 이 측정의 제한점은 근육의 비-수축성 요소가 포함되며 힘 생산 수준에 대한 정보를 제공하지 않는다는 것이다.

환자 측정은 이완된 근육 위에서 수행되어야 하며, 환자는 평가하는 동안 바로 누운 자세 혹은 길게 앉은 자세에서 잘 지지해 주어야 한다.

치료사

1. 다리의 크기에 따라서 기준점으로 다리에 2-3개의 점을 표시한다(표 30.1, 그림 30.1). 측정을 하는 표준화된 체계는 반복으로 개선할 것이다.
2. 각 기준점에서 다리의 둘레를 측정하기 위하여 줄자를 사용한다.
3. 각 기준점마다 3회 반복 측정한다.
4. 각 기준점마다 평균을 계산한다.
5. 반대쪽도 측정하여 비교한다.

표 30.1 팔다리 둘레 측정을 위한 표준화된 표지	
팔다리 둘레 측정	**측정 표지**
팔다리 둘레 – 허벅지	정강뼈 거친면에서 위쪽으로 15 cm, 20 cm, 25 cm(그림 30.1)
팔다리 둘레 – 종아리	정강뼈 거친면에서 아래쪽으로 5 cm, 10 cm, 15 cm
팔다리 둘레 – 팔(위팔)	팔꿈치머리돌기에서 위쪽으로 4 cm, 8 cm
팔다리 둘레 – 팔(아래팔)	팔꿈치머리돌기에서 아래쪽으로 4 cm

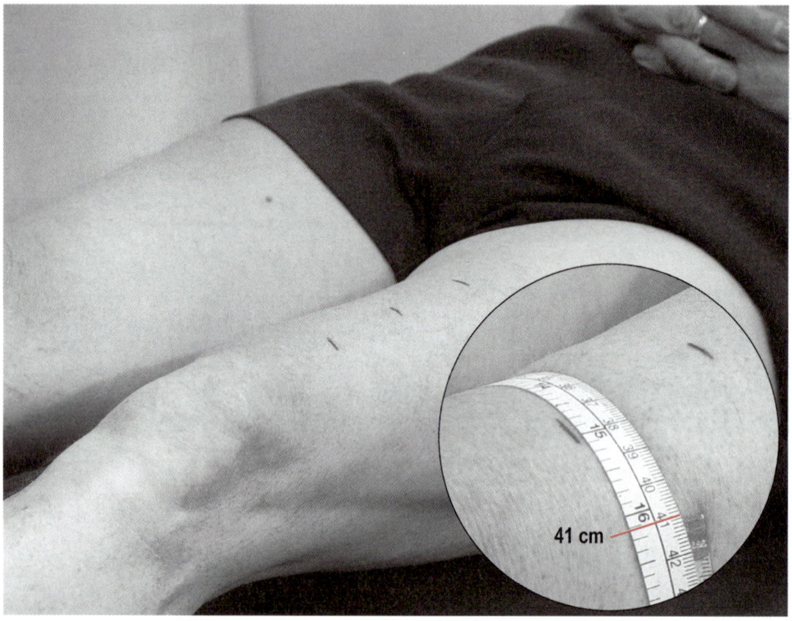

그림 30.1 다리 둘레 측정의 예(허벅지).

임상적 제언과 조언

일관성. 모든 기준점 위에서(그림 30.1) 혹은 아래에서 줄자를 사용한다. 향후 기준점으로 사용하기 위하여 기준을 기록한다.

도수근력검사

일반적인 방법은 다음과 같다:

- 등척성 저항 움직임 : 수축성 조직에 관련된 감별진단을 위하여 사용되거나 신경 통합성 (근육분절)을 검사하기 위하여.
- 옥스퍼드 점수화(Dyck 등 2005). 이 평가는 0–5점으로 측정 척도를 사용한다 (Medical Research Council 1976).

점수는 다음과 같이 정의된다:

0 – 수축 없음
1 – 미량의 수축
2 – 중력을 배제한 상태에서 전 능동가동범위
3 – 중력에 대항하여 전 능동가동범위
4 – 중력과 최소저항에 대항하여 전 능동가동범위
5 – 중력과 최대저항에 대항하여 전 능동가동범위(정상 근력)

옥스퍼드 점수화(MRC척도)

환자 전 능동가동범위와 중력에 관하여 등급을 주므로, 정의된 바와 같이 환자의 위치는 각 관절, 움직임의 각 방향 그리고 각 점수를 검사할 때마다 변경되어야 한다. 표 30.2는 각 검사를 완성하기 위하여 환자의 자세에 관한 지침을 제공한다. 환자는 치료사가 평가하는 근육을 관찰하고 촉진할 수 있도록 충분히 탈의해야 한다. 옷 위로 촉진하는 것은 좋은 연습이 아니다.

치료사 각 검사를 위하여, 다음의 프로토콜을 완성해야 한다:

1. 환자는 등급과 근육 활동에 따라 적절하게 자세를 취한다.
2. 환자를 평가하는 움직임을 설명한다.
3. 절차를 설명한다.
4. 각각의 특별한 등급을 검사한다(아래 주어진 지시대로)
5. 등급을 기록한다.
6. 신체의 다른 쪽과 비교한다.

표 30.2 도수근력검사에서 0-5등급 검사 시 환자의 자세에 관한 지침서(MRC척도)

근육 동작	검사하는 등급에 따른 환자 자세		
	0등급과 1등급	2등급	3등급, 4등급, 5등급
엉덩관절 폄근	엎드린 자세	옆으로 누운자세	엎드린 자세 – 엉덩관절 완전 굽힘에서 시작하기 위하여 다리를 검사대 가장자리에 둔다.
엉덩관절 굽힘	바로 누운 자세	옆으로 누운 자세	바로 누운 자세 – 엉덩관절 완전 폄에서 시작하기 위하여 다리를 검사대 가장자리에 둔다.
엉덩관절 벌림근	바로 누운 자세	바로 누운 자세	옆으로 누운 자세 혹은 바로 선 자세[a]
엉덩관절 모음근	바로 누운 자세	바로 누운 자세	옆으로 누운 자세 혹은 바로 선 자세[a]
엉덩관절 가쪽 돌림	엎드린 자세	바로 누운 자세	앉은 자세 – 엉덩관절 및 무릎관절 90°
엉덩관절 안쪽 돌림	바로 누운 자세	바로 누운 자세	앉은 자세 – 엉덩관절 및 무릎관절 90°
무릎관절 폄근	바로 누운 자세	옆으로 누운 자세	앉은 자세
무릎관절 굽힘근	엎드린 자세	옆으로 누운 자세	엎드린 자세 혹은 바로 선 자세
발목관절 발바닥 굽힘근	엎드린 자세	옆으로 누운 자세	엎드린 자세 혹은 바로 선 자세
발목관절 발등굽힘근	바로 누운 자세	옆으로 누운 자세	바로 누운 자세 혹은 앉은 자세
발목관절 가쪽번짐근	바로 누운 자세	바로 누운 자세	발목관절 완전 안쪽번짐에서 시작하기 위하여 검사대 밖으로 발을 내놓고 옆으로 누운 자세
발목관절 안쪽번짐근	바로 누운 자세	바로 누운 자세	발목관절 완전 가쪽번짐에서 시작하기 위하여 검사대 밖으로 발을 내놓고 옆으로 누운 자세
어깨관절 폄근	엎드린 자세	옆으로 누운 자세	앉은 자세 혹은 바로 선 자세[a] 바로 누운 자세 – 엎드린 자세
어깨관절 굽힘근	바로 누운 자세	옆으로 누운 자세	앉은 자세 혹은 바로 선 자세[a] 바로 누운 자세 – 엎드린 자세

[a]치료사는 검사를 할 때 2개 자세 사용을 고려해야 한다.

근육 동작	검사하는 등급에 따른 환자 자세		
	0등급과 1등급	2등급	3등급, 4등급, 5등급
어깨관절 벌림근	바로 누운 자세	바로 누운 자세	몸통을 피하기 위하여 어깨관절을 약간 굽히고 바로 선 자세
어깨관절 모음근	바로 누운 자세	바로 누운 자세	몸통을 피하기 위하여 어깨관절을 약간 굽히고 바로 선 자세
어깨관절 가쪽 돌림근	엎드린 자세	팔꿉관절 90° 굽히고 앉은 자세	옆으로 누운 자세(팔이 위쪽)
어깨관절 안쪽 돌림근	바로 누운 자세	팔꿉관절 90° 굽히고 앉은 자세	몸통은 45° 굽히고 옆으로 누운자세 (팔이 아래쪽)
팔꿉관절 폄근	엎드린 자세	옆으로 누운 자세 혹은 어깨관절 90° 벌림하고 앉은 자세	엎드린 자세 혹은 어깨관절 완전 폄으로 손을 검사대에 놓고 앉은 자세
팔꿉관절 굽힘근	바로 누운 자세	옆으로 누운 자세 혹은 어깨관절 90° 벌림하고 앉은 자세	바로 누운 자세 혹은 검사대에 손을 놓고 앉은 자세
아래팔 뒤침근	바로 누운 자세 혹은 앉은 자세	전 가동범위에서 중력을 배제하기가 어려움	3등급 – 중력에 대항하여 완전 가동범위를 완성하기 어려움 바로 누운 자세 혹은 손은 검사대에 놓고 앉은 자세(팔꿉관절 폄과 아래팔 엎침)
아래팔 엎침근	바로 누운 자세 혹은 앉은 자세	전 가동범위에서 중력을 배제하기가 어려움	3등급 – 중력에 대항하여 전 가동범위를 완성하기 어려움 바로 누운 자세 혹은 손은 검사대에 놓고 앉은 자세(팔꿉관절 폄과 아래팔 뒤침)
손목관절 폄근	바로 누운 자세 혹은 앉은 자세	바로 누운 자세 혹은 아래팔을 중간범위에 놓고 앉은 자세	바로 누운 자세 혹은 아래팔 엎침하고 핸드테이블(검사대에 닿지 않음)에 앉은 자세
손목관절 굽힘근	바로 누운 자세 혹은 앉은 자세	바로 누운 자세 혹은 아래팔을 중간범위에 놓고 앉은 자세	바로 누운 자세 혹은 아래팔 뒤침하고 핸드테이블(검사대에 닿지 않음)에 앉은 자세

계속

근육 동작	검사하는 등급에 따른 환자 자세		
	0등급과 1등급	2등급	3등급, 4등급, 5등급
손목관절 자쪽 치우침근	바로 누운 자세 혹은 앉은 자세	바로 누운 자세 혹은 아래팔 엎침하고 앉은 자세	바로 누운 자세 혹은 어깨관절 안쪽 돌림과 아래팔 엎침을 하고 핸드테이블(검사대에 닿지 않음)에 앉은 자세
손목관절 노쪽 치우침근	바로 누운 자세 혹은 앉은 자세	바로 누운 자세 혹은 아래팔 엎침하고 앉은 자세	바로 누운 자세 혹은 아래팔 중립자세에서 핸드테이블(검사대에 닿지 않음)에 앉은 자세
엄지손가락 벌림근과 모음근 손가락 폄근과 굽힘근(이마면에서 움직임)	바로 누운 자세 혹은 앉은 자세	바로 누운 자세 혹은 아래팔 중립위치에 놓고 앉은 자세	바로 누운 자세 혹은 핸드테이블(검사대에 닿지 않음)에 앉은 자세 - 손가락 굽힘근과 엄지벌림근 아래팔 뒤침
손가락 벌림근과 모음근 엄지 폄근과 굽힘근(시상면에서 움직임)	바로 누운 자세 혹은 앉은 자세	바로 누운 자세 혹은 아래팔 엎침	바로 누운 자세 혹은 핸드테이블에 앉은 자세 - 엄지 굽힘근과 손가락 모음근 그리고 어깨관절 안쪽 돌림과 아래팔 엎침 엄지 폄근과 손가락 벌림근, 아래팔은 중립자세

0등급과 1등급 검사하기

1. 정적인 자세에서 근육의 수축 혹은 근기능에 관하여 적절한 방향으로 팔다리를 움직이라고 환자에게 지시한다. '단단히 조이다 혹은 짜내다' 와 같은 단어 사용은 환자에게 무엇이 요구되는지 알려야 한다.
2. 문제의 근육을 관찰하고 촉진한다(그림 30.2).
   환자는 목표 근육을 수축할 수 있습니까? 아니라면, 0등급이다. 꿉틀거리는 수축이 있다면 1등급니다. 환자가 움직이거나 강하게 수축하면 2등급 검사를 실시한다.

2등급 검사하기

1. 치료사는 움직임에 적절한 자세를 고려해야 한다.
   a. 전 가동범위를 통하여. 예를 들어, 엉덩관절의 완전 폄은 엉덩관절 완전 굽힘자세에서 시작하고 엉덩관절 완전 폄에서 끝난다.
   b. 중력에 의하여 *보조되거나 저항*을 주어서는 안된다.
   c. 단. 엉덩관절 벌림근을 평가할 때는 치료사가 검사하는 다리의 무게를 지지해 주어야 한다.

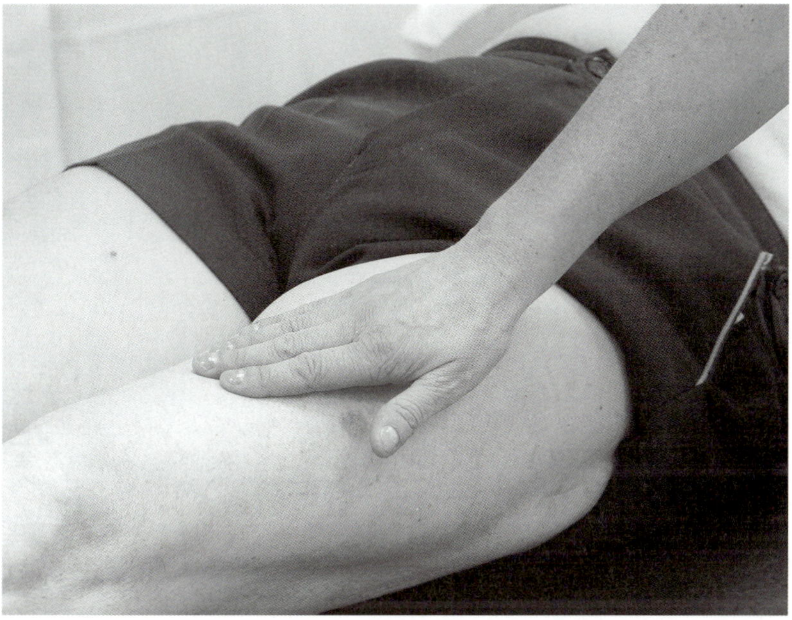

그림 30.2 무릎관절 폄에 대한 옥스퍼드 근육등급화 : 0등급과 1등급.

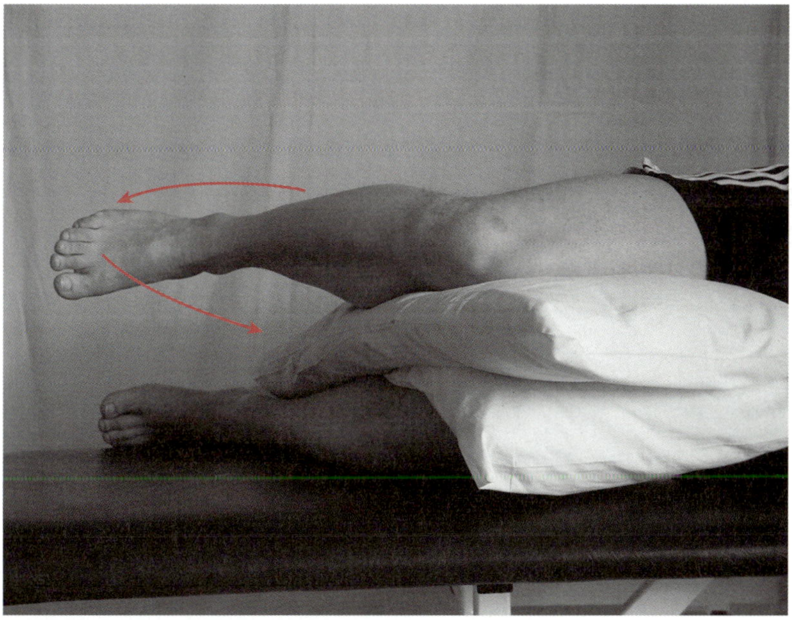

그림 30.3 무릎관절 폄에 대한 옥스퍼드 근육등급화 : 2등급.

2. 환자에게 '시작자세에서 끝자세로 신체 부위를 움직이시오' 라고 지시한다(그림 30.3). *환자는 전 가동범위를 움직일 수 있습니까?* 아니라면 1등급이다. 그렇다면, 2등급이며 치료사는 3등급 검사를 실시해야 한다.

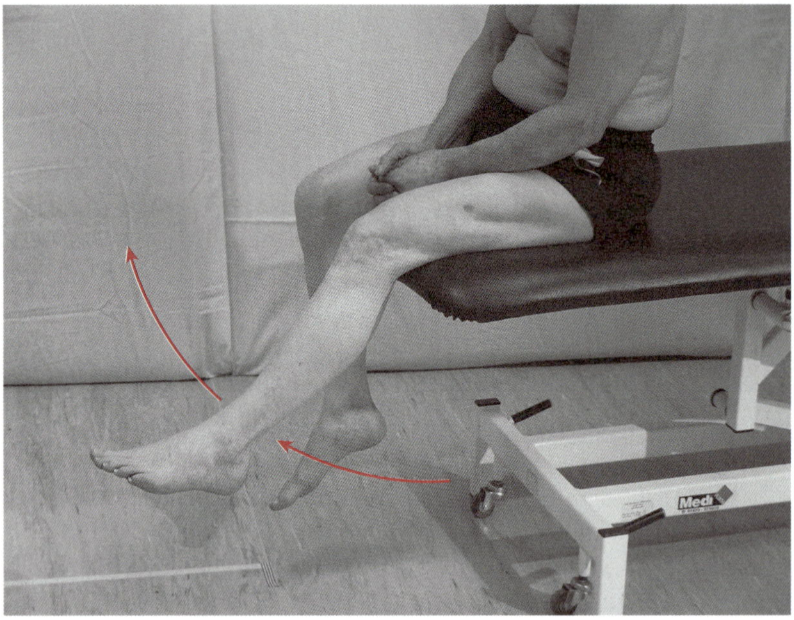

그림 30.4 무릎관절 폄에 대한 옥스퍼드 근육등급화 : 3등급.

주의사항

도수검사의 위험 : 다리 무게지지

위험 관리 : (1) 편안하고 치료사가 바로 선 자세를 유지할 수 있는 높이로 검사대 높이는 조절한다. (2) 치료사는 쉽게 지지면 주변을 움직일 수 있도록 무릎은 부드럽게 유지한다. (3) 다리를 안전하게 잡고 유지한다.

3등급 검사하기(Testing for grade 3)

1. 치료사는 움직임에 적절한 자세를 고려해야 한다:
   a. 전 가동범위 내내.
   b. *중력이 저항*으로 작용. 일부 근육 활동으로 한 움직임에서 중력에 대항하여 전 가동범위를 수행하는 것이 가능하지 않다. 이런 경우, 두 번째 자세는 둘로 구분하여 동작을 검사하는 방법을 강구해야 한다. 예를 들어, 어깨관절 굽힘 검사를 위하여, 바로 누운 자세에서 팔은 검사대 가장자리에 두고 완전 폄에서 중립자세를 검사하고, 바로 선 자세에서 중립자세에서 완전 굽힘까지를 검사한다.
2. 환자에게 '시작자세에서 끝자세로 신체 부위를 움직이시오' 라고 지시한다(그림 30.4).
   환자는 중력에 대항하여 전 가동범위를 움직일 수 있습니까? 아니라면, 2등급이다. 그렇다면 3등급이며 치료사는 4등급을 검사한다.

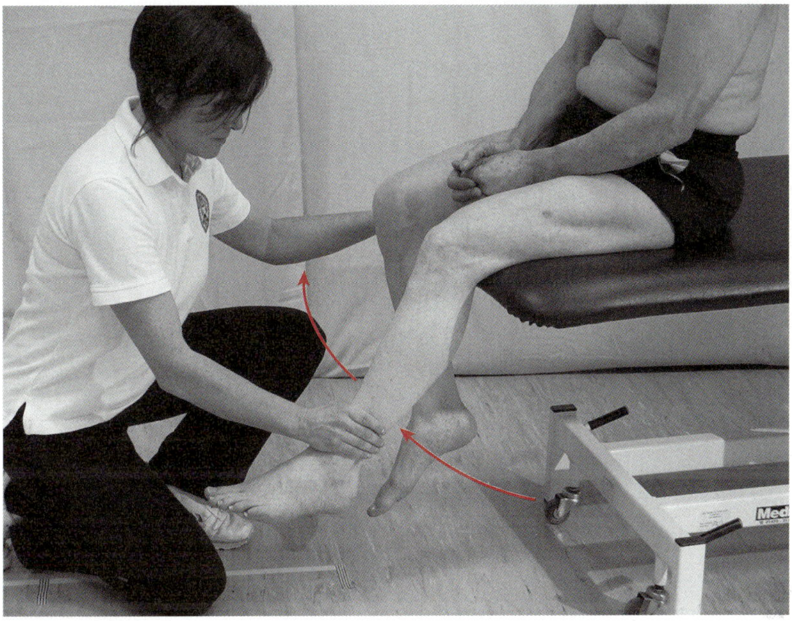

그림 30.5 무릎관절 폄에 대한 옥스퍼드 근육등급화 : 4등급과 5등급.

4등급 검사하기(Testing for grade 4)

1. 치료사는 움직임에 적절한 자세를 고려해야 한다:
   a. 전 가동범위 내내.
   b. *중력이 저항*으로 작용.
   c. 추가로 '최소 저항' 은 치료사가 가동범위 내내 제공한다. 치료사는 저항의 양을 '최소' 로 해야 한다는 것을 기억하고 검사하는 근육의 크기와 환자의 특성(즉, 연령, 성별)에 따라 적용하는 저항을 조절해야 한다.
2. 주의 : 임상연습에서, 가동범위 내내 추가 저항의 적용은 중력에 대항하여 움직이는 동안은 필요하지 않다는 것을 고려해야 한다.
3. 환자에게 '시작자세에서 끝자세로 신체 부위를 움직이시오' 라고 지시한다.
4. 전 가동범위 내내 최소 저항을 적용한다(그림 30.5).
   환자는 치료사가 제공하는 최소 저항에 대항하여 전 가동범위를 움직입니까?
   아니라면, 3등급이다. 그렇다면 4등급이고 치료사는 5등급을 검사한다.

주의사항

도수검사 위험 : 치료사의 신체로부터 멀리 떨어져 검사하는 것.

위험 관리 : 팔다리의 저항을 지지하거나 전 가동범위 내내 일정한 근육 활동에 저항을 제공하기 위하여, 치료사는 검사대의 한쪽 옆에 서서 가동범위의 절반을 평가하고 나서 검사대에 반대 쪽으로 이동하여 나머지 절반의 가동범위를 검사한다.

5등급 검사하기

1. 치료사는 움직임에 적절한 자세를 고려해야 한다:
   a. 전 가동범위 내내.
   b. *중력이 저항*으로 작용. 4등급을 검사한 지점은 주의한다.
   c. 추가로 '최대 저항' 은 치료사가 가동범위 내내 제공한다. 5등급은 정상 근력이지만, 최대 저항은 검사하는 근육활동과 환자의 특별한 요인에 따라서 조절할 필요가 있다.
2. 환자에게 '시작자세에서 끝자세로 신체 부위를 움직이시오' 라고 지시한다.
3. 전가동범위내내 최대 저항을 제공한다(그림 30.5).
   환자는 치료사가 제공하는 최대 저항에 대항하여 전 가동범위를 움직입니까?
   아니라면, 4등급이다. 그렇다면 5등급이다.

주의사항

도수검사 위험 : 근육 활동에 대한 저항 적용(4등급과 5등급). 일부 근육집단(무릎관절 폄근)은 다른 집단(손목관절 폄근)보다 더 위험할 것이다.

위험 관리 : 치료사는 환자의 편안함을 개선하고 요구되는 노력을 감소시켜서 검사하는 동안 가장 큰 기계적 이득을 얻기 위한 자세를 취해야 한다. 이것은 지렛대(팔다리)의 끝에서 저항을 적용하면 달성할 수 있고, 치료사의 체중을 저항으로 사용하고 치료사는 자신이 움직이는데 필요한 방향에서 연장하여 안전한 기저면을 확보하면 된다.

임상적 제언과 조언

2등급에서 5등급을 위한 검사 동안에 환자가 요령으로 움직여야 전 가동범위를 완성할 수 있다면, 이것은 약화 혹은 불량한 운동조절전략을 말한다. 향후 조사가 필요하거나 엄격한 지시와 더 낮은 등급의 검사를 반복한다.

기록

보통 등급 매기기는 총점에 대하여 가능한 점수를 기록하는 것이다. 예를 들어, 4등급 근력은 4/5로 표기한다. 신체의 좌우를 비교할 수 있는 단순한 표(표 30.3) 혹은 결과 목록을 사용하고 자료는 쉽게 이해되고 명료하게 기록해야 한다.

표 30.3 도수근력검사 기록의 예제		
	왼쪽	**오른쪽**
어깨관절 폄근	4/5	5/5
어깨관절 굽힘근	4/5	5/5
어깨관절 벌림근	3/5	5/5
어깨관절 모음근	3/5	5/5

분석

신체의 좌우 점수 비교는 분석의 첫단계에서 수행한다. 그러나 길랑-바레증후군과 운동신경질환과 같은 경우에서처럼 양쪽에서 근력손상이 의심되면, 이러한 분석을 타당하지 않다. 이런 상황에서, 단지 그 환자에서 '정상 근력'으로 치료사가 기대하는 것과 비교한다. 5/5미만 점수는 근력약화를 지적하고 근력강화 프로그램이 요구되므로 목표로 삼아야 한다.

위의 예에서, 왼쪽 어깨관절 근육은 일반적으로 검사된 방향에서 오른쪽보다 더 약하다.

성과측정

연구

근력 평가의 금본위제도는 등속성 근력계(isokinetic dynamometry)로 근속성 근력을 측정하는 것이다(즉 Cybex, Medway, MA & KinCom, IsoKinetic International, Harrison, TN). 그러나 그런 기기의 임상 적용은 가격과 크기 때문에 제한적이다. 휴대용 근력계는 임상에서 사용하기에 더 바람직하지만, 단지 등척성 근력의 객관적인 측정만을 제공한다.

임상

- 옥스퍼드 등급(MRC척도)
- 모트리시티 지수(Motricity index)
- 휴대용 근력계

참고문헌

Ada L, Dorsch S, Canning CG: Strengthening interventions increase strength and improve activity after CVA: a systematic review, *Australian Journal of Physiotherapy* 52:241–248, 2006.

Brown DA, Kautz SA: Increased workload enhances force output during pedaling exercise in persons with post-CVA hemiplegia, *Stroke* 29:598–606, 1998.

Badics E, Wittmann A, Rupp M: Systematic muscle building exercises in the rehabilitation of CVA patients, *NeuroRehabilitation* 17:211–214, 2002.

Bale M, Strand LI: Does functional strength training of the leg in subacute stroke improve physical performance? A pilot randomized controlled trial, *Clinical Rehabilitation* 22(10–11):911–921, 2008.

Chae J, Yang G, Park BK, et al: Muscle weakness and cocontraction in upper limb hemiparesis: relationship to motor impairment and physical disability, *Neurorehabilitation and Neural Repair* 16:241–248, 2002.

Dyck PJ, Boes CJ, Mulder D, et al: History of standard scoring notation and summation of neuromuscular signs: a current survey and recommendation, *Journal of the Peripheral Nervous System* 10:158–173, 2005.

Hara Y, Akaboshi K, Masakado Y, et al: Physiologic decrease of single thenar motor units in the F-response in CVA patients, *Archives of Physical Medicine and Rehabilitation* 81:418–423, 2000.

Kim CM, Eng JJ: The relationship of lower-extremity muscle torque to locomotor performance in people with CVA, *Physical Therapy* 83:49–57, 2003.

Knuttgen H, Kraemer W: Terminology and measurement in exercise performance, *Journal of Applied Sport Science and Research* 1:1–10, 1987.

Kraemer WJ, Adams K, Cafarelli E, et al: American College of Sports Medicine position stand. Progression models in resistance training for healthy adults, *Medicine and Science in Sports and Exercise* 34:364–380, 2002.

Lieber RL: *Skeletal muscle structure, function and plasticity: the physiological basis of rehabilitation*, ed 2, Philadelphia, 2002, Lippincott Williams and Wilkins.

Medical Research Council (MRC): *Aids to the investigation of the peripheral nervous system*, London, 1976, Her Majesty's Stationery Office.

Mercier C, Bourbonnais D: Relative shoulder flexor and handgrip strength is related to upper limb function after CVA, *Clinical Rehabilitation* 18:215–221, 2004.

Moore DP, Kowalske KJ: Neuromuscular rehabilitation and electrodiagnosis of myopathy, *Archives of Physical Medicine and Rehabilitation* 81:S32–S35, 2000.

Morris SL, Dodd KJ, Morris ME: Outcomes of progressive resistance strength training following CVA: a systematic review, *Clinical Rehabilitation* 18:27–39, 2004.

Palastanga N, Field D, Soames R: *Anatomy and human movement: structure and function,* ed 5, Edinburgh, 2006, Butterworth Heinemann/Elsevier.

Ryan AS, Dobrovolny CL, Smith GV, et al: Hemiparetic muscle atrophy and increased intramuscular fat in CVA patients, *Archives of Physical Medicine and Rehabilitation* 83:1703–1707, 2002.

Sharp SA, Brouwer BJ: Isokinetic strength training of the hemiparetic knee: effects on function and spasticity, *Archives of Physical Medicine and Rehabilitation* 78:1231–1236, 1997.

Sterr A, Freivogel S: Intensive training in chronic upper limb hemiparesis does not increase spasticity or synergies, *Neurology* 63:2176–2177, 2004.

Taylor NF, Dodd KJ, Prasad D, et al: Progressive resistance exercise for people with multiple sclerosis, *Disability and Rehabilitation* 2818:1119–1126, 2006.

Weiss A, Suzuki T, Bean J, et al: High intensity strength training improves strength and functional performance after CVA, *American Journal of Physical Medicine and Rehabilitation* 794:369–376, 2000.

Yang Y-R, Wang R-Y, Lin K-H, et al: Task-oriented progressive resistance strength training improves muscle strength and functional performance in individuals with stroke, *Clinical Rehabilitation* 20:860–870, 2006.

31 근육분절 Myotomes

근육분절이란?

근육분절은 한 척수신경뿌리 수준에 의해 공급되는 근육집단으로 정의된다. 31쌍의 척수신경(S2.13)은 각각 많은 근육의 신경지배에 관여한다(즉 C5는 가시위근, 가시아래근, 어깨세모근 그리고 두갈래근의 일부들을 지배). 한 개의 단일 신경뿌리 수준에 의해 공급되는 근육들은 일반적으로 한 개의 공통 근육활동을 수행하고 근육활동을 평가한다. 아래 목록은 각 척수신경뿌리수준과 연관된 동작을 단순한 버전으로 정의한 것이다(Grieve 2004).

C2 – 목 굽힘
C3 – 목 폄(그림 31.1 참조)
C4 – 목 옆굽힘(왼쪽과 오른쪽)
C5 – 어깨관절 벌림(그림 31.2 참조)
C6 – 팔꿉관절 굽힘 혹은 아래팔 뒤침
C7 – 팔꿉관절 폄 혹은 손목관절 굽힘
C8 – 엄지손가락 폄 혹은 모음 그리고 자쪽 치우침
T1 – 손가락 벌림/모음
L2 – 엉덩관절 굽힘 혹은 모음
L3 – 무릎관절 폄(그림 31.3 참조) 관절 발등굽힘
L5 – 엄지발가락 폄 혹은 발목관절 가쪽번짐
S1 – 발목관절 발바닥굽힘 혹은 무릎관절 굽힘

근육분절을 평가하는 이유?

근육분절 평가는 신경 통합성에 관한 정보를 제공하는데 즉, 척추로부터 근육으로 내려가는 신경길이 정상인지를 알려준다. 이 평가는 근수축의 힘을 평가하지만, 약한 근육이 신경길을 따라 어딘가에 손상이 있는 결과이지 근육자체의 손상은 아니라는 것을 기억해야 한다. 척수신경뿌리에 의해 공급되는 근육(근육분절)과 말초신경에 관한 지식은 치료사가 각각의 손상을 구분하도록 한다(Petty 2006). 말초신경의 완전한 손상은 그 신경에 의해 지배되는 근육의 완전한 마비를 야기한다. 그러므로 약화는 검사 즉시 근거가 되고, 근위축은 시간이 흐르면 발생한다. 그러나 단일 신경뿌리의 손상에 관한 표현은 근육 자체가 말초신경 안에서 다른 손상되지 않은 신경뿌리수준의 신경지배를 받을 수 있기 때문에 인식하기가 더 어렵다. 예를 들어, 위팔두갈래근은 근육피부신경($C_{5/6/7}$)에 의해 공급된다. 그러므로 C_6신경뿌리에 발생한 손상은 남아있는 $C_{5/7}$의 신경뿌리 수준에 의해서 충분한 운동단위가 동원될 수 있기 때문에 약간의 약화가 발생할 것이다. 그러나 치료사가 일정 시간(5-10초) 저항을 주면 약화의 근거가 나타날 것이다.

> **주의사항**
> 한 개의 단일 근육분절과 관련된 운동 손실은 척수신경뿌리의 손상을 지적하지만, 그 특정 신경뿌리 수준에서 피부분절(S3.24)과 반사(S3.22)에 대한 유사한 자료로 확인되어야 한다.

신경학적으로 손상된 환자에서, 임상적으로 출현하는 운동 손실은 단지 특별한 척수 혹은 말초신경계의 손상이 있을 때 즉, 척수손상과 길랑-바레증후군에서 근육분절을 사용하는 평가가 필요하다. 이 질병의 어느 것도 개별적으로 척수신경뿌리에 영향을 주지 않기 때문에, 근육분절 검사는 진단도구로 임상에서 사용이 적지만, 운동 손실에 관한 지도를 그릴 때 매우 유용한 방법이다. 만든 근육분절 지도는 초기 운동 손실의 내용과 수준을 추정하고 재-평가하는데 있어서 치료사에게 매우 관련 있는 성과측정을 제공한다. 운동손상 수준의 상승은 손상의 심각한 퇴화를 반영하기 때문에 특히 길랑-바레증후군과 척수손상과 같은 질환의 회복에 중요하다.

근육분절을 평가하는 방법?

환자

팔을 검사하기 위하여, 앉은 자세를 취한다. 앉은 자세에서 다리 평가를 비교하기 위하여, 바로 누운 자세 혹은 엎드린 자세도 필요하다.

치료사

1. 위의 목록에서 근육 활동을 평가한다.
2. 저항은 평가하는 근육이 등척성으로 수축하는 동안 치료사가 적용한다. 따라서 측정결과를 혼동시키는 관절의 움직임은 발생하지 않아야 한다.

- 다음을 위한 신체분절 정렬에 관한 조절을 포함하는 *자세 지남력*:
  - 중력
  - 수직
  - 내적 준거
  - 환경(Horak 2006)

감각입력과 균형

균형상태는 적절한 감각입력을 신뢰하는 복잡한 자세조절기전을 유지하는 것이다. 균형에 대한 원리적 입력계통은 안뜰계(S2.10), 시각계(S2.10), 그리고 몸감각계(S3.23)이다(Massion 등 2004). 시각입력은 수직 직립을 위한 기준을 제공하지만, 환경으로부터 균형을 위협하는 예견할 수 있는 다가오는 위협에도 필수적이다. 일차 고유수용성감각인 몸감각계는 지지면, 다른 신체부위에 대하여 신체 자세를 위한 기준을 제공하고, 끝으로 안뜰계는 중력에 대한 머리 위치와 움직임에 대한 기준을 제공한다.

일반적으로 이 감각입력은 2가지 중요한 기능을 가지고 있다:

*감각 미리먹임(Sensory feed forward)*는 움직임을 위한 준비를 허용하는 것이다. 이러한 선행조절은 내적 및 외적 환경에서 모두 입력을 요구하고 모든 움직임에 대한 내적 부분 중 하나이다. 이 선행조절은 이전 경험과 관련이 있다.

*감각되먹임(Sensory feedback)*은 움직임 동안 무게중심점의 계획된 이동 및 계획되지 않은 이동에 관한 적절한 근육 조정과 계속되는 조절을 말한다.

통합

적절한 운동반응을 위한 이 감각정보의 통합은 뇌줄기와 뇌신경(S2.10), 소뇌(S2.12), 그물체(reticular formation)(S2.10), 대뇌(S2.7)을 포함한는 다양한 고위중추에 의하여 촉진된다. 자세조절을 위한 대뇌겉질의 인지처리의 양은 보통 최소이며, 개인의 자세조절계의 능력과 과제의 복잡성에 의존하여 기여한다. 예를 들어, 자세조절은 정확한 감각입력에 의존하지만, 내용과 과제에 대한 그 관련성에 따라서 감각입력의 우선순위를 결정하거나 특정 감각입력에 중점을 두고 관련된 감각신호에 집중하는 중추신경계의 능력에 의존한다(Horak 2006). 또한 중추신경계는 감각충돌이 존재하면 그 감각입력에 치우치고 오류에 관한 잠재적인 원인을 거부할 때 중재를 한다.

운동출력과 균형

움직이는 동안, 기저면에 대하여 무게중심점의 이동은 불가피하다. 이것은 움직임이 몸통, 팔, 다리, 머리 돌리기 혹은 단순한 호흡이든 발생한다. 그 이동이 낙상을 야기하는지 결정하는 것은 균형을 회복하는 운동반응이다. 이 운동 조절은 과제, 환경적 내용 및 개인에 따라서 유연하고 다양하며 의존적이다. 적절한 운동반응은 일정한 수준의 근력, 지구력 및 유용한 운동범위가 필요하고(Cholewicki 등 1997; Ebenbichler와 Oddsson 2001; Hodges와 Richardson 1997),

작용근, 대항근, 협력근의 좋은 근력, 적절한 동시-수축 및 높은 수준의 상호신경지배가 필요하다. 자세조절기전은 다양하지만, 활성도는 일정한 패턴으로 설명되지만, 어른의 경우 움직임 안에 통합되고 항상 다음과 같은 근거가 있는 것은 아니다:

움직임전략

개인은 고정된 기저면 주변으로 발목관절, 엉덩관절 혹은 기타관절에서 빠르게 생성된 근육 토크로 무게중심점의 이동을 느리게 할 수 있다. 엉덩관절전략(그림 32.2)도 있지만, 무게중심점의 앞뒤이동을 위하여, 우세한 토크는 발목관절전략(그림 32.1)에 의해서 생성된다(Maki와 McIlroy 2006). 이러한 전략은 균형을 유지하는 미리먹임 방법이며, 움직임 동안에 지속적으로 상호 호환될 수 있다. 그러나 동요가 크고 이러한 전략이 실패하면, 개인은 발짝을 떼거나(그림 32.3) 팔을 쭉 뻗어서 실재로 기저면을 변경시킬 것이다. 팔뻗기 반응은 종종 보호기전으로 생각되지만, 균형에서 작은 동요동안에 발생하는 정상적인 전략이다.

균형반응

평형반응 평형을 *유지*하는데 요구되는 근긴장은 섬세하고 변화하고 자세동요와 유사하다(그림 32.4). 사람은 눈을 감고 서 있으면, 자세동요는 20–70% 증가한다 (Lord와 Menz 2000).

바로잡기반응 바로잡기반응은 출생후 3개월에 평형반응과 통합된다고 주장되기 때문에 성숙한 어른에서 출현하는 바로잡기반응은 논쟁이 된다. 그러나 이 논쟁은 전문용어의 하나에서 출현하고 아직 해결되지 않았으므로 본 교재를 2가지 현상을 분리하여 기술한다.

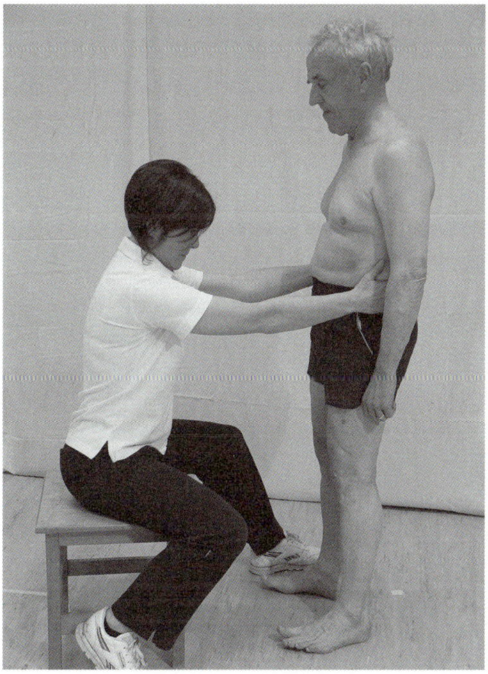

그림 32.1 움직임 전략 : 발목관절.

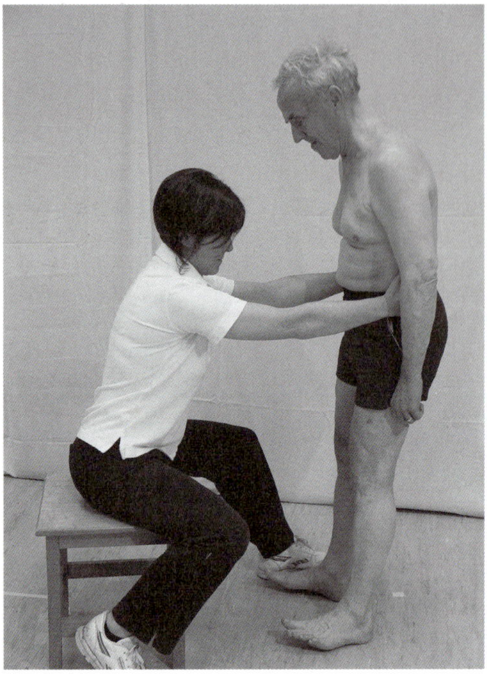

그림 32.2 움직임 전략 : 엉덩관절.

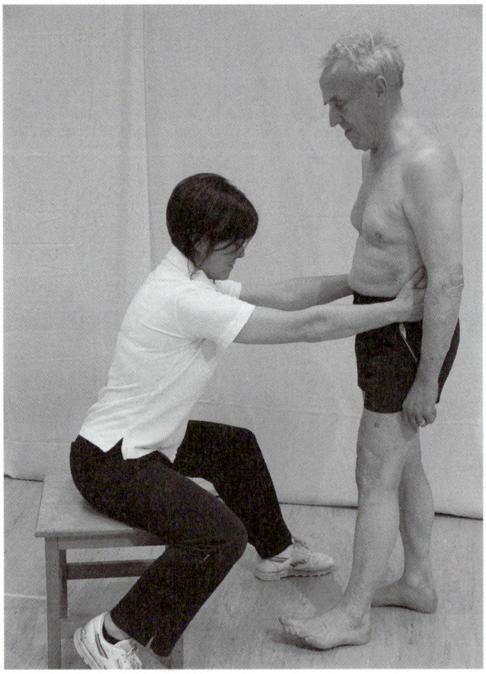

그림 32.3 움직임 전략 : 뒤로 발떼기.

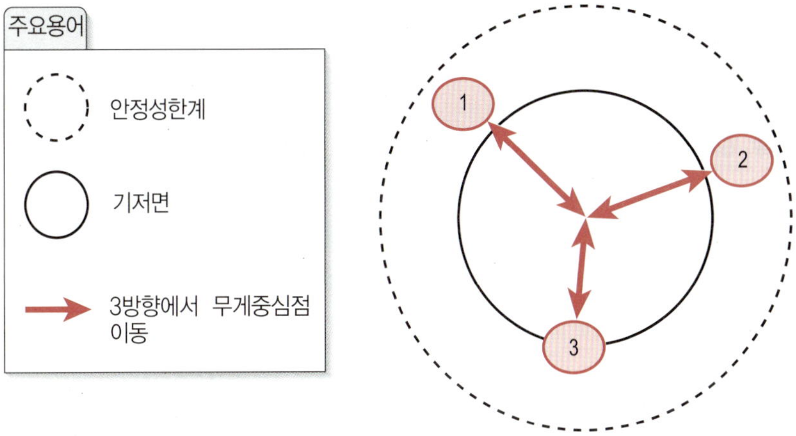

그림 32.4 평형반응.

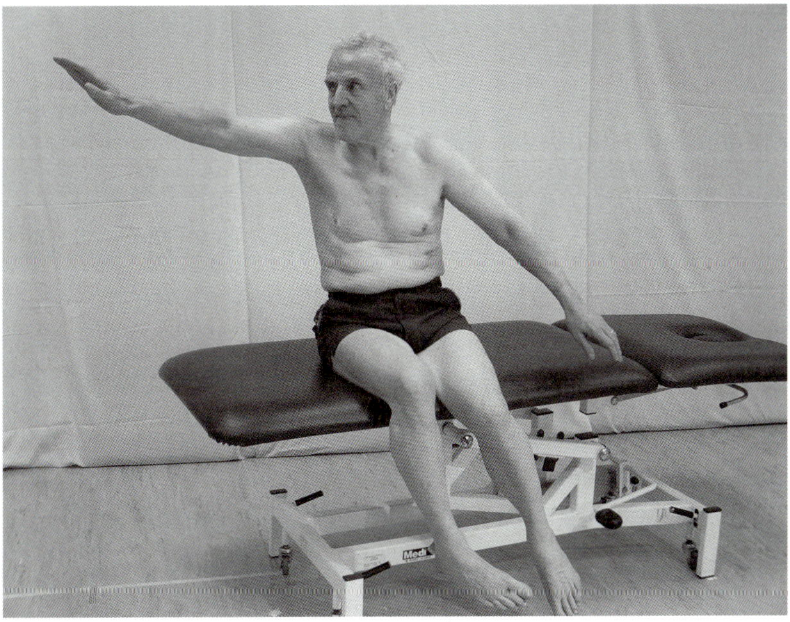

그림 32.5 앉은 자세에서 바로잡기반응.

바로잡기반응은 평형을 회복하기 위하여 시도하는 안정성 한계를 넘어서는 무게중심점의 이동에 대한 반응으로 발생한다. 이 반응은 자세사이의 변화와 움직임 동안에 평형을 유지하는데 기본적인 요소 중 하나이다. 바로잡기반응은 머리(머리를 수직으로 유지하기 위하여 몸통위에서 움직임), 몸통(몸통 이동 혹은 머리/팔다리움직임의 반응), 혹은 팔다리움직임(무게중심점 이동을 상쇄하는 반-균형적 활동) 등이 포함된다(그림 32.5).

구조/보호반응 무게중심점의 이동이 안정성 한계를 벗어날 때, 바로잡기반응은 부적절한 한발떼기를 하거나 쭉 뻗은 팔로 균형을 회복하고 새로운 기저면을 만들기 위하여 사용한다.

균형을 평가하는 이유?

균형손상은 높은 경제적 비용 및 사회적 문제를 야기하는 낙상의 위험(S3.34)을 증가시키는 것으로 보고되었다(Lamb 등 2003; Harris 등 2005; Belgen 등 2006). 신경학적으로 손상된 환자는 균형 문제가 일반적으로 나타나며, 다음의 손상을 동반한다:

운동기능부전

근육뼈대계

- 근력 감소 : 뇌졸중(Belgen 등 2006; Tyson 등 2006; Au-Yeung 등 2003; Niam 등 1999)
- 몸통 불안정 : 뇌졸중(Verheyden 등 2006; Karatas 등 2004)
- 가동범위 감소
- 근긴장 변경

생체역학

- 안정성 한계 감소 : 뇌졸중(De Haart 등 2004) 및 파킨슨병(Mancini 등 2008)
- 균형 반응(크기와 속도) 감소 : 파킨슨병(Mancini 등 2008)
- 움직임 전략 변경 : 뇌졸중에서 엉덩관절 전략 및 발떼기전략의 의존은 안정성에 효과적이지 않다(Make와 McIlroy 1997; Chen 등 2000).

감각기능부전

변경된 감각

- 발목관절 고유수용성감각 변경 : 뇌졸중(Tyson 등 2006)과 파킨슨병(Vaugoyeau 등 2007)
- 안뜰계 손상
- 어지럼증
- 시각결함

변경된 감각 통합

- 두 과제 사이에 분할 집중의 어려움(Stapleton 등 2001)
- 감각 가중을 사용하는 능력 손상 : 파킨슨병은 통합속도 감소(Brown 등 2006; De Nunzio 등 2007). 뇌졸중은 종종 시각에 대한 과도한 의존이 부적절한 자세조정을 야기한다(Bonan 등 2004)
- 지연된 혹은 부적절한 선행반응 : 뇌졸중 및 파킨슨병(Horak 등 1997)

- 안정성 한계 지각능력 변경 : 뇌졸중은 걱정 및 자신감 결여와 관련되어 있다(De Haart 등 2004)
- 뇌졸중에서 몸감각계를 이용한 수직에 관한 비정상적인 지각, 특히 시공간무시와 연관(Yelnik 등 2002; Bonan 등 2006).

> **임상적 제언과 조언**
>
> 건강한 사람에서 우리가 균형을 위협하는 두려움이 있다면(즉 얼음판 혹은 젖은 바닥) 지각된 안정성 한계와 결과적인 운동 반응이 변경될 것이다. 이것은 자신감을 이미 상실하고 결과적으로 시간이 흘러 기능적으로 제한된 환자에서 높은 관련성이 있다.

균형을 평가하는 방법?

균형 상태는 주로 움직임을 수행하는 배경이며, 대부분 자동적으로 조절된다. 그러므로 본 교재는 과제 혹은 기능을 수행하는 동안 그 내용을 평가되어야 한다. 몇몇 선택사항이 치료사에게 유용하다.

기능적 관찰

환자

전후사정을 고려하여 균형을 평가하기 위하여, 환자는 기능적 활동을 수행하여야 한다. 활동의 선택은 환자의 능력에 따라 달라질 것이다.

치료사

1. 치료사는 적절한 균형과제를 선택해야 한다. 과제를 설정할 때, 치료사는 다음 사항을 고려해야 한다:
   a. 안전한 자세를 만든다(환경, 요구되는 보조).
   b. 자세조절은 환경과 과제가 매우 특별하므로, 다양한 환경적 상황과 다양한 과제를 결합한다.
   c. 그들의 균형을 자극한다: 이것은 불안정을 만들고 다음에 의해서 성립될 것이다:
      - 기저면의 크기 감소
      - 무게중심점 상승
      - 치료사 혹은 환자에 의해 만들어진 움직임은 안정성 한계를 향하여 무게중심점을 이동시킴. 만약 환자가 돌기에 불안하면, 머리는 충분히 자극이 될 것이다.
      - 환자는 불안전한 지지면에 선다.
      - 감각입력을 변경시킨다 : 눈 뜬 조건과 눈 감은 조건에서 실시.

d. 모든 측면의 균형반응을 평가한다:
- 자세와 움직임
- 균형전략 : 발목관절, 엉덩관절, 그리고 발떼기
- 균형반응 : 평형/바로잡기 및 보호
- 다른 면에서 움직임(수평면, 시상면 그리고 이마면)

2. 균형과제를 수행하는 환자를 관찰한다.

그들은 특별한 자세에서 균형(기저면 안에 무게중심점을 유지)을 잡을 수 있습니까?
안정 자세동안 불안정은 심각한 균형결함을 지적한다. 눈 뜬 조건의 모든 자세에서 부적절한 과도한 동요가 있다면 환자의 다른 균형자극 이전에 충분한 보조가 필요하다.

움직임 동안에 균형을 유지합니까? 아니면, 넘어집니까?

균형을 유지할 수 있다면, 무슨 전략을 사용하여 균형을 유지합니까?
무게중심점 이동량에 대하여 그들의 반응은 적절합니까?

환자는 균형을 유지하는데 보상전략을 사용합니까? 고정을 위하여 몸통이나 팔다리 근육의 사용은 비효과적이고 현재 불안정을 지적하는 것이다. 시각 고정은 일반적이다.

보상작용은 효과적입니까?

목표를 성공적으로 완성합니까? 안정/균형된 기저면 없이 실행은 성공할 수 없다.

과제 수행은 노력이 필요합니까? 이것은 불량한 균형을 숨기기 위하여 근육이 과도하게 일하는 것을 지적하는 것이다.

움직임 동안에 기저면과 상호작용을 합니까? 기저면은 움직임을 위한 기준점으로 활동해야 한다. 환자가 자신 있게 움직일 수 있도록 안정된 지점을 제공하는 기저면.

감각입력이 감소하면 균형에 무슨 일이 발생합니까(즉, 눈을 감으면)?

특수검사 : 롬버그검사

치료사

1. 환자는 눈을 뜨고 일자서기(발가락에 다른 발의 뒤꿈치를 놓음)를 시작한다.
2. 이것을 5-10초 동안 유지한다.
3. 그 검사는 눈을 감고 반복한다.
4. 치료사는 두 조건 모두에서 자세 동요의 양을 관찰해야 한다.

   눈을 뜨고 감을 때 자세 동요가 증가합니까? 이것은 소뇌 결함을 지적한다.

   눈 뜬 조건에서는 정상적인 자세 동요가 나타나고 눈 감은 조건에서는 균형이 과도하게 퇴행됩니까? 이것은 몸감각결함을 지적한다.

기록

치료사의 평가와 자료에 관한 단순한 문서화는 충분하다. 이것은 균형을 잡는 환자의 기능적인 능력과 운동반응의 질적 기술을 포함해야 한다.

예제

균형 :

환자는 앉는다 – 환자는 제한된 시간(10초)동안 지지하지 않고 앉을 수 있고 양쪽 엉덩관절 주변의 과도한 활동은 사용하는 자세를 유지한다. 자세 동요는 정상이다.

환자는 약 2초 동안 무릎 위에 양손을 놓고 일어설 수 있다. 더 나아가 평가는 부적절하다.

분석

자세조절은 매우 복잡하고 단순한 균형측정은 감각운동과정의 특별한 결함을 확인하지 못한다. 포괄적인 평가는 균형의 결함을 지적하는 잠재적인 손상을 평가하여야 한다. 그러므로 당신의 균형평가 자료는 기타 평가도구의 자료와 함께 고려되어야 한다(S3.19–34). 특히 주의집중은 시각(S3.27)와 감각검사(S3.23)를 함께 실시하고, 안뜰계의 손상이 의심되면, 관련 전문기관에 의뢰를 조언한다. 그러나 몸통 안정성, 근육긴장, 정렬, 통증, 근력, 관절가동범위 및 인지/지각도 균형 감소와 연관이 있다.

위의 예에서, 환자는 비효과적인 보상전략을 사용하여 앉기 균형을 유지한다. 그의 현재 균형 결함은 그의 몸통의 저긴장증과 연관이 있는데 다른 자료에 기초한다. 또한 그는 명백한 요구없이 걱정이 있으므로 안정성 한계의 변경된 지각이 있을 수 있다. 이것은 향후 그의 팔을 자발적으로 사용하는데 제한을 줄 것이다.

성과측정

연구

자세검사는 바루 선 자세에서 자세조절을 정량화하는데 사용하는 기술을 말한다. 이 균형의 객관적인 정량평가는 치료사에 관찰보다 더 민감한 평가를 할 수 있다(De Oliveira 2008). 자세반응은 균형의 다른 계통을 자극하는데 감각환경을 조작하는 힘판 위에서 정량화 될 수 있다. 그러나 힘판의 출력은 치료사에게 자세조절기전의 양에 대한 정보를 제공하지는 않는다.

임상

- 티네티균형
- 버그균형척도
- 롬버그검사

- 민감한 롬버그검사
- 기능적 팔뻗기검사
- 기능적 활동 : 뇌졸중 타당도 입증(Tyson &DeSouza 2004)
- 앉기 : 지지하고 앉기, 팔 올리고 앉기, 팔 뻗고 앉기
- 서기 : 지지하고 서기, 팔 올리고 서기, 팔 뻗고 서기, 정적 일자서기, 체중 기울이기
- 보행 : 보조하고/보조없이 5 m 걷기, 가볍게 두드리고 발떼기

참고문헌

Au-Yeung SS, Ng JT, Lo SK: Does balance or motor impairment of limbs discriminate the ambulatory status of stroke survivors? *American Journal of Physical Medicine and Rehabilitation* 824:279–283, 2003.

Belgen B, Beninato M, Sullivan PE, et al: The association of balance capacity and falls self-efficacy with history of falling in community-dwelling people with chronic stroke, *Archives of Physical Medicine and Rehabilitation* 874:554–561, 2006.

Bonan IV, Colle FM, Guichard JP, et al: Reliance on visual information after stroke, Part I: Balance on dynamic posturography, *Archives of Physical Medicine Rehabilitation* 852:268–273, 2004.

Bonan IV, Guettard E, Leman MC: Subjective visual vertical perception relates to balance in acute stroke, *Archives of Physical Medicine Rehabilitation* 875:642–646, 2006.

Brown LA, Sleik RJ, Winder TR: Attentional demands for static postural control after stroke, *Archives of Physical Medicine Rehabilitation* 8312:1732–1735, 2002.

Brown LA, Cooper SA, Doan JB, et al: Parkinsonian deficits in sensory integration for postural control: temporal response to changes in visual input, *Parkinsonism Related Disorders* 12:376–381, 2006.

Chen IC, Cheng PT, Hu AL, et al: Balance evaluation in hemiplegic stroke patients, *Chan Gung Medical* J236:339–347, 2000.

Cholewicki J, Panjabi M, Khachatryan A: Stabilizing function of trunk flexor and extensor muscles around a neutral spine posture, *Spine* 22:2207–2212, 1997.

Danells CJ, Black SE, Gladstone DJ, et al: Poststroke 'pushing': Natural history and relationship to motor and functional recovery, *Stroke* 3512:2873–2878, 2004.

De Haart M, Geurts AC, Huidekoper SC, et al: Recovery of standing balance in postacute stroke patients: a rehabilitation cohort study, *Archives of Physical Medicine Rehabilitation* 856:886–895, 2004.

De Nunzio AM, Nardone A, Schieppati M: The control of equilibrium in Parkinson's disease patients: delayed adaptation of balancing strategy to shifts in sensory set during a dynamic task, *Brain Research Bulletin* 74:258–270, 2007.

De Oliveira CB, de Medeiros IR, Frota NA, et al: Balance control in hemiparetic stroke patients: main tools for evaluation, *Journal of Rehabilitation Research and Development* 468:1216–1228, 2008.

Ebenbichler G, Oddsson L: Sensory-motor control of the lower back: implications for rehabilitation, *Medicine and Science in Sports and Exercise* 33:1889–1898, 2001.

Garland SJ, Ivanova TD, Mochizuki G: Recovery of standing balance and health-related quality of life after mild or moderately severe stroke, *Archives of Physical Medicine Rehabilitation* 882:218–227, 2007.

Gustafson Y: Falls and injuries after stroke: time for action! *Stroke* 342:494–501, 2003.

Harris JE, Eng JJ, Marigold DS, et al: Relationship of balance and mobility to fall incidence in people with chronic stroke, *Physical Therapy* 852:150–158, 2005.

Hodges P, Richardson C: Relationship between limb movement speed and associated contraction of the trunk muscles, *Ergonomics* 40:1220–1230, 1997.

Horak FB: Postural orientation and equilibrium: what do we need to know about neural control of balance to prevent falls? *Age Ageing* 35(Suppl 2):7–11, 2006.

Horak FB, Henry SM, Shumway-Cook A: Postural perturbations: new insights for treatment of balance disorders, *Physical Therapy* 775:517–533, 1997.

Karnath HO, Broetz D: Understanding and treating 'pusher syndrome', *Physical Therapy* 8312:1119–1125, 2003.

Karnath HO, Ferber S, Dichgans J: The origin of contraversive pushing: evidence for a second graviceptive system in humans, *Neurology* 559:1298–1304, 2000a.

Karnath HO, Ferber S, Dichgans J: The neural representation of postural control in humans, *Proceedings of the National Academy of Science USA* 9725:13931–13936, 2000b.

Karatas M, Cetin N, Bayramoglu M, et al: Trunk muscle strength in relation to balance and functional disability in unihemispheric stroke patients, *American Journal of Physical Medicine and Rehabilitation* 832:81–87, 2004.

Lamb SE, Ferrucci L, Volapto S, et al: Risk factors for falling in home-dwelling older women with stroke: the Women's Health and Aging Study, *Stroke* 342:494–501, 2003.

Lord SR, Menz HB: Visual contributions to postural stability in older adults, *Gerontology* 46:306–310, 2000.

Maki BE, McIlroy WE: The role of limb movements in maintaining upright stance: the 'change-in-support' strategy, *Physical Therapy* 775:488–507, 1997.

Maki BE, McIlroy WE: Control of rapid limb movements for balance recovery: age-related changes and implications for fall prevention, *Age and Ageing* 35-S2:12–18, 2006.

Mancini M, Rocchi L, Horak FB, et al: Effects of Parkinson's disease and levodopa on functional limits of stability, *Clinical Biomechanics* 23:450–458, 2008.

Massion J, Alexandrov A, Frolov A: Why and how are posture and movement coordinated? *Progress in Brain Research* 1432:13–27, 2004.

Niam S, Cheung W, Sullivan PE et al: Balance and physical impairments after stroke, *Archives of Physical Medicine Rehabilitation* 80(10):1227–1233, 1999.

Oie KS, Kiemel T, Jeka JJ: Multisensory fusion: simultaneous re-weighting of vision and touch for the control of human posture, *Brain Research Cognitive Brain Research* 141:164–176, 2002.

Oxford Dictionary. Online. www.askoxford.com/?view=uk.

Peterka JR: Sensorimotor integration in human postural control, *Journal of Neurophysiology* 883:1097–1118, 2002.

Peterka RJ, Loughlin PJ: Dynamic regulation of sensorimotor integration in human postural control, *Journal of Neurophysiology* 911:410–423, 2004.

Stapleton T, Ashburn A, Stack E: A pilot study of attention deficits balance control and falls in the acute stage following stroke, *Clinical Rehabilitation* 15:437–444, 2001.

Stokes M: *Physical management in neurological rehabilitation*, ed 2, Edinburgh, 2004, Elsevier/Mosby.

Tyson SF, DeSouza LH: Reliability and validity of functional balance tests post stroke, *Clinical Rehabilitation* 188:916–923, 2004.

Tyson SF, Hanley M, Chillala J et al: Balance disability after stroke, *Physical Therapy* 861:30–38, 2006.

Vaugoyeau M, Viel S, Assaiante C et al: Impaired vertical postural control and proprioceptive integration deficits in Parkinson's disease, *Neuroscience* 146:852–863, 2007.

Verheyden G, Vereeck L, Truijen S et al: Trunk performance after stroke and the relationship with balance gait and functional ability, *Clinical Rehabilitation* 205:451–458, 2006.

Yelnik AP, Lebreton FO, Bonan IV et al: Perception of verticality after recent cerebral hemispheric stroke, *Stroke* 339:2247–2253, 2002.

인지 및 지각
Cognition and Perception

33

인지와 지각이란?

지각

지각은 의미있는 정보를 제공하는 감각자극의 구성, 통합 및 해석(S3.23)을 말한다. 의미는 학습과 이전의 경험에 기초하여 우리의 뇌에 의하여 구성되기 때문에 매우 개별적이라서 지각은 우리 주변의 환경을 직접적으로 기록하는 것은 아니다. 이 복잡한 과정은 마루엽(S2.7)의 감각연합영역을 포함하는 뇌의 많은 영역을 포함한다.

인지

인지는 정보를 처리, 검색 및 조작하는 능력이다. 인지를 위한 대부분의 영역은 대뇌겉질의 이마엽(S2.7)에 위치하지만, 이러한 특별한 영역은 많은 다른 뇌영역과 상호작용하기 때문에 처리과정을 매우 복잡하게 만든다. 감정도 인지과정의 일부분으로 고려된다.

지각과 인지기능은 우리 환경과 효과적인 상호작용이 필수적이고 신경학적으로 손상된 환자에서 불량한 예후를 지적하는데 주목되는 손상으로 움직임과 자세에 모두 영향을 준다고 보고되었다. 수직계층적 고위 중추는 그들의 구성하는 일부분으로 하위 수준에 의존한다는 것을 주목한다:

- 실행기능
- 행동
- 재인식
- 기억
- 신체 스키마
- 기본 지각
- 주의
- 감각등록

감각등록

이것은 감각 정보를 받고 조절하는 능력을 포함하며, 지각을 위한 필요조건이다. 따라서 감각손상 환자는 일부 지각/인지 문제를 경험하는 것으로 보인다.

주의

이 능력은 우리가 감각 환경을 어떻게 받아들이는지와 관련이 있고 현재 관련된 것에 우리의 주의를 제한하도록 한다. 이것은 감각계통의 지속적인 충격을 고려할 때 필수적이다. 주의와 관련된 결함은 오른쪽 대뇌반구 손상과 관련이 있고, 일반적인 표현은 불량한 주의집중과 쉽게 산만해진다.

주의는 다음 5가지 유형으로 정의된다:

집중주의(focused attention) : 한 자극에 집중하는 능력
지속주의(sustained attention) : 일정 시간이상 주의를 유지하는 능력으로, 종종 주의지속시간(attention span)과 관련이 있음
선택주의(selective attention) : 관련 없는 자극들을 걸러내는 동안 (산만) 하나의 특별한 자극에 집중하는 능력
변환주의(switching attention) : 두 개 이상의 자극들 사이에서 집중을 전환하는 능력
분할주의(divided attention) : 동시에 한 자극 이상에 반응하는 능력. 예를 들어, 걸으면서 말하기. 이 능력은 다른 감각인자로부터 자극이 들어올 때 더 쉽다.

기본지각

이것은 모든 감각인자의 처리/해석을 포함한다.

촉지각(입체감각)(touch perception, stereognosis) : 이것은 단지 촉각과 고유수용성감각을 사용하여 정보를 해석하는 능력이다.
시지각(visual perception) :
*시각처리(visual processing)*은 시각적 정보를 해석하고 구성하도록 한다. 이 처리과정은 뒤통수엽, 마루엽, 그리고 관자엽의 시각연합영역에서 주로 발생한다(S2.7)(Kandel 등 2000). 시지각은 2가지 주요 측면으로 구성된다:

시지각(Visuoperceptual) : 이것은 색깔, 질감, 모양, 크기와 같은 물체의 형태를 해석하고, 크기와 형태 항상성을 포함한다. 형태와 크기 항상성은 다른 내용이나 다른 크기일 때도 같은 물체를 인식하는 능력을 말한다.

시공간(Visuospatial) : 이것은 깊이, 거리, 위/아래, 안/밖, 왼쪽/오른쪽, 2D/3D, 전경-배경과 같은 공간관계를 해석하는 것이다. 전경-배경은 배경으로부터 전경을 구별하는 능력이다. 예를 들어, 이 능력은 전화기 숫자판의 숫자를 누를 때 혹은 TV리모콘 조절을 할 때 숫자를 구별하는데 필요하다. 시공간지각의 손상은 지형적 지남력 상실(장소사이를 적응하기 어려움), 불량한 그림-배경 및 시공각무시가 포함될 수 있다.

*시공각무시(Visuospatial neglect)*는 뇌손상으로 신체의 반대편에서 들어오는 감각자극을 보고, 반응 혹은 통합하는데 불능을 말한다(Shumway-Cook & Woollacott 2007). 시각계통의 결함은 아니라는 것을 이해하는 것이 중요하고, 오른 대뇌반구 손상의 보통 지각손상이 발생한다(National Clinical Guildelines for Stroke 2004). 가벼운 형태로서, 환자는 한쪽에 주의집중 불능이 나타나며 지시/강화로 손상측을 주시할 수 있다. 그러나 심각한 경우, 환자들은 손상측의 어떤 감각자극도 완전히 인식하지 못하고 주시하도록 강화할 수 없다. 이런 경우의 환자는 접시의 한쪽에 있는 음식만 먹고 손상측으로부터 접근하는 사람에 대하여 인식하지 못할 것이다.

신체스키마

신체스키마는 신체부위와 다른 신체부위와 환경에 대한 상대적인 자세를 인식하는데 정보를 제공하는 내적 그림으로 정의된다. 신체스키마는 탐구와 운동수행을 위한 근거를 제공한다. 신체스키마는 움식임을 개획하는 신성방을 시속석으로 분배하고 시시각각 근거를 최신화한나. 신체스키마의 결함은 몸실인(asomatognosia)(신체부분과 그 관련성을 인식하는데 불능), 시공각무시(visuospatial neglect), 좌우구별능력 손상(left right discrimination), 혹은 질병불각증(anosognosia)(장애의 존재를 부정)을 야기한다(Shumway-Cook과 Woollacott 2007). 이런 손상은 가동성과 일상생활동작의 문제를 야기한다. 더 나아가 합병증으로 '밀기증후군(pusher syndrome)' 이 있다.

*밀기*는 낙상에 대한 두려움으로 비-손상측으로 체중부하 하는 것을 말한다(Karnath 등 2007). 밀기 증후군의 원인을 확인하는 연구들은 몸감각계과 궁극적으로 신체스키마의 수직지각 변경을 말한다. 흥미롭게도 이것은 시각적인 수직을 결정하는 과정은 방해하지 않는 것으로 나타났다(Broetz와 Karnath 2005).

기억

기억은 학습결과로 반샐하는 기억흔적(engram)이라고 하는 신경활동의 특별한 동시 패턴 중 하나이다. 기억은 기록, 저장 및 회상 등의 3단계로 구성되어 있고 어떤 결함이 새로운 정보를 습득하거나 학습한 정보를 기억하고 검색하는데 문제를 야기한다. 기억은 뇌의 다양한 영역에서 처리 및 저장되고 이것은 다른 유형의 기억이 존재한다는 것을 반영한다:

- *감각기억(sensory memory)* : 이것은 1-2초 동안 많은 양의 정보를 유지하도록 한다.
- *단기기억/작업기억(short-term/working memory)* : 이것은 30-60초동안 유지되는 7±2 bits 정보를 허용한다.
- *장기기억(Long-term memory)* : 이것은 잠재적으로 제한 없는 용량을 가지고 있고, 다양한 유형의 기억으로 구성된다.
  - *서술기억(declarative memory)*은 주로 관자엽 안쪽 둘레연합영역에 저장되고 다음으로 구성되어 있다 :
    - *시간과 장소에 대한 일화성 기억(episodic memory)* (즉, 내가 아침식사를 한 음식)
    - *일반적 지식에 관한 의미론 기억(semantic memory)*
  - *자서전적 기억(autobiographical memory)* : 우리의 삶과 관련된
  - *절차기억(procedural memory)* : 이것은 우리의 운동기억으로, 종종 암묵기억(implicit memory)라고 한다. 소뇌와 이마엽의 보충운동영역 및 전운동영역에 저장됨.
  - *미래기억(Prospective memory)* : 미래 사건을 위한. 예를 들어, 생일 기억.

재인식

이것은 물체, 얼굴 등을 인식하는 감각 등록, 주의, 시지각 및 기억을 통합하고 의미를 부여하는 것이다. 실인증은 물체, 사람, 소리, 모양 혹은 냄새에 관한 인식을 포함하는 이런 능력을 손실하는 것이다.

행동

이것은 숙련된 목적성 움직임을 생산하는 능력을 말한다. 그것은 기본적으로 과제를 구성하는 개념적인 능력(관념)과 운동 프로그램을 올바르게 적용하는 능력(관념운동)으로 구성된다. 행동이상증은 행동의 장애이며 5가지 유형으로 구분된다: 구두, 얼굴/입, 팔다리, 구조 및 옷입기. 행동이상증은 왼쪽 및 오른쪽 대뇌반구 손상 모두 연관이 있지만, 왼쪽 신경학적 손상에서 더 일반적이다(뇌졸중을 위한 국립 임상지침서 2004; Shumway-Cook과 Woollacott 2007).

팔다리 행동이상증은 양극단으로 정의한다 : 관념적 및 관념운동. 그러나 그것은 2가지 유형 사이에 지속성이 존재할 때 주목하는 것이 중요하고 환자는 2가지 유형 모두에 요소를 가지고 있는 경우가 대부분이다. 진단은 보통 다른 손상에 의해 설명될 수 없는 움직임 질환에 기초한다(즉 변경된 긴장, 감각 손실 혹은 비협응력).

*관념적 행동이상증(ideotional dyspraxia)*은 과제의 요소가 잘못된 순서로 수행되는 것으로, 순서로부터 제외되거나, 두 개 이상의 요소가 함께 수행되거나 동작 순서를 완성하지 못한다. 과제는 자동적으로 혹은 지시에 따라 수행될 수 없다.

*관념운동 행동이상증(ideomotor dyspraxia)*은 움직임의 변경된 궤도를 말하는 것으로, 불량한 거리 판단, 몸짓 증가, 보속, 과도한 목소리, 혹은 물체로 사용되는 신체부위 등을 말한다. 과제는 자동적으로 수행하지만 지시에 따라 수행할 수 없다.

표 33.1 실행이상증후군과 연관된 행동	
실행기술	**비정상행동**
초기 시작	행동을 시작하는데 병증 혹은 불능
반응 억제	충동적 혹은 과도한 반응. 보속증
과제 지속	주의를 유지하는데 불능
동작 및 사고 구성	목표 및 계획행동 확인에 문제
발생적 사고	경직되고 편협한 사고, 창의성 및 유연성 제한
자신의 행동 인식	행동 수정에 어려움. 동작, 감정 및 결함에 대한 통찰력 제한

고위실행기능

이 기능은 행동에 관한 계획, 구성, 문제해결, 자가-시작, 자가-모니터링, 그리고 자가-억제를 포함하며, 대뇌겉질의 이마엽(S2.7)과 연관이 있다. 또한 학습능력은 인지기술이 있고 재활에서 치료사는 암묵적 학습(운동학습동안에)과 명시적 학습(지시가 주어질 때)에 강하게 의존한다. 이런 고위수준 인지기술의 결함은 종종 실행이상 증후군이라고 하며 표 33.1에서 그 행동들을 설명한다.

인지와 지각을 고려해야 하는 이유?

대니겉질과 고위중추에 영향을 미치는 병리학에서, 인지 및 지각 결함이 일반적이고 잠재적으로 신체적 증후군을 약화시킨다.

파킨슨병의 주요 증상으로 간주되지 않지만, 발생률이 증가한다. 실행이상증후군(Demakis 2007), 시공간 기능이상 및 기억과 감정의 변화(파킨슨병학회 2007)는 파킨슨병 조기에 보고되고 장기 생존자는 치매로 발달될 가능성이 있다.

다발성 경화증에서 발생률은 50%-80%(MS Resource Centre 2002)가 보고하며 가장 일반적인 증상은 경증 기억력 문제, 부주의, 정보처리 속도 감소 등이다. 이런 결함을 악화시키는 요인은 낮은 감정 및 우울증, 스트레스, 열 및 피로 등이 포함된다.

뇌졸중에서 발생률도 높은데 일반적으로 공간인식 결함, 불량한 주의 및 기억력 문제와 고위실행기능 장애 등이 나타난다(뇌졸중을 위한 국가임상지침서, 2004).

인지와 지각결함을 선별하는 방법?

인지 및 지각 결함의 자세한 평가는 복잡하고 진단은 전문지식을 보유한 전문가에 의하여 수행되는 포괄적인 평가가 요구된다. 이것은 보통 임상심리학자 혹은 작업치료사가 수행한다. 그러나 모든 신경학적으로 손상된 환자는 인지/지각 결함을 위한 선별검사가 필요하므로, 경험이 없는 치료사는 가능한 결함을 인지하고 어떻게 존재하는지 알아야 한다.

위에서 설명한 인지와 지각에 관한 계층의 이해는 단순한 과제 혹은 치료사가 각 분류를 검사하기 위하여 수행하는 특별한 질문에 관한 개념을 제공할 것이다. 예를 들어, 시공간지각력의 개념 검사를 위하여, 치료사는 컵 안에, 컵 뒤에, 컵 오른쪽에 단추가 있는지 질문할 수 있다. 신체 스키마에 관하여, 환자는 자신과 치료사의 어깨, 손과 발을 지적할 수 있어야 한다. 그러나 주의사항은 이런 과정의 대부분이 정보에 대한 많은 원천에 의존하고 각각 서로에게 상호작용한다는 것이다. 또한 치료사는 환자 반응에 영향을 미치는 운동결함을 점검해야 한다.

더 심각한 결함은 쉽게 인식할 수 있지만, 더 미묘한 문제를 확인하는 것이 더 어렵다. 초보 치료사는 의심대는 결함을 경력이 있는 치료사와 토론하고 증상이 관리되지 않는다면 관련 전문가에게 환자를 의뢰하여야 한다.

성과측정

연구

아래와 같음.

임상

- 선택적인 주의를 위한 스트룹검사(Stroop test)
- 간이-정신상태검사
- 체싱톤 작업치료신경평가베터리(Chessington Occupational Therapy Neurological Assessment Battery, COTNAB). 성인 뇌손상과 뇌졸중에 타당도 입증됨.
- 리버메드지각평가베터리(Rivermead perceptual assessment battery)

참고문헌

Boyd LA, Winstein CJ: Implicit motor sequence learning in humans following unilateral stroke: the impact of practice and explicit knowledge, *Neuroscience Letters* 298:65–69, 2001.

Broetz D, Karnath H-O: New aspects for the physiotherapy of pushing behaviour, *NeuroRehabilitation* 20:133–138, 2005.

Demakis GJ: The neuropsychology of Parkinson's disease, *Disease-a-Month* 533:152–155, 2007.

Kandel ER, Schwartz JH, Jessell TM: *Principles of neural science*, ed 4, New York, 2000, McGraw-Hill.

Karnath H-O: Pusher syndrome: a frequent but little-known disturbance of body orientation perception, *Journal of Neurology* 254:415–424, 2007.

Multiple Sclerosis Resource Centre: Cognitive problems in MS, 2002, www.msrc.co.uk/printablecfm?pageid=1272.

Parkinson's Disease Society: *The professional's guide to Parkinson's disease*, 2007, www.parkinsons.org.uk/pdf/B126_professionalguidepdf.

Royal College of Physicians: *National Clinical Guidelines for Stroke*, ed 2, Intercollegiate stroke working party, 2004, www.rcp.london.ac.uk.

Shumway-Cook A, Woollacott MH: *Motor control translating research into clinical practice*, ed 3, Philadelphia, 2007, Lippincott Williams and Wilkins.

제 34 장

34 낙상 Falls

낙상이란?

낙상은 중력으로 강하하는 것을 말하며 개인손상의 주요 원인 중 하나이다. 낙상은 가벼운 연부조직 손상부터 사망까지 다양한 결과를 야기한다.

신체적 손상

골절(Fracture): 특히 넙다리뼈 목(Hyndman 등 2002). 낙상으로 인한 골절 발생률은 0.6%~8.5%이다(Teasell 등 2002). 뇌졸중에서, 가장 일반적인 골절은 손상측 엉덩관절(45%~59%)이다(Dennis 등 2002).

연부조직 손상(Soft tissue injuries): 멍과 개방성 상처(감염 위험)가 포함된다(Hyndman 등 2002).

심리사회적 영향

향후 낙상에 관한 두려움(Fear of further falls): 자신감 결여는 종종 활동 회피, 더 큰 장애, 독립성 결핍 및 사회적 분리 등을 야기한다(Hyndman 등 2002; Mackintosh 등 2005). 또한 활동 회피는 낙상의 기회 즉 감소된 운동 지구력, 손상된 균형반응, 변경된 신체스키마,

우울한 감정 및 뼈무기질밀도 손실(뼈엉성증)을 영속시키는 많은 이차적 결과를 야기한다.

노인을 위한 국가서비스기준(The National Service Framework)의 목적(Standard 6 – 낙상)(NSF 2001)은 심각한 손상을 야기하는 낙상을 감소시키고 넘어진 사람에 대하여 효과적인 치료와 재활을 수행하는 것이다. 이것을 성취하기 위하여, 예방중재와 치료적 재활이 동일하게 중요하며 관련된 위험요인의 평가가 필수적이다.

낙상의 위험요인

낙상의 잠재적인 위험요인에 관한 인식은 치료사가 낙상을 예견하고 희망을 가지고 예방할 수 있도록 한다. 낙상의 원인학은 위험요인의 수적 증가와 함께 많은 요소들로 이루어져 있다. 이것은 연령과 관련된 신경학적 병인학을 고려하는 노인의 낙상과 관련된 실질적인 근거이다.

그러나 주요 요점은 교재의 관점 외이므로 이 분야의 포괄적인 이해를 위하여 독자는 NSF (2001)과 국립우수임상연구소(The National Institute for Clinical Excellence)의 노인의 낙상 평가 및 치료를 위한 지침서(NICE 2004)를 참조한다. 노인의 낙상관련 위험요인은 일반적으로 내재적 요인과 외재적 요인으로 분류한다.

내재적 요인

- 가동성 문제 : 보행속도, 균형(Mackintosh 등 2006), 다리 근력
- 인지 요인 : 불량한 주의(Anstey 등 2006), 우울증
- 손상된 시각 : 다양한 낙상에 대한 가장 강력한 위험요인인 손상된 깊이 지각 (Lord와 Dayhew 2001)
- 4개 이상의 약물 복용
- 뼈엉성증(뼈무기질밀도 감소) : 골절 위험 증가
- 자세성 저혈압

외재적 요인: 환경적 요인들

- 위험: 늘어진 발판, 부적당한 의복 및 신발, 가파른 계단
- 불량한 조명
- 안전기구 결핍(손잡이)
- 시간: 대부분 낙상은 낮시간동안 가정에서 발생한다(Hyndman 등 2002; NSF 2001).

병인학 특별 위험요인

신경학적으로 손상된 환자는 추가적인 병인학적 특별한 위험요인을 가지고 있다. 예를 들어:

뇌졸중

- 다양한 운동 기능부전(Yates 등 2002)
- 변경된 감각(Yates 등 2002; Soyuer와 Ozturk 2007)

- 인지결함(Stapleton 등 2001; Yates 등 2002), 주의결함(Hyndman와 Ashburn 2003)과 우울한 감정(Ugur 등 2000)를 포함하는
- 손상된 균형(Stapleton 등 2001; Teasell 등 2002)
- 일상생활동작의 의존성 증가(Lamb 등 2003; Hyndman 등 2003)
- 초기 낙상 이후에 낙상에 대한 두려움(Belgen 등 2006).

뇌졸중에서 낙상에 관한 예견된 위험요인

- 낙상에 대한 두려움 – 이전 낙상 : 지각된 안정성한계의 오류(Takatori 등 2009)
- 비록 변경된 보행과 균형이 낙상의 위험요인이지만, 그들의 낙상을 예견하는데는 부적절하다(Harris 등 2005)
- 일상생활동작 : 의존적인 환자일수록 넘어질 가능성이 높다 (Teasell 등 2002)

파킨슨병

- 오랜 질병기간/ 질병의 만성단계(Pickering 등 2007)
- 자세 불안정/불량한 균형(Bloem 등 2006; Vaugoyeau 등 2007)
- 선행자세조절의 손상으로 보호반응(발떼기 혹은 팔뻗기)을 시작하기 어려움(King과 Horak 2008)
- 보행 동결(Moore 등 2007)
- 대조군보다 더 느리게 돌고 더 많은 발짝을 뗌(Crenna 등 2007)
- 분절간 협응력 손실을 야기하는 축성 뻣뻣함(Baltadjieva 등 2006)
- 안정성 한계의 과대평가를 야기하는 변경된 신체스키마(Kamata 등 2007)
- 약물 부작용 : 레버도파는 격렬한 운동이상증 혹은 자세성 저혈압의 원인이 된다 (Vestergaard 등 2007)
- 초기 낙상이후 낙상에 대한 두려움

파킨슨병에서 낙상에 관한 예견된 위험요인

- 이전 낙상자들 : 전년도에 2회 이상 낙상(Pickering 등 2007)
- 비–낙상자들 :
  - 낙상에 대한 두려움(Dennison 등 2007; Pickering 등 2007)
  - 거의 넘어질 뻔한 횟수(Pickering 등 2007)
  - 자세성 저혈압 : 바로 선 자세에서 20–10 mmHg보다 더 크게 감소(Williams 등 2006; Dennison 등 2007)

임상적 제언과 조언

낙상 두려움은 낙상에 대한 높은 위험요인 중 하나로 두드러지며 자기–효능감에 관한 개념과 연관이 있다. 즉, 주어진 과제 혹은 행동을 수행하는 그들의 능력에 대한 개인의 믿음을 말한다. 이 믿음은 일상생활동작의 선택과 참여에 영향을 미치는데, 낮은 자기–효능감은 회피를 야기한다. 신경학적으로 손상된 모든 환자들은 잠재적으로 낙상 위험이 있고, 비록 그들이 노인층보다 낙상이 두드러진다해도, 더 젊은 환자에 대한 낙상 과거력과 연관된 위험요인에 대한 주의는 타당하다는 것을 주목해야 한다.

낙상을 평가하는 이유?

신경학적으로 손상된 환자에서 높은 낙상 발생률은 큰 경제적 비용과 사회적 문제를 야기한다(Lamb 등 2003; Harris 등 2005; Belgen 등 2006). 파킨슨병에서, 처음 낙상자의 낙상 비율은 21%이며, 다양한 낙상자들은 46%로(Pickering 등 2007), 낙상으로 인한 골절 발생률은 2배로 증가하는 경향이 있다고 보고하였다(Vestergaard 등 2007). 지역사회에서 생활하는 뇌졸중 환자 40%–73%는 발병 초기 6개월 안에 낙상을 경험하고(Hyndman 등 2003), 보행하는 동안 낙상의 수가 가장 높았다(39%–90%)(Hyndman 등 2002). 입원환자에서, 14%–39%의 환자가 낙상을 하는데(Suzuki 등 2005; Teasell 등 2002; Langhorne 등 2000), 이동하는 동안 낙상 수가 가장 높았다(Suzuki 등 2005).

낙상을 평가하는 방법?

NICE(2004)는 노인(65세 이상)을 위한 낙상 지침서에서 지난 1년동안 넘어진 경험이 있는지 그리고 낙상의 빈도, 내용, 특징에 대하여 정기적으로 모든 환자에게 질문하라고 추천한다. 그 해에 낙상 재발을 보고하면, NICE 지침서는 여러분야에 걸친 팀 접근법을 포함하는 다요인적 낙상 위험 평가를 제공해야 한다고 한다.

1. 낙상 과거력 확인
2. 보행, 균형 및 가동성, 그리고 근육 약화 평가
3. 뼈엉성증 위험요인 평가
4. 노인이 지각하는 기능적 능력과 낙상과 관련된 두려움 평가
5. 시각 손상 평가
6. 인지손상과 신경학적 검사에 관한 평가
7. 요실금 평가
8. 가정내 위험요인 평가
9. 심혈관계 검사 및 의학적 재검토

치료사는 이런 몇몇의 측면에 대한 정보를 제공하여야 할 것이다. 첫째, '지난 해에 넘어진 적이 있습니까?' 라는 초기 질문은 낙상 과거력과 관련된 더 자세한 정보를 확인하는 질문으로 이어간다. 둘째, 객관적인 평가에 관한 요소들은 다용인적 위험평가, 기능적 평가(S3.18), 보행(S3.19), 균형(S3.32), 근력(S3.30), 그리고 근육긴장(S3.21)에 관한 것이 유용할 것이다.

기록

주관적 단락의 평가에서, 낙상에 관하여 설명한 단락은 초기 조사와 관련된 낙상 과거력을 기록하라고 조언한다.

분석

낙상에 관한 관련된 위험요인에 관한 평가 이후에, 치료사는 환자의 중요 의료진이나 다각적인 요인 평가에 협조한 전문가와 반드시 의사소통을 해야 한다. 모든 관련된 정보와 함께 유일하게 개인의 낙상에 대한 높은 위험과 적절한 다학제간 및 다기관적 중재 수행을 확인할 것이다. 코크란 문헌(Cameron 등 2005; Gillespie 등 2009)은 낙상 관리에 대한 최선의 연습을 추천한다.

보고된 낙상 과거력은 전체 다요인적 평가를 환자에게 제공하는 교육과 낙상에 관한 조언과 잠재적인 위험요인을 함께 보증하지 않는 경우에도 여전히 바람직할 수 있다.

성과측정

연구

아래와 같음.

임상

균형과 보행과 관련된 낙상 위험 평가를 위하여 일반적으로 사용되는 성과측정은 시간측정된 일어나서 가기검사(Timed up and go test), 180° 돌기(turn 180 degrees), 가동성 문제에 관한 수행-지향 평가(티네티척도)(Performance-oriented assessment of mobility problems), 기능적 뻗기(Functional reach), 동적보행지수(Dynamic gait index), 버그균형척도(Berg balance scale) 등이 있다. 그러나, 향후 낙상을 가장 잘 예견하는 도구 혹은 평가도구는 명확하지 않다(NICE 2004).

낙상의 두려움은 예견하는 위험요인과 낙상의 결과로 확인되므로, 환자 돌봄의 모든 이들이 고려해야 할 사항이다. 두 가지 추천 척도는 활동-특이성균형자신감(Activities-specific balance confidence)척도와 낙상효능감척도(Falls Efficacy Scale)이다(Peretz 등 2006). 그러나 NICE 지침서(2004)는 단순하게 환자에게 '넘어질까 봐 두려우십니까?' 라고 질문하는 것은 복잡한 평가를 수행함으로써 사용될 수 있다.

참고문헌

Anstey KJ, von Sanden C, Luszcz MA: An 8-year prospective study of the relationship between cognitive performance and falling in very old adults, *Journal of American Geriatrics Society* 54:1169–1176, 2006.

Baltadjieva R, Giladi N, Gruendlinger L, et al: Marked alterations in the gait timing and rhythmicity of patients with de novo Parkinson's disease, *European Journal of Neuroscience* 24:1815–1820, 2006.

Belgen B, Beninato M, Sullivan PE, et al: The association of balance capacity and falls self-efficacy with history of falling in community-dwelling people with chronic stroke, *Archives of Physical Medicine and Rehabilitation* 87:554–561, 2006.

Bloem BR, Grimbergen YA, van Dijk JG, et al: The 'posture second' strategy: a review of wrong priorities in Parkinson's disease, *Journal of Neurological Sciences* 248:196–204, 2006.

Cameron ID, Murray GR, Gillespie LD, et al: Interventions for preventing falls in older people in residential care facilities and hospitals, Cochrane Database of Systematic Reviews 2005 Issue 3. CD005465, 2005.

Crenna P, Carpinella I, Rabuffetti M, et al: The association between impaired turning and normal straight walking in Parkinson's disease, *Gait Posture* 26:172–178, 2007.

Dennis MS, Lo KM, McDowall M, et al: Fractures after stroke: frequency types and associations, *Stroke* 333:728–734, 2002.

Dennison AC, Noorigian JV, Robinson KM, et al: Falling in Parkinson disease: identifying and prioritizing risk factors in recurrent fallers, *American Journal of Physical Medicine and Rehabilitation* 86:621–632, 2007.

Gillespie LD, Robertson MC, Gillespie WJ, et al: Interventions for preventing falls in older people living in the community, Cochrane Database of Systematic Reviews Issue 2. CD007146, 2009.

Harris JE, Eng JJ, Marigold DS, et al: Relationship of balance and mobility to fall incidence in people with chronic stroke, *Physical therapy* 852:150–158, 2005.

Hyndman D, Ashburn A: People with stroke living in the community: attention deficits balance ADL ability and falls, *Disability and Rehabilitation* 25:817–822, 2003.

Hyndman D, Ashburn A, Stack E: Fall events among people with stroke living in the community: circumstances of falls and characteristics of fallers, *Archives of Physical Medicine and Rehabilitation* 83:165–170, 2002.

Kamata N, Matsuo Y, Yoneda T, et al: Overestimation of stability limits leads to a high frequency of falls in patients with Parkinson's disease, *Clinical Rehabilitation* 21:357–361, 2007.

King L, Horak FB: Lateral stepping for postural correction in Parkinson's disease, *Archives of Physical Medicine and Rehabilitation* 89:492–499, 2008.

Lamb SE, Ferrucci L, Volapto S, et al: Women's Health and Aging Study Risk factors for falling in home-dwelling older women with stroke: The Women's Health and Aging Study, *Stroke* 342:494–501, 2003.

Langhorne P, Stott DJ, Robertson L, et al: Medical complications after stroke, *Stroke* 31:1223–1229, 2000.

Lord SR, Dayhew J: Visual risk factors for falls, *Journal of American Geriatric Society* 49:508–515, 2001.

Mackintosh SF, Hill K, Dodd KJ, et al: Falls and injury prevention should be part of every stroke rehabilitation plan, *Clinical Rehabilitation* 194:441–451, 2005.

Mackintosh SF, Hill KD, Dodd KJ, et al: Balance score and a history of falls in hospital predict recurrent falls in the 6 months following stroke rehabilitation, *Archives of Physical Medicine and Rehabilitation* 87:1583–1589, 2006.

Moore O, Peretz C, Giladi N: Freezing of gait affects quality of life of people with Parkinson's disease beyond its relationships with mobility and gait, *Movement Disorders* 22:2192–2195, 2007.

NICE: *National Institute for Clinical Excellence guidelines for the assessment and treatment of falls in the older person*, 2004, www.nice.org.uk/nicemedia/pdf/CG021fullguidelinepdf.

NSF: *National Service Framework for older people, Standard 6*, 2001, www.dhgov.uk/prod_consum_dh/groups/dh_digitalassets/@dh/@en/documents/digitalasset/dh_4071283pdf.

Peretz C, Herman T, Hausdorff JM, et al: Assessing fear of falling: can a short version of the activities-specific balance confidence scale be useful? *Movement Disorders* 21:2101–2105, 2006.

Pickering RM, Grimbergen YA, Rigney U, et al: A meta-analysis of six prospective studies of falling in Parkinson's disease, *Movement Disorders* 22:1892–1900, 2007.

Soyuer F, Ozturk A: The effect of spasticity sense and walking aids in falls of people after chronic stroke, *Disability Rehabilitation* 299:679–687, 2007.

Stapleton T, Ashburn A, Stack E: A pilot study of attention deficits balance control and falls in the subacute stage following stroke, *Clinical Rehabilitation* 154:437–444, 2001.

Suzuki T, Sonoda S, Misawa K: Incidence and consequence of falls in inpatient rehabilitation of stroke patients, *Experimental Aging Research* 31:457–469, 2005.

Takatori K, Okada Y, Shomoto K, et al: Does assessing error in perceiving postural limits by testing functional reach predict likelihood of falls in hospitalized stroke patients? *Clinical Rehabilitation* 23:568–575, 2009.

Teasell R, McRae M, Foley N, et al: The incidence and consequences of falls in stroke patients during inpatient rehabilitation: factors associated with high risk, *Archives of Physical Medicine and Rehabilitation* 833:329–333, 2002.

Ugur C, Gucuyener D, Uzuner N, et al: Characteristics of falling in patients with stroke, *Journal of Neurology Neurosurgery and Psychiatry* 69:649–651, 2000.

Vaugoyeau M, Viel S, Assaiante C, et al: Impaired vertical postural control and proprioceptive integration deficits in Parkinson's disease, *Neuroscience* 146:852–863, 2007.

Vestergaard P, Rejnmark L, Mosekilde L: Fracture risk associated with parkinsonism and anti-Parkinson drugs, *Calcified Tissue International* 81:153–161, 2007.

Williams DR, Watt HC, Lees AJ: Predictors of falls and fractures in bradykinetic rigid syndromes: a retrospective study, *Journal of Neurology Neurosurgery and Psychiatry* 77:468–473, 2006.

Yates JS, Lai SM, Duncan PW, et al: Falls in community dwelling stroke survivors: an accumulated impairments model, *Journal of Rehabilitation Research and Development* 385–394, 2002.

찾아보기
Index